# Osteoporose vorbeugen und behandeln für Dummies

## Schummelseite

### WAS IST OSTEOPOROSE?

Osteoporose ist eine Stoffwechselerkrankung des Skeletts. Sie gehört zu den zehn häufigsten Volkskrankheiten; alleine in Deutschland gibt es schätzungsweise bis zu acht Millionen Betroffene. 80 Prozent der Osteoporose-Betroffenen sind Frauen. Osteoporose wird im Volksmund auch als »Knochenschwund« bezeichnet. Dabei nimmt die Knochenmasse ab und die Architektur des Knochengewebes verschlechtert sich. Da die Knochen ihre Festigkeit verlieren, sind Knochenbrüche die Folge. Der Zusammenhang von niedriger Knochendichte und erhöhtem Bruchrisiko ist wissenschaftlich belegt.

### WIE ERKENNE ICH EINE OSTEOPOROSE?

Osteoporose wird als leise oder schleichende Erkrankung bezeichnet, da sie im Anfangsstadium nur selten Schmerzen verursacht und daher lange unerkannt bleibt. In Deutschland werden nur circa 20 Prozent aller Osteoporose-Betroffenen richtig und rechtzeitig diagnostiziert. Oftmals wird die Osteoporose erst dann festgestellt, wenn bereits ein erster auf die Erkrankung zurückzuführender Knochenbruch stattgefunden hat. Dies ist deutlich zu spät, denn nach einer ersten osteoporotisch bedingten Fraktur ist die Wahrscheinlichkeit eines weiteren Knochenbruchs deutlich erhöht. Daher ist eine möglichst frühzeitige Diagnose bei Osteoporose besonders wichtig.

Auf welche Symptome sollte ich achten?

- ✔ Knochenbrüche nach harmlosen Stürzen
- ✔ Spontane Knochenbrüche ohne besonderes Ereignis
- ✔ Minderung der Körpergröße
- ✔ Ausbildung eines Rundrückens
- ✔ Lang anhaltende, starke Rückenschmerzen mit Einschränkung der Bewegung
- ✔ Knochenschmerzen

### WIE KANN ICH EINER OSTEOPOROSE VORBEUGEN?

Einer Osteoporose können Sie bereits in jungen Jahren vorbeugen. Denn je höher die Knochenmasse im jugendlichen Alter ist, desto länger können Sie im Alter davon »zehren«. Besonders wichtig sind in diesem Zusammenhang die Aspekte Ernährung und Bewegung. Zusammen gehören sie zur Basistherapie bei Osteoporose und sind die wesentlichen

# Osteoporose vorbeugen und behandeln für Dummies

## Schummelseite

**Bausteine der Vorbeugung.** Ernähren Sie sich ausgewogen, nutzen Sie kalziumreiche Produkte und achten Sie auf einen ausreichenden Vitamin-D-Spiegel.

Kalziumreiche Lebensmittel:

- Milchprodukte (zum Beispiel Käse, Joghurt)
- Grünes Gemüse (zum Beispiel Broccoli, Spinat, Grünkohl)
- Mohn, Sesam, Mandeln
- Kalziumreiches Mineralwasser

Ebenso wichtig ist regelmäßige Bewegung. Dabei brauchen Sie keine sportlichen Höchstleistungen vollbringen. Gehen Sie mindestens dreimal wöchentlich 30 bis 45 Minuten spazieren oder walken; bereits mit diesem relativ geringen Aufwand tun Sie Ihren Knochen Gutes und nehmen positiven Einfluss auf die Struktur und Festigkeit Ihrer Knochen. Gezielte und regelmäßige körperliche Aktivität zum Beispiel durch Joggen oder individuelles Krafttraining fördert und erhält Ihre Muskelkraft und Koordinationsfähigkeit.

### RISIKOFAKTOREN

- Alter: Grundsätzlich gilt, dass das Risiko höher ist, je älter man wird. Die Häufigkeit von beispielsweise Oberschenkelhalsbrüchen nimmt ab dem 50. Lebensjahr alle zehn Jahre um etwa das Anderthalb- bis Dreifache zu.
- Geschlecht: Frauen nach der Menopause – also etwa ein Jahr nach ihrer letzten monatlichen Menstruation – sind besonders gefährdet.
- Erbliche Faktoren: Eine familiäre Vorbelastung, besonders eine Oberschenkelhalsfraktur eines Elternteils, erhöht das Risiko.
- Untergewicht: BMI (Body-Mass-Index) unter 20 kg/m$^2$
- erheblicher Alkoholkonsum
- Zigarettenkonsum
- Mangelnde körperliche Aktivität
- Kalzium- und/oder Vitamin-D-Mangel
- Andere Erkrankungen (zum Beispiel Diabetes Typ 1, Epilepsie, Parkinson, chronische Darmerkrankungen, Überfunktion der Schilddrüse)
- Medikamenteneinnahme (zum Beispiel Kortison-Langzeittherapie, Antidepressiva, Blutverdünner, Tumortherapie)

# Osteoporose vorbeugen und behandeln für Dummies

## Schummelseite

### WIE WIRD OSTEOPOROSE DIAGNOSTIZIERT?

Die Diagnose einer Osteoporose erfolgt in drei Stufen.

Zunächst führt der Arzt mit Ihnen das sogenannte Anamnese-Gespräch und bespricht dabei Ihre individuelle Krankheitsgeschichte. Er wird dabei ein besonderes Augenmerk auf die Risikofaktoren für Osteoporose legen. Deshalb ist es wichtig für Sie, sich auf dieses Gespräch vorzubereiten, indem Sie die relevanten Risikofaktoren kennen und dem Arzt dazu wahrheitsgemäß und umfassend Auskunft erteilen.

Danach erfolgt eine eingehende körperliche Untersuchung mit folgenden Schwerpunkten:

- ✔ Rückenschmerzen, Beweglichkeit der Wirbelsäule
- ✔ Muskelverspannungen
- ✔ Verdacht auf Sinterung von Wirbelkörpern
- ✔ Größe und Beschaffenheit der Schilddrüse
- ✔ Blutdruck, Puls
- ✔ Veränderungen der Körpergröße
- ✔ BMI

### WAS IST EINE DEXA-MESSUNG?

DEXA ist die Abkürzung für Dual Energy X-Ray Absorptiometry und derzeit ist die DEXA-Messung die wissenschaftlich empfohlene Messmethode zur Bestimmung der Knochendichte. Dabei wird gemessen, wie viel Strahlung durch das Skelett hindurchdringt; aufgrund dieser Messung kann dann der Mineralgehalt des Knochens ermittelt werden. Ergebnis der Messung ist der sogenannte T-Score, der die Abweichung der Knochendichte gegenüber der Knochendichte eines jungen Erwachsenen bezeichnet. Der T-Score gibt Auskunft darüber, ob eine Osteoporose vorliegt, es sich um die Vorstufe Osteopenie handelt oder die Knochendichte im Normbereich liegt:

| T-Score | Definition |
| --- | --- |
| größer -1 | Normbereich |
| kleiner/gleich -1, größer -2,5 | Osteopenie |
| kleiner/gleich -2,5 | Osteoporose |

Bedeutung des T-Score

# Osteoporose vorbeugen und behandeln für Dummies

## Schummelseite

### STÜRZEN VORBEUGEN

Für Osteoporose-Betroffene kann jeder Sturz ein lebensbedrohendes Ereignis sein. Denn …

- ✔ Osteoporose-Patienten stürzen häufiger als gesunde Menschen,
- ✔ Osteoporose erhöht die Sturzwahrscheinlichkeit,
- ✔ 50 Prozent der Patienten mit Hüftknochenbrüchen haben Osteoporose,
- ✔ Stürze sind eine der häufigsten Ursachen für die Pflegebedürftigkeit älterer Menschen.

Daher gilt es, mit allen Mitteln Stürze zu vermeiden. Sechs Tipps sollen Ihnen dabei wirksam helfen, Ihr Sturzrisiko zu senken:

- ✔ Tipp 1: Fördern und erhalten Sie Ihre Beweglichkeit.
- ✔ Tipp 2: Schaffen Sie eine sturzsichere Umgebung im häuslichen Umfeld.
- ✔ Tipp 3: Überprüfen Sie die Medikamente, die Sie regelmäßig einnehmen.
- ✔ Tipp 4: Nutzen Sie mögliche Hilfsmittel.
- ✔ Tipp 5: Nehmen Sie professionelle Sturzberatung in Anspruch.
- ✔ Tipp 6: Führen Sie nach einem Sturz ein Sturzprotokoll zu den Ursachen.

### SIE SIND NICHT ALLEIN

Auch wenn Sie zunächst glauben, die Diagnose Osteoporose zieht Ihnen den Boden unter den Füßen weg, denken Sie immer daran, dass Sie mit Ihrer Erkrankung nicht alleine dastehen. Nicht nur, weil es geschätzt acht Millionen Menschen in Deutschland gibt, die Ihr Schicksal teilen; Osteoporose ist eine gut erforschte Erkrankung und auch wenn sie chronisch verläuft, das heißt nicht heilbar ist, gibt es im ärztlichen Bereich viele Osteoporose-Spezialisten, die eine Behandlung Ihrer Erkrankung nach den aktuellen Leitlinien vornehmen. Auch im Bereich der Selbsthilfe gibt es viele Angebote für Betroffene, die meist von Osteoporose-Patienten selbst organisiert werden und praktische Unterstützung im Lebensalltag durch den Austausch miteinander bieten. Zudem gibt es Bewegungsprogramme, die speziell auf Osteoporose abgestimmt sind und dem weiteren Knochenabbau gezielt entgegenwirken können. Diese Angebote – bekannt als Funktionstraining in Form von Trocken- oder Wassergymnastik – werden ebenfalls von der Selbsthilfe organisiert und von den gesetzlichen Krankenkassen unterstützt.

**Osteoporose vorbeugen und behandeln für Dummies**

Thorsten Freikamp

# Osteoporose vorbeugen und behandeln für dummies®

Fachkorrektur von Dr. Sandra Krüger

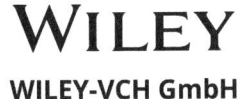

WILEY-VCH GmbH

**Osteoporose vorbeugen und behandeln für Dummies**

Bibliografische Information der Deutschen Nationalbibliothek
Die Deutsche Nationalbibliothek verzeichnet diese Publikation
in der Deutschen Nationalbibliografie; detaillierte bibliografische
Daten sind im Internet über http://dnb.d-nb.de abrufbar.

1. Auflage 2025

© 2025 Wiley-VCH GmbH, Boschstraße 12, 69469 Weinheim, Germany

All rights reserved including the right of reproduction in whole or in part in any form. This book published by arrangement with John Wiley and Sons, Inc.

Alle Rechte vorbehalten inklusive des Rechtes auf Reproduktion im Ganzen oder in Teilen und in jeglicher Form. Dieses Buch wird mit Genehmigung von John Wiley and Sons, Inc. publiziert.

Wiley, the Wiley logo, Für Dummies, the Dummies Man logo, and related trademarks and trade dress are trademarks or registered trademarks of John Wiley & Sons, Inc. and/or its affiliates, in the United States and other countries. Used by permission.

Wiley, die Bezeichnung »Für Dummies«, das Dummies-Mann-Logo und darauf bezogene Gestaltungen sind Marken oder eingetragene Marken von John Wiley & Sons, Inc., USA, Deutschland und in anderen Ländern.

Bevollmächtigte des Herstellers gemäß EU-Produktsicherheitsverordnung ist die Wiley-VCH GmbH, Boschstr. 12, 69469 Weinheim, Deutschland, E-Mail: Product_Safety@wiley.com.

Alle Rechte bezüglich Text und Data Mining sowie Training von künstlicher Intelligenz oder ähnlichen Technologien bleiben vorbehalten. Kein Teil dieses Buches darf ohne die schriftliche Genehmigung des Verlages in irgendeiner Form – durch Photokopie, Mikroverfilmung oder irgendein anderes Verfahren –in eine von Maschinen, insbesondere von Datenverarbeitungsmaschinen, verwendbare Sprache übertragen oder übersetzt werden.

Das vorliegende Werk wurde sorgfältig erarbeitet. Dennoch übernehmen Autoren und Verlag für die Richtigkeit von Angaben, Hinweisen und Ratschlägen sowie eventuelle Druckfehler keine Haftung.

**Coverillustration:** RFBSIP - stock.adobe.com
**Korrektur:** Harriet Gehring, Köln
**Satz:** Straive, Chennai, India
**Druck und Bindung:** CPI Group (UK) Ltd, Croydon, CR0 4YY

**Print ISBN:** 978-3-527-72155-9
**ePub ISBN:** 978-3-527-84567-5

# Über den Autor

Der Bundesselbsthilfeverband für Osteoporose e. V. ist die größte Patientenorganisation zum Krankheitsbild Osteoporose weltweit. Ihr Geschäftsführer **Thorsten Freikamp**, Autor dieses Buchs, wurde im Jahr 1965 in Oberhausen geboren und hat seine Kindheit im Ruhrgebiet verbracht. Nach seinem Jurastudium in Erlangen, Münster und Speyer war er zunächst Geschäftsführer der Psychotherapeutenkammer NRW, einer Körperschaft öffentlichen Rechts mit Sitz in Düsseldorf. Seit circa 20 Jahren ist Thorsten Freikamp nun in gleicher Funktion für den Bundesselbsthilfeverband für Osteoporose e. V. aktiv und hat in dieser Zeit erfahren müssen, dass die Osteoporose-Betroffenen keine besonders große Lobby haben und die Erkrankung aus einer Vielzahl von Gründen nicht als Volkskrankheit wahrgenommen wird – und dies obwohl es in Deutschland mehr als sechs Millionen Osteoporose-Betroffene gibt ... Tendenz steigend. Ein großes Problem der Erkrankung ist, dass sie im Frühstadium nicht erkannt wird. Sie wird daher auch »stille Krankheit« genannt.

Der Osteoporose ihre Stille zu nehmen und bekannt zu machen, dass es viel zu spät ist, wenn die Osteoporose erst dann diagnostiziert wird, nachdem der Osteoporose-Patient oder die Osteoporose-Patientin bereits einen ersten Knochenbruch erlitten hat, ist für den Autor die besondere Motivation für dieses Buch. Denn aus vielen Gesprächen mit Betroffenen hat er von dem besonderen Leid erfahren, das eine zu späte Diagnose mit sich bringt.

Der Autor möchte einen Beitrag dazu leisten, die alarmierend schlechte Versorgungssituation zu verbessern. Es darf angesichts der großen Fortschritte im Gesundheitswesen nicht sein, dass nur etwas über 20 Prozent der Osteoporose-Betroffenen richtig und rechtzeitig diagnostiziert werden.

Wenn Sie also durch dieses Buch am Ende für die Erkrankung Osteoporose sensibilisiert werden, dann ist bereits viel gewonnen, weil davon auszugehen ist, dass Sie – falls tatsächlich betroffen – vor dem ersten Knochenbruch auf die Erkrankung aufmerksam geworden sind und Ihnen persönlich damit noch größeres Leid erspart geblieben ist.

Damit hätte der Autor sein wichtigstes Ziel erreicht und wenn Sie dann auch noch selbst Ihre Erkenntnisse an andere Betroffene weitergeben, besteht die konkrete Hoffnung, dass sich die Versorgungssituation deutlich verbessert und der Erkrankung die Stille genommen wird.

# Auf einen Blick

| | |
|---|---|
| **Über den Autor** | 9 |
| **Einleitung** | 23 |

## Teil I: Osteoporose – eine Einführung ... 29
**Kapitel 1:** Die Grundlagen ... 31
**Kapitel 2:** Wann beschäftige ich mich erstmals mit ... ... 43

## Teil II: Wie Sie einer Osteoporose vorbeugen ... 49
**Kapitel 3:** Osteoporose und Ernährung ... 51
**Kapitel 4:** Osteoporose und Bewegung ... 71
**Kapitel 5:** Übungen zur Stärkung des Knochens ... 81

## Teil III: Osteoporose behandeln ... 99
**Kapitel 6:** Diagnostik der Osteoporose ... 101
**Kapitel 7:** Osteoporose und medikamentöse Therapie ... 107
**Kapitel 8:** Medikamente die dem Knochen schaden ... 119
**Kapitel 9:** Osteoporose und Wechseljahre ... 125
**Kapitel 10:** Osteoporose beim Mann ... 131
**Kapitel 11:** Osteoporose und Schmerz ... 145
**Kapitel 12:** Sturzprophylaxe ... 159
**Kapitel 13:** Ansätze zur Verbesserung der Versorgung ... 173
**Kapitel 14:** Die wissenschaftliche Sichtweise ... 177

## Teil IV: Hilfe finden ... 201
**Kapitel 15:** Professionelle Hilfe ... 203
**Kapitel 16:** Selbsthilfegruppen für Osteoporose-Betroffene ... 207

## Teil V: Meine Rechte ... 217
**Kapitel 17:** Osteoporose am Arbeitsplatz ... 219
**Kapitel 18:** Osteoporose und Grad der Behinderung (GdB) ... 225
**Kapitel 19:** Osteoporose und Pflege ... 229

## Teil VI: Der Top-Ten-Teil ... 233
**Kapitel 20:** Zehn Dinge, die jeder sofort tun kann, um sein Osteoporose-Risiko zu senken oder eine Verschlimmerung zu vermeiden ... 235
**Kapitel 21:** Zehn gute Informationsquellen ... 239
**Kapitel 22:** Zehn plus vier Knochengesunde Rezepte ... 243

**Anhang: Osteoporose-Lexikon** . . . . . . . . . . . . . . . . . . . . . . . . . . . . . . . . . . . . . **267**

**Abbildungsverzeichnis** . . . . . . . . . . . . . . . . . . . . . . . . . . . . . . . . . . . . . . . . **275**

**Stichwortverzeichnis** . . . . . . . . . . . . . . . . . . . . . . . . . . . . . . . . . . . . . . . . . **279**

# Inhaltsverzeichnis

**Über den Autor** ........................................................... **9**
**Einleitung** ............................................................... **23**
    Über dieses Buch ...................................................... 23
    Konventionen in diesem Buch ........................................... 24
    Törichte Annahmen über die Leser ..................................... 25
    Wie dieses Buch aufgebaut ist ......................................... 25
        Teil I: Osteoporose – eine Einführung ............................ 25
        Teil II: Wie Sie einer Osteoporose vorbeugen ..................... 26
        Teil III: Osteoporose behandeln .................................. 26
        Teil IV: Hilfe finden ............................................ 26
        Teil V: Meine Rechte ............................................. 26
        Teil VI: Der Top-Ten-Teil ........................................ 26
        Anhang ........................................................... 27
    Symbole, die in diesem Buch verwendet werden ......................... 27
    Wie es weitergeht .................................................... 27

## TEIL I
## OSTEOPOROSE – EINE EINFÜHRUNG ........................................... **29**

## Kapitel 1
## Die Grundlagen ........................................................... **31**
    Was Osteoporose ist .................................................. 31
    Mythen über Osteoporose .............................................. 32
        Mythos Nummer 1: Osteoporose ist selten ......................... 33
        Mythos Nummer 2: Osteoporose betrifft nur die Knochen und
        ist daher harmlos ................................................ 33
        Mythos Nummer 3: Osteoporose betrifft nur Frauen ................ 33
        Mythos Nummer 4: Knochen sind totes Gewebe ...................... 34
        Mythos Nummer 5: Wenn man Osteoporose hat, darf man sich
        nicht mehr bewegen ............................................... 34
    Osteoporose verstehen ................................................ 35
        Daten und Fakten ................................................. 36
        Knochenaufbau .................................................... 37
        Knochenabbau ..................................................... 38
        Missverhältnis zwischen Knochenaufbau und Knochenabbau .......... 39
    Verschiedene Arten der Osteoporose und ihre Vorstufen ................ 40
        Osteopenie ....................................................... 40
        Osteoporose ...................................................... 41
        Manifeste Osteoporose ............................................ 41
        Sekundäre Osteoporose ............................................ 42

## Kapitel 2
## Wann beschäftige ich mich erstmals mit ...    **43**
    Individuelles Osteoporose-Risiko . . . . . . . . . . . . . . . . . . . . . . . . . . . . . . . . . . . 43
    Risikofaktoren bei Osteoporose . . . . . . . . . . . . . . . . . . . . . . . . . . . . . . . . . . . 43
        Familiäre und genetische Faktoren . . . . . . . . . . . . . . . . . . . . . . . . . . . 44
        Lebensstil . . . . . . . . . . . . . . . . . . . . . . . . . . . . . . . . . . . . . . . . . . . . . . . . . . 44
        Medikamenteneinnahme . . . . . . . . . . . . . . . . . . . . . . . . . . . . . . . . . . . . 45
        Krankengeschichte . . . . . . . . . . . . . . . . . . . . . . . . . . . . . . . . . . . . . . . . . 45
    Habe ich eine Osteoporose? . . . . . . . . . . . . . . . . . . . . . . . . . . . . . . . . . . . . . . 45

## TEIL II
## WIE SIE EINER OSTEOPOROSE VORBEUGEN . . . . . . . . . . . . . . . . . . . . . . **49**

## Kapitel 3
## Osteoporose und Ernährung . . . . . . . . . . . . . . . . . . . . . . . . . . . . . . . . . . . **51**
    Kalzium . . . . . . . . . . . . . . . . . . . . . . . . . . . . . . . . . . . . . . . . . . . . . . . . . . . . . . . 52
        Kalziumaufnahme . . . . . . . . . . . . . . . . . . . . . . . . . . . . . . . . . . . . . . . . . . 53
        Kalziummangel . . . . . . . . . . . . . . . . . . . . . . . . . . . . . . . . . . . . . . . . . . . . 54
        Kann Kalzium überdosiert werden? . . . . . . . . . . . . . . . . . . . . . . . . . . . 54
        Kalzium richtig verwenden . . . . . . . . . . . . . . . . . . . . . . . . . . . . . . . . . . 54
    Vitamin D . . . . . . . . . . . . . . . . . . . . . . . . . . . . . . . . . . . . . . . . . . . . . . . . . . . . 59
        Die Bedeutung von Vitamin D für die Knochengesundheit . . . . . . . 59
        Sich ausreichend mit Vitamin D versorgen . . . . . . . . . . . . . . . . . . . . 59
        Die richtige Dosis Vitamin D bestimmen . . . . . . . . . . . . . . . . . . . . . . 60
        Den eigenen Vitamin-D-Spiegel einschätzen . . . . . . . . . . . . . . . . . . 61
        Vitamin-D-Gehalt von ausgewählten Lebensmitteln . . . . . . . . . . . . 61
    Phosphat . . . . . . . . . . . . . . . . . . . . . . . . . . . . . . . . . . . . . . . . . . . . . . . . . . . . . 62
    Magnesium . . . . . . . . . . . . . . . . . . . . . . . . . . . . . . . . . . . . . . . . . . . . . . . . . . . 62
    Omega-3-Fettsäuren . . . . . . . . . . . . . . . . . . . . . . . . . . . . . . . . . . . . . . . . . . . 63
    Grundsätzliches für eine knochengesunde Ernährung . . . . . . . . . . . . . . 64
        Eiweiß . . . . . . . . . . . . . . . . . . . . . . . . . . . . . . . . . . . . . . . . . . . . . . . . . . . . 64
        Weitere Mineralstoffe und Vitamine für eine knochengesunde
        Ernährung . . . . . . . . . . . . . . . . . . . . . . . . . . . . . . . . . . . . . . . . . . . . . . . . 65
    Die zehn Regeln der Deutschen Gesellschaft für Ernährung . . . . . . . . . 65
        Regel Nr. 1: Lebensmittelvielfalt genießen . . . . . . . . . . . . . . . . . . . . . 65
        Regel Nr. 2: Gemüse und Obst – »Nimm fünf am Tag...« . . . . . . . . . 65
        Regel Nr. 3: Reichlich Getreideprodukte – Vollkorn wählen . . . . . . 66
        Regel Nr. 4: Ernährung mit tierischen Lebensmitteln ergänzen . . . 66
        Regel Nr. 5: Auf das richtige Fett kommt es an … . . . . . . . . . . . . . . 66
        Regel Nr. 6: Mit Zucker und Salz sparsam umgehen . . . . . . . . . . . . 66
        Regel Nr. 7: Ein gesunder Körper braucht Flüssigkeit . . . . . . . . . . . 67
        Regel Nr. 8: Speisen schonend zubereiten . . . . . . . . . . . . . . . . . . . . 67
        Regel Nr. 9: Essen Sie achtsam und genießen Sie . . . . . . . . . . . . . . . 67
        Regel Nr. 10: Achten Sie auf Ihr Gewicht und bleiben Sie in Bewegung . . . . . 67
    Knochenräuber vermeiden . . . . . . . . . . . . . . . . . . . . . . . . . . . . . . . . . . . . . . 67
        Kochsalz . . . . . . . . . . . . . . . . . . . . . . . . . . . . . . . . . . . . . . . . . . . . . . . . . . 68
        Koffein . . . . . . . . . . . . . . . . . . . . . . . . . . . . . . . . . . . . . . . . . . . . . . . . . . . 68

| | |
|---|---|
| Alkohol | 68 |
| Rauchen | 68 |
| Phytinsäure (Phytat) | 68 |
| Oxalsäure | 69 |
| Stellenwert des Säure-Basen-Haushalts | 69 |
| Phytoöstrogene (pflanzliche Hormone) | 69 |
| Ratschläge für Ihre Ernährung im Alltag | 70 |

## Kapitel 4
## Osteoporose und Bewegung ... 71

| | |
|---|---|
| Das »Biologische Gesetz« | 71 |
| Die Relevanz von Bewegung für das Krankheitsbild Osteoporose | 72 |
| Körperliche Aktivität und Knochengesundheit | 73 |
| Ziel und spezifische Wirkung von Bewegungsformen | 74 |
| Sturzprophylaxe und Knochenbrüche | 75 |
| Schulung der Koordination | 76 |
| Schulung der Beweglichkeit | 76 |
| Krafttraining | 76 |
| Training zur Prävention und in der Rehabilitation | 77 |
| Vorsorgliche Überprüfung des Herz-Kreislauf-Systems bei Sportanfängern über 40 Jahren | 78 |

## Kapitel 5
## Übungen zur Stärkung des Knochens ... 81

| | |
|---|---|
| Aufwärmen | 81 |
| Arme | 81 |
| Beine | 83 |
| Beinübungen | 83 |
| Armübungen | 86 |
| Übungen für den ganzen Körper | 90 |
| Gleichgewichtsübungen | 93 |
| Dehnübungen | 95 |

## TEIL III
## OSTEOPOROSE BEHANDELN ... 99

## Kapitel 6
## Diagnostik der Osteoporose ... 101

| | |
|---|---|
| Wann eine Basisdiagnostik bei Osteoporose notwendig ist | 101 |
| Ablauf der Basisdiagnostik bei Osteoporose | 102 |
| Anamnese | 102 |
| Körperliche Untersuchung | 102 |
| DEXA-Messung | 103 |
| Andere Methode zur Bestimmung der Knochendichte | 105 |
| Röntgen der Wirbelsäule | 106 |

## Kapitel 7
### Osteoporose und medikamentöse Therapie .................... **107**
Gesamtkonzept der Osteoporose-Behandlung . . . . . . . . . . . . . . . . . . . . . 107
Wann eine medikamentöse Therapie notwendig ist . . . . . . . . . . . . . . . . 108
    Geschlecht. . . . . . . . . . . . . . . . . . . . . . . . . . . . . . . . . . . . . . . . . . . . . . . . . 108
    Lebensalter . . . . . . . . . . . . . . . . . . . . . . . . . . . . . . . . . . . . . . . . . . . . . . . . 108
    Knochendichte . . . . . . . . . . . . . . . . . . . . . . . . . . . . . . . . . . . . . . . . . . . . 108
Wissenswertes über die medikamentöse Therapie. . . . . . . . . . . . . . . . . . 109
Basistherapie Kalzium und Vitamin D . . . . . . . . . . . . . . . . . . . . . . . . . . . . 110
Die wichtigsten Medikamente im Überblick . . . . . . . . . . . . . . . . . . . . . . . 111
    Bisphosphonate. . . . . . . . . . . . . . . . . . . . . . . . . . . . . . . . . . . . . . . . . . . . 111
    Raloxifen . . . . . . . . . . . . . . . . . . . . . . . . . . . . . . . . . . . . . . . . . . . . . . . . . 112
    Parathormon und Abkömmlinge. . . . . . . . . . . . . . . . . . . . . . . . . . . . . . 112
    Denosumab. . . . . . . . . . . . . . . . . . . . . . . . . . . . . . . . . . . . . . . . . . . . . . . 113
    Zusammenfassung und Ausblick. . . . . . . . . . . . . . . . . . . . . . . . . . . . . . 113
Hormone und Osteoporose. . . . . . . . . . . . . . . . . . . . . . . . . . . . . . . . . . . . . 114
Behandlungsziel und Behandlungsdauer . . . . . . . . . . . . . . . . . . . . . . . . . 114
    Behandlungsziel. . . . . . . . . . . . . . . . . . . . . . . . . . . . . . . . . . . . . . . . . . . 115
    Behandlungsdauer. . . . . . . . . . . . . . . . . . . . . . . . . . . . . . . . . . . . . . . . . 115
Was bedeutet Compliance? . . . . . . . . . . . . . . . . . . . . . . . . . . . . . . . . . . . . 115
Wissenswertes zu Arzneimitteln . . . . . . . . . . . . . . . . . . . . . . . . . . . . . . . . 116
    Umgang mit Arzneimitteln . . . . . . . . . . . . . . . . . . . . . . . . . . . . . . . . . . 116
    Nebenwirkungen von Arzneimitteln laut Beipackzettel. . . . . . . . . . . . 116

## Kapitel 8
### Medikamente die dem Knochen schaden .................... **119**
Kortison – der Knochenfeind Nummer 1. . . . . . . . . . . . . . . . . . . . . . . . . . 119
Osteoporose nach einer Transplantation . . . . . . . . . . . . . . . . . . . . . . . . . 120
Knochenschädigung durch Antiepileptika . . . . . . . . . . . . . . . . . . . . . . . . 121
Depression und Antidepressiva. . . . . . . . . . . . . . . . . . . . . . . . . . . . . . . . . 121
Tumortherapie . . . . . . . . . . . . . . . . . . . . . . . . . . . . . . . . . . . . . . . . . . . . . . . 121
    Ursachen für die Entstehung einer Osteoporose unter
    Tumortherapie . . . . . . . . . . . . . . . . . . . . . . . . . . . . . . . . . . . . . . . . . . . . 122
    Sekundärer Hypogonadismus als Folge einer Chemotherapie. . . . . . . . 122
    Hypogonadismus bei Brustkrebs. . . . . . . . . . . . . . . . . . . . . . . . . . . . . . 122
Kiefernekrose . . . . . . . . . . . . . . . . . . . . . . . . . . . . . . . . . . . . . . . . . . . . . . . . 123

## Kapitel 9
### Osteoporose und Wechseljahre ............................ **125**
Warum Frauen häufiger an Osteoporose erkranken als Männer . . . . . . . . 126
Wechseljahre und der Einfluss der Hormone . . . . . . . . . . . . . . . . . . . . . . 127
Knochenstoffwechsel . . . . . . . . . . . . . . . . . . . . . . . . . . . . . . . . . . . . . . . . . 128
Östrogenmangel . . . . . . . . . . . . . . . . . . . . . . . . . . . . . . . . . . . . . . . . . . . . . 129

## Kapitel 10
## Osteoporose beim Mann ............................................ **131**
    Grundsätzliches zur Osteoporose bei Mann........................ 131
        Ursachen.................................................. 132
        Frakturraten im Vergleich der Geschlechter ................. 132
    Knochenaufbau und Knochenabbau beim Mann.................... 133
        Phase 1: Von der Kindheit bis zum jungen Erwachsenenalter .......... 133
        Phase 2: Männer im Alter zwischen 20 und 60 Jahren ................. 136
        Phase 3: Männer ab 70 Jahren................................. 136
    Warum sich das Frakturgeschehen bei Männern und Frauen unterscheidet..... 137
        Höhere maximale Knochendichte und niedrigere Verlustrate .......... 137
        Kein hormonell bedingter Abbau in der Menopause ................. 137
    »Männliche« und »weibliche« Osteoporose ........................ 137
        Altersunterschied........................................... 137
        Anteil der sekundären Osteoporose............................ 138
        Krankheiten, die eine Osteoporose beim Mann begünstigen können...... 138
    Risikofaktoren bei Männern...................................... 139
    Osteoporose beim Mann – warum es einen Wandel braucht ............ 140

## Kapitel 11
## Osteoporose und Schmerz .......................................... **145**
    Vorbemerkung............................................... 145
    Wie entstehen Schmerzen?..................................... 146
        Meldung des Schmerzreizes................................... 146
        Schaltzentrale zentrales Nervensystem (ZNS) .................... 147
    Schmerzlinderung............................................ 147
    Wodurch der Schmerz bei Osteoporose-Betroffenen entsteht ........... 147
    Der persönliche Umgang mit dem Schmerz ........................ 149
    Spezifische Schmerzen bei Osteoporose........................... 151
    Schmerzbehandlung bei Osteoporose-Patienten..................... 151
        Schmerzdiagnose........................................... 151
        Akute Schmerztherapie...................................... 153
    Operative Methoden der Schmerzlinderung........................ 155
    Weitere Schmerztherapie....................................... 156
    Körperliche Schonung bei Schmerzen ............................ 157
    Entspannungsübungen gegen den Schmerz........................ 158

## Kapitel 12
## Sturzprophylaxe................................................. **159**
    Der Begriff »Sturz«............................................ 159
    Ursachen für Stürze........................................... 160
        Intrinsische Faktoren........................................ 161
        Extrinsische Faktoren ....................................... 161
    Sturzprophylaxe.............................................. 161
        Balancetraining............................................ 162
        Gutes Hören und Vermeiden von Schwindel...................... 162
        Sehen.................................................... 164

Überprüfen des Wohnumfeldes . . . . . . . . . . . . . . . . . . . . . . . . . . . . . . . 164
Anpassung der Kleidung. . . . . . . . . . . . . . . . . . . . . . . . . . . . . . . . . . . . 165
Medikamente und Sturzgefahr . . . . . . . . . . . . . . . . . . . . . . . . . . . . . . 165
Individuelles Sturzrisiko . . . . . . . . . . . . . . . . . . . . . . . . . . . . . . . . . . . . . . . . . 166
Übungen zur Sturzprophylaxe. . . . . . . . . . . . . . . . . . . . . . . . . . . . . . . . . . . 168

## Kapitel 13
## Ansätze zur Verbesserung der Versorgung. . . . . . . . . . . . . . . . . . . . **173**
Disease-Management-Programme. . . . . . . . . . . . . . . . . . . . . . . . . . . . . . . . 173
Was Disease-Management-Programme sind. . . . . . . . . . . . . . . . . 173
Vorteile für Patienten . . . . . . . . . . . . . . . . . . . . . . . . . . . . . . . . . . . . 174
Wie Sie an einem DMP Osteoporose teilnehmen können. . . . . . . . . . . 175
Fracture Liaison Service (FLS). . . . . . . . . . . . . . . . . . . . . . . . . . . . . . . . . . . . 175

## Kapitel 14
## Die wissenschaftliche Sichtweise . . . . . . . . . . . . . . . . . . . . . . . . . . . **177**
Hinweise zur Patientenleitlinie . . . . . . . . . . . . . . . . . . . . . . . . . . . . . . . . . . 177
Was Leitlinien sind. . . . . . . . . . . . . . . . . . . . . . . . . . . . . . . . . . . . . . . 177
An wen sich die Patientenleitlinie Osteoporose richtet . . . . . . . . . . . . 178
Basis der Patientenleitlinie Osteoporose . . . . . . . . . . . . . . . . . . . . . 178
Was die Patientenleitlinie Osteoporose aussagt. . . . . . . . . . . . . . . . . . . . 178
Osteoporose: Was wichtig ist. . . . . . . . . . . . . . . . . . . . . . . . . . . . . . . . . . . . 179
Wie häufig Osteoporose vorkommt . . . . . . . . . . . . . . . . . . . . . . . . 179
Sozioökonomische Auswirkungen. . . . . . . . . . . . . . . . . . . . . . . . . . 179
Was bei Osteoporose passiert. . . . . . . . . . . . . . . . . . . . . . . . . . . . . . 180
Welche Knochen häufig betroffen sind. . . . . . . . . . . . . . . . . . . . . . 180
Risikofaktoren bei Osteoporose . . . . . . . . . . . . . . . . . . . . . . . . . . . . . . . . . . 181
Stürze als Auslöser von Frakturen. . . . . . . . . . . . . . . . . . . . . . . . . . . 181
Klinische Risikofaktoren . . . . . . . . . . . . . . . . . . . . . . . . . . . . . . . . . . . 182
Wie Osteoporose festgestellt wird . . . . . . . . . . . . . . . . . . . . . . . . . . . . . . . 184
Was zur Basisdiagnostik gehört. . . . . . . . . . . . . . . . . . . . . . . . . . . . . 184
Was die Knochendichte aussagt . . . . . . . . . . . . . . . . . . . . . . . . . . . . 186
Grenzen der Knochendichtemessung. . . . . . . . . . . . . . . . . . . . . . . 186
Wie Osteoporose behandelt werden kann . . . . . . . . . . . . . . . . . . . . . . . . 187
Was eine Basistherapie bei Osteoporose beinhaltet . . . . . . . . . . . . . . . . 187
Wann eine medikamentöse Behandlung notwendig ist . . . . . . . . . . . . 188
Welche Medikamente werden bei einer Osteoporose-Therapie
eingesetzt?. . . . . . . . . . . . . . . . . . . . . . . . . . . . . . . . . . . . . . . . . . . . . . 188
Neben- und Wechselwirkungen: Was wichtig ist. . . . . . . . . . . . . . . 191
Was bei einer medikamentösen Therapie zu beachten ist . . . . . . . . . . . 193
Bewegung und Mobilisierung: Eckpfeiler der Osteoporose-Therapie . . . . . 195
Medikamentöse Behandlung von Frakturschmerzen . . . . . . . . . . . . . . . 195
Welche weiteren Ansätze es gibt . . . . . . . . . . . . . . . . . . . . . . . . . . . 196
Was bei der Bewältigung der Krankheit unterstützt. . . . . . . . . . . . . . . . 197
Osteoporose-Prävention: Vorsorge und Schutz . . . . . . . . . . . . . . . . . . . . 197
Körperliche Aktivität und Sturzprävention. . . . . . . . . . . . . . . . . . . . 197
Ernährung und Lebensstil. . . . . . . . . . . . . . . . . . . . . . . . . . . . . . . . . 199

## TEIL IV
## HILFE FINDEN ........................................................ 201

### Kapitel 15
### Professionelle Hilfe .................................................. 203
    Mein erster Ansprechpartner – der Hausarzt ............................ 203
    Der Osteoporose-Spezialist ............................................ 205

### Kapitel 16
### Selbsthilfegruppen für Osteoporose-Betroffene ............... 207
    Was ein Selbsthilfeverband und Selbsthilfegruppen für
    Osteoporose machen .................................................. 207
        Zweck und Aufgaben des Vereins ................................ 208
        Vertretung der Anliegen der Osteoporose-Betroffenen in der
        Öffentlichkeit .................................................. 209
        Zusammenarbeit mit anderen Organisationen ..................... 209
    Welche Angebote Selbsthilfegruppen bieten ........................... 209
        Das Prinzip der Selbsthilfegruppen .............................. 209
        Aufgaben und Ziele einer Selbsthilfegruppe ..................... 210
        Funktionstraining als Maßnahme der Rehabilitation gemäß
        § 64 Abs. 1 Ziffer 4 SGB IX ..................................... 211
    Mitgliedschaft in einer Selbsthilfegruppe – positive Auswirkungen? ........ 212
    Weitere Unterstützungsmöglichkeiten des Verbandes ..................... 215
    Wissenschaftlicher Beirat ............................................ 216

## TEIL V
## MEINE RECHTE ..................................................... 217

### Kapitel 17
### Osteoporose am Arbeitsplatz ................................... 219
    Relevanz der Osteoporose in der Arbeitswelt ........................... 219
    Unterstützungsmöglichkeiten im Arbeitsleben .......................... 220
        Leistungen zur Teilhabe am Arbeitsleben ........................ 220
        Anspruchsvoraussetzungen für Osteoporose-Betroffene ........... 221
        Antragstellung ................................................. 221
    Erwerbsminderungsrente ............................................. 222
        Wann eine Erwerbsminderung vorliegt ........................... 222
        Wann Osteoporose-Betroffene erwerbsgemindert sind ............ 223
        Wie Osteoporose-Betroffene von einer Erwerbsminderungsrente
        profitieren .................................................... 223
        Antragstellung ................................................. 223
    Rechtsschutzmöglichkeiten .......................................... 224

### Kapitel 18
### Osteoporose und Grad der Behinderung (GdB) ................ 225
    Was der Grad der Behinderung ist .................................... 225
    Den Grad der Behinderung bestimmen ................................ 226

GdB bei Osteoporose .................................................. 227
Rechtsschutzmöglichkeiten ............................................ 227

## Kapitel 19
## Osteoporose und Pflege ............................................. **229**
Osteoporose = Pflegebedürftigkeit? .................................. 229
Pflegebedürftigkeit im fortgeschrittenen Stadium der Erkrankung ..... 230
Antrag auf Leistungen der Pflegeversicherung ........................ 230
    Antragstellung ............................................... 230
    Begutachtung ................................................. 231
    Entscheidung der Pflegekasse ................................. 231
Rechtsschutzmöglichkeiten ........................................... 232

## TEIL VI
## DER TOP-TEN-TEIL ................................................... 233

## Kapitel 20
## Zehn Dinge, die jeder sofort tun kann, um sein Osteoporose-Risiko zu senken oder eine Verschlimmerung zu vermeiden ...................................................... **235**
Achten Sie auf kalziumreiche Ernährung .............................. 235
Schauen Sie auf Ihren Vitamin-D-Spiegel ............................. 235
Gehen Sie Sonne tanken .............................................. 236
Bleiben Sie in Bewegung ............................................. 236
Achten Sie auf Ihr Gewicht .......................................... 236
Verzichten Sie aufs Rauchen und trinken Sie Alkohol nur in Maßen .... 236
Sorgen Sie für ausreichenden Schlaf ................................. 237
Knochendichte regelmäßig überprüfen ................................. 237
Osteoporose ist nicht heilbar ....................................... 237
Bleiben Sie informiert .............................................. 237

## Kapitel 21
## Zehn gute Informationsquellen ..................................... **239**
www.bioeg.de ........................................................ 239
www.frauengesundheitsportal.de ...................................... 239
www.gesundheitsinformation.de ....................................... 240
www.dv-osteolgie.org ................................................ 240
www.osteoporose-deutschland.de ...................................... 240
www.osteoporosis.foundation ......................................... 240
www.dge.de .......................................................... 241
www.aktionsbuendnis-osteoporose.de .................................. 241
Osteoporose-Risiko-Wissen-App ....................................... 241
MyTherapy-App ....................................................... 241

**Kapitel 22**
**Zehn plus vier Knochengesunde Rezepte**........................ **243**
      Frikadellen aus Blumenkohl mit Minzjoghurt-Dressing................. 244
      Burrata auf Salat aus Rucola-Risotto mit Balsamico-Senf-Dressing....... 246
      Kabeljau unter einer Pestohaube, Mangoldgemüse und Polenta ........ 247
      Asiatische Nudelpfanne mit Hühnchen in Sojamarinade ............... 249
      Avocado-Käse-Omelett .................................................. 251
      Rinderfilet mit einem Auflauf aus Champignon-Gnocchi mit
      Basilikum............................................................... 252
      Erfrischender Käsesalat mit selbstgebackenen Quark-Brötchen ......... 254
      Brotaufstrich Tomate-Basilikum ......................................... 256
      Camembert-Dip als Brotaufstrich ....................................... 257
      Mango-Milchshake..................................................... 258
      Fernöstlicher Lachs-Avocado-Reis-Stapel............................... 259
      Kartoffelauflauf mit Blumenkohl, Schinken und Curry-Hollandaise....... 261
      Bulgursalat mit geröstetem Kürbis ...................................... 263
      Quarkspeise mit Feigen und Paranüssen................................ 265

**Anhang: Osteoporose-Lexikon**................................... **267**

**Abbildungsverzeichnis** ............................................. **275**

**Stichwortverzeichnis** ............................................... **279**

# Einleitung

Osteoporose ist eine Volkskrankheit. Sie sind vielleicht selbst an Osteoporose erkrankt oder haben Freunde und Bekannte, die betroffen sind; vielleicht ein Elternteil oder Ihr Partner. Osteoporose ist in der Mitte der Gesellschaft angekommen und wird mit dem demografischen Wandel und einer alternden Bevölkerung ein zunehmendes Problem werden. Aktuell gibt es auf der Welt über 200 Millionen Osteoporose-Betroffene ... Tendenz steigend. Man geht davon aus, dass jede dritte Frau und jeder fünfte Mann ab dem 50. Lebensjahr einen Osteoporose-bedingten Knochenbruch erleidet. Allein in Deutschland wird die Zahl der Betroffenen auf bis zu acht Millionen geschätzt.

Osteoporose ist eine »leise« Erkrankung, die schleichend daherkommt. Das bedeutet, dass Osteoporose im Anfangsstadium oft unerkannt bleibt und Patienten häufig erst dann von ihrer Erkrankung erfahren, wenn sie bei einem Sturz einen Knochenbruch erleiden. Das aber ist fatal, denn ein erster Knochenbruch, der auf Osteoporose zurückzuführen ist, erhöht das Risiko für einen weiteren Knochenbruch erheblich. Deshalb ist eine möglichst frühzeitige Diagnose bei dieser Erkrankung von besonderer Bedeutung.

Aber nicht nur die frühzeitige Diagnose der Erkrankung ist wertvoll, auch die Einsicht der Betroffenen, dass es in ihrer Hand liegt, ihre Osteoporose so gut es geht in den Griff zu bekommen und mit ihr den Alltag zu gestalten. Denn egal ob die Erkrankung auf Faktoren zurückzuführen ist, die sie selber beeinflussen konnten oder auch nicht – beides ist möglich –, müssen sie sich mit Osteoporose auseinandersetzen. Dazu ist es sinnvoll, möglichst viel über die Erkrankung zu lernen und diese Erkenntnisse konsequent umzusetzen. Diese Selbstfürsorge beginnt aber schon früher: Bereits in jungen Jahren können Sie durch einen gesunden Lebensstil den Grundstein dafür legen, dass die Wahrscheinlichkeit, eine Osteoporose zu bekommen, möglichst gering ist.

Bei bis zu acht Millionen Betroffenen wird deutlich, dass die meisten Menschen im Laufe des Lebens von Osteoporose betroffen sein werden: sei es unmittelbar als Patient oder mittelbar als Freund oder Angehöriger. Dies hat auch einen Vorteil, denn man ist mit seiner Erkrankung niemals allein und kann gleichfalls betroffene Personen genauso finden wie Experten, die sich professionell mit Osteoporose beschäftigen. Bei alldem sollten Sie jedoch immer berücksichtigen, dass Sie für sämtliche Entscheidungen, die Ihre Gesundheit heute und in Zukunft betreffen, allein verantwortlich sind. Wenn Sie diese Einsicht erst einmal gewonnen haben, wird Sie das im Umgang mit Osteoporose stärken und Sie ermutigen, sich um Ihre Gesundheit zu kümmern.

# Über dieses Buch

Sie möchten mehr über die Erkrankung Osteoporose erfahren – dann haben Sie mit diesem Buch die richtige Wahl getroffen. Sie werden auf den nachfolgenden Seiten alles erfahren, was rund um das Thema Osteoporose wichtig ist.

Es beginnt mit den Grundlagen, denn gerade diese sind wichtig, um Osteoporose zu verstehen. Dabei sollen all die Fragen, die Ihnen schon immer unter den Nägeln brannten, die Sie sich aber nicht getraut haben zu stellen, beantwortet werden: In einem ... *für Dummies*-Buch gibt es keine dummen Fragen.

Ein Hauptaugenmerk liegt dabei auf der Vorbeugung und der Behandlung einer Osteoporose. Vorbeugung ist von besonderer Bedeutung, weil Osteoporose als sogenannte chronische Erkrankung nicht heilbar ist. Deshalb müssen wir alles daransetzen, erst gar nicht zu erkranken. Welche Möglichkeiten es schon in jungen Jahren gibt, das Osteoporose-Risiko gering zu halten, ist ein Schwerpunkt in diesem Buch. Zwischen Vorbeugung und Behandlung liegt die Diagnose. Wir haben bereits gehört, wie schwierig und gleichzeitig wichtig es ist, die Osteoporose so früh wie möglich zu erkennen. Deshalb werden Sie auf den folgenden Seiten viele Informationen dazu bekommen, wie Sie selbst erste Warnzeichen erkennen können und wann Sie sich mit dem Thema näher befassen sollten. Wenn »das Kind in den Brunnen gefallen ist«, also die Erkrankung Osteoporose festgestellt wurde, stehen unterschiedliche und wirksame Therapiemöglichkeiten zur Verfügung, die eine Verschlimmerung verhindern und den Umgang mit der Erkrankung erleichtern sollen. In verschiedenen Kapiteln erfahren Sie Wissenswertes über die Behandlung der Osteoporose. Hinweise auf rechtliche Fragen finden Sie am Ende des Buches und wenn Sie dann so viel Neues gelernt haben, dürfen Sie sich mit schmackhaften Osteoporose-Gerichten belohnen, die im Top-Ten-Teil zusammengestellt sind und sich bestens zum Nachkochen eignen. Aber nicht vergessen: Wer gut isst, sollte sich nachher auch bewegen ... deshalb ist der Darstellung von praktischen Übungen zur Stärkung der Knochen ein eigenes Kapitel gewidmet. Dort finden Sie viele Trainingsvorschläge, die Sie ohne komplizierte Hilfsmittel allein zu Hause ausführen können. Denn ausreichende Bewegung gehört – genauso wie übrigens auch die Ernährung – zur Basistherapie bei Osteoporose ... nicht nur nach dem Essen, sondern möglichst regelmäßig! Daher finden Sie die Übungen zur Stärkung des Knochens auch weiter vorne.

Dieses Buch ist in einfach zu lesende Abschnitte unterteilt, die sich mit speziellen Themen rund um die Erkrankung Osteoporose befassen. Deshalb müssen Sie es nicht vom Anfang bis zum Ende durchlesen. Dieses Buch ist kein Roman, sondern soll Ihnen als Informationsquelle dienen. Nutzen Sie es als Nachschlagewerk zu den Themen, die Sie gerade besonders interessieren.

Der Verfasser als Vertreter des Bundesselbsthilfeverbandes für Osteoporose e. V. steht für eine gemeinnützige ehrenamtlich geführte Organisation, die sich den Kampf gegen die Volkskrankheit Osteoporose auf die Fahnen geschrieben hat. Mit Aufklärung, Organisation von Austausch- und Bewegungsangeboten und Unterstützung der Forschung soll insbesondere die Versorgungssituation bei Osteoporose verbessert werden und sollen die Betroffenen erfahren, dass sie mit ihrer Erkrankung nicht alleine sind und Hilfe erhalten können. Dazu soll dieses Buch beitragen.

# Konventionen in diesem Buch

Dieses Buch kennt keine festgelegten Konventionen. Dies zeigt sich insbesondere daran, dass bewusst auf das Gendern verzichtet wurde. Stattdessen wurde eine geschlechterspezifische Sprache nur an den Stellen verwendet, an denen es sich im Text tatsächlich auch anbietet und in denen nicht ausdrücklich Frauen oder Männer angesprochen sind oder nach dem Geschlecht unterschieden wird. Ein verwendetes stilistisches Hilfsmittel ist der Fettdruck und die kursive Schreibweise; beides wird genutzt, um bestimmte Worte oder Textpassagen hervorzuheben, wenn diese wichtig sind oder den jeweiligen Abschnitt inhaltlich prägen.

## Törichte Annahmen über die Leser

Wenn Sie dieses Buch lesen, leiden Sie, Angehörige, Freunde oder Bekannte von Ihnen vermutlich an einer Osteoporose. Sehr wahrscheinlich wissen Sie noch nicht viel über die Erkrankung, weil Sie noch niemals zuvor mit Osteoporose befasst waren. Genau aus diesem Grund wurde dieses Buch geschrieben! Also keine Sorge, Sie werden beginnend mit dem Einmaleins der Erkrankung durch die einzelnen Kapitel geleitet.

Auch wenn Sie glauben, schon einiges über Osteoporose zu wissen, sich aber nicht sicher sind, ob das, was Sie wissen, auch stimmt, sind Sie auf den folgenden Seiten gut aufgehoben.

Dabei ist es egal, ob Sie grundsätzliche Informationen benötigen, sich mit den Vorurteilen und Mythen über Osteoporose beschäftigen wollen oder wissen möchten, wie sich die Erkrankung auf Ihren Körper auswirkt. Sie brauchen keinerlei Vorkenntnisse und müssen auch nicht Ihre Erinnerungen aus dem Biologie- oder Chemieunterricht anzapfen.

Das Buch soll Ihnen helfen zu verstehen, wie Sie sich vor der Erkrankung schützen können, was es heißt, mit Osteoporose zu leben und dass es in jedem Lebensabschnitt von Bedeutung ist, sich um die Erkrankung zu kümmern. Sie lernen alles Wissenswerte über neue Medikamente und aktuelle Therapiemöglichkeiten und wie wichtig es ist, sich gesund zu ernähren und aktiv zu bleiben.

Das Ziel ist erreicht, wenn Sie das erlesene Wissen anwenden können, um für sich selbst oder eine Ihnen nahestehende Person ein möglichst gesundes und komplikationsloses Leben trotz Osteoporose zu erreichen.

## Wie dieses Buch aufgebaut ist

Wie in jedem *...für Dummies*-Buch gliedern sich auch hier die Kapitel in verschiedene thematische Teile. So finden Sie schnell, was Sie suchen.

### Teil I: Osteoporose – eine Einführung

Sie erfahren Grundlegendes über die Krankheit Osteoporose mit Daten und Fakten zur Erkrankung. Außerdem lernen Sie, warum Knochenaufbau und Knochenabbau sich immer im Gleichgewicht befinden sollten und was im Körper passiert, wenn das nicht mehr so ist. Sie lernen, welche Arten und Vorstufen der Osteoporose es gibt und wie diese unterschieden werden.

## Teil II: Wie Sie einer Osteoporose vorbeugen

Sie verstehen, welche Möglichkeiten es gibt, einer Osteoporose wirksam vorzubeugen, und wie wichtig dabei Ernährung und Bewegung sind. Sie erfahren, welche besondere Rolle Kalzium und Vitamin D für eine knochengesunde Ernährung spielen und anhand von umfangreichen Tabellen, welche Lebensmittel besonders geeignet sind. Sie entdecken, mit welchen sportlichen Aktivitäten Sie dem Knochenabbau wirksam beggnen können und warum Krafttraining und Koordination zentrale Aspekte für den Erhalt der Beweglichkeit sind. Sie lernen praktische Übungen zur Stärkung des Knochens kennen, die Sie alleine oder mit einem Partner einfach und ohne Hilfsmittel ausführen können. Viele Bilder mit Erläuterungen zeigen Ihnen, wie die Übungen richtig absolviert werden.

## Teil III: Osteoporose behandeln

In diesem Teil geht es darum, wie Osteoporose diagnostiziert wird und welche Medikamente Ihnen helfen können, wenn Sie an Osteoporose erkrankt sind. Sie erfahren, welche Medikamente dem Knochen schaden und wie die Wechseljahre das Osteoporose-Risiko beeinflussen. Sie lernen, dass Osteoporose auch Männer treffen kann und wie sich die Erkrankung bei ihnen auswirkt. Sie erhalten Informationen über die Schmerzbehandlung und warum Sturzprophylaxe von besonderer Bedeutung ist. Sie lernen neue Instrumente zur Verbesserung der Versorgung kennen und wie die Wissenschaft auf die Erkrankung blickt.

## Teil IV: Hilfe finden

Sie erfahren, wo Sie professionelle ärztliche Hilfe bei Osteoporose erhalten und welche Experten mit der Erkrankung besonders vertraut sind. Sie lernen spezielle Tools kennen, mit denen Sie auch im Internet Unterstützung bekommen. Entdecken Sie das Prinzip der Selbsthilfegruppe und welche Möglichkeiten die Osteoporose-Selbsthilfe bietet, um gemeinsam die Erkrankung zu meistern, und welche positiven Auswirkungen eine Mitgliedschaft dort haben kann.

## Teil V: Meine Rechte

In Teil V lernen Sie, welche Unterstützungsmöglichkeiten Sie in Anspruch nehmen können, wenn Sie während der Ausübung Ihres Berufes an Osteoporose erkranken. Sie erhalten Informationen zum Thema Osteoporose und Pflege und ob die Erkrankung als Schwerbehinderung mit einem bestimmten Grad der Behinderung bewertet werden kann.

## Teil VI: Der Top-Ten-Teil

Hier finden Sie zehn einfache Tipps, mit denen Sie sofort damit beginnen können, Ihr Osteoporose-Risiko zu senken oder einer Verschlimmerung der Erkrankung vorzubeugen. Außerdem werden Ihnen zehn vertrauenswürdige Webseiten und digitale Anwendungen vorgestellt, mit denen Sie sich weiterführend und stets aktuell mit wichtigen Informationen versorgen können. Danach lernen Sie verschiedene leckere Kochrezepte kennen, die eine knochengesunde Ernährung ermöglichen.

## Anhang

Im Anhang sind Begriffe aufgeführt, die Ihnen immer wieder über den Weg laufen, wenn Sie sich mit dem Thema Osteoporose näher beschäftigen. Dazu werden Ihnen Fremdworte und medizinische Begriffe »übersetzt«.

# Symbole, die in diesem Buch verwendet werden

Die Symbole, die Sie durch das Buch begleiten und Ihnen an vielen Stellen begegnen, machen Sie auf hilfreiche Ratschläge aufmerksam oder weisen Sie auf Informationen hin, die Sie sich merken sollten. Zudem dienen Sie als Warnung vor möglichen Problemen, können aber auch eine witzige Begebenheit hervorheben.

Dieses Symbol markiert nützliche Hinweise oder einen guten Rat, der Ihnen den Umgang mit der Erkrankung oder einem speziellen Thema dieses Buches erleichtern soll.

Neben diesem Symbol finden Sie besonders wichtige Informationen, die Sie sich merken sollten. Sie können die Seiten des Buches, auf denen dieses Symbol zu finden ist, auch für sich selbst markieren. So können Sie diese Informationen immer wieder schnell nachschlagen.

Kurze Begebenheiten oder auch unterhaltsame Geschichten, die einen witzigen und zugleich lehrreichen Inhalt haben, sind mit diesem Symbol gekennzeichnet.

Dieses Symbol warnt Sie vor möglichen Problemen. Diese können sich auf Ihre Gesundheit beziehen aber auch andere Themen des Buches betreffen.

# Wie es weitergeht

Sie müssen dieses Buch nicht von Anfang bis Ende lesen – auch wenn Sie das natürlich gerne dürfen. Wenn Sie etwas Bestimmtes suchen, springen Sie einfach über das Inhaltsverzeichnis in das passende Kapitel oder suchen Sie im Index am Ende des Buchs nach ganz konkreten Begriffen.

# Teil I
# Osteoporose – eine Einführung

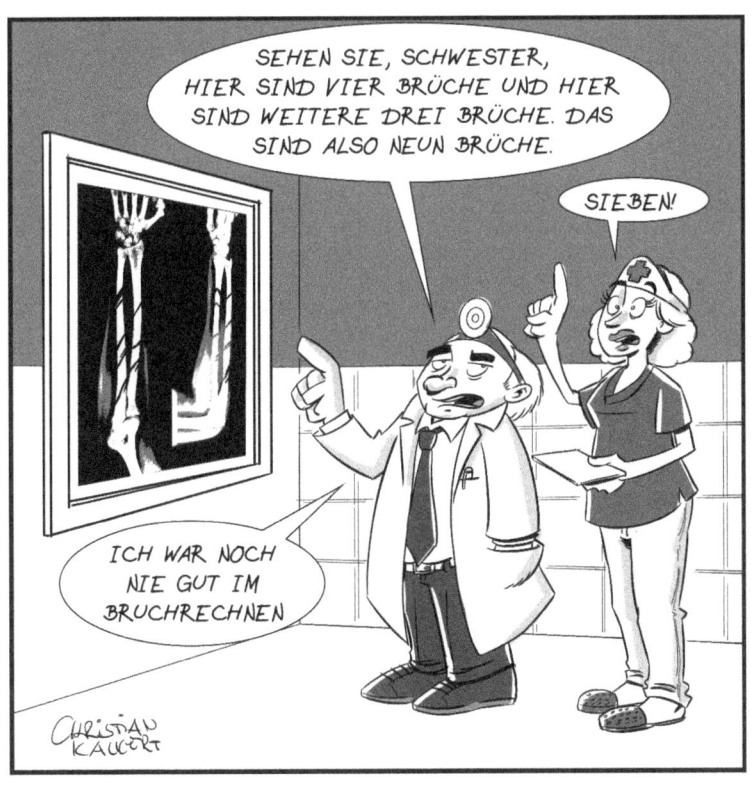

**IN DIESEM TEIL ...**

- ✔ Erhalten Sie eine Einführung in das Krankheitsbild Osteoporose
- ✔ Wird mit Mythen über die Erkrankung aufgeräumt
- ✔ Bekommen Sie einen Überblick über wesentliche Daten und Fakten
- ✔ Werden die verschiedenen Arten einer Osteoporose erläutert
- ✔ Erfahren Sie, wann Sie einen Arzt aufsuchen sollten
- ✔ Lernen Sie Ihr eigenes Osteoporose-Risiko einzuschätzen

**IN DIESEM KAPITEL**

Die Erkrankung Osteoporose verstehen

Die Verbreitung der Erkrankung kennenlernen

Falsche Annahmen über Osteoporose entdecken

Verschiedene Arten der Osteoporose betrachten

# Kapitel 1
# Die Grundlagen

In diesem Kapitel geht es zunächst um die Grundlagen der Erkrankung Osteoporose. Sie erfahren, was man unter Osteoporose versteht und wie häufig sie vorkommt. Wir räumen mit Vorurteilen über Osteoporose auf und lernen, in welchen Formen die Erkrankung auftreten kann.

## Was Osteoporose ist

Um sich einem Thema zu nähern, empfiehlt es sich oftmals, bei seinem Namen näher hinzuschauen. Dies ist auch bei der Erkrankung »Osteoporose« nicht anders! Schaut man auf die Einzelteile des Wortes, findet man zunächst heraus, dass sich das Wort Osteoporose aus den Begriffen »Osteo« und »Porose« zusammensetzt.

Wie in der Medizin häufig, hat auch das Wort Osteoporose seinen Ursprung in einer »alten« Sprache, nicht im Lateinischen, wie man zunächst vermuten könnte, sondern im Griechischen. Dabei steht das Wort »Osteo« für den Knochen, das Wort »Porose« für durchlässig oder wie es auch in unserem Sprachgebrauch üblich ist – für porös.

Osteoporose ist also eine Krankheit mit porösen Knochen. Wobei das Wort porös auch mit durchlässig oder instabil beschrieben werden kann. Abbildung 1.1 zeigt die Phasen, die der Knochen dabei durchläuft.

Wenn man also sieht, dass die Begrifflichkeiten aus dem Griechischen stammen und es sich dabei um eine alte Sprache handelt, wird schon an dieser Stelle deutlich, dass es die Osteoporose schon seit dem Beginn des menschlichen Lebens geben dürfte.

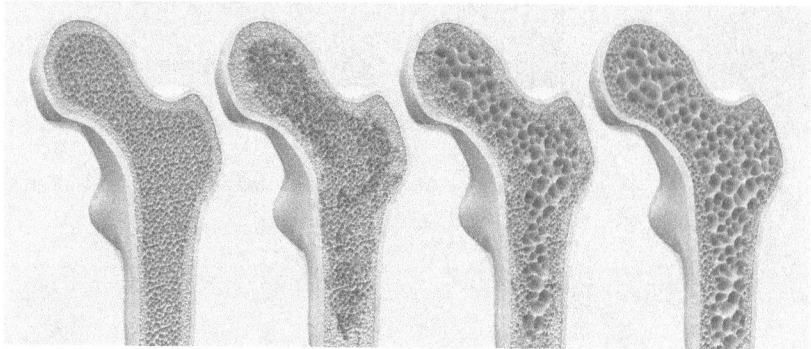

**Abbildung 1.1:** Phasen des Knochenabbaus © crevis – stock.adobe.com

Auch Grimms Märchen aus dem Jahr 1812 enthalten einen Hinweis darauf, wie lange Osteoporose schon bekannt sein dürfte:

So sieht man beispielsweise in der Hexe in »Hänsel und Gretel« den Prototyp einer an einer menopausalen Osteoporose leidenden Frau mit dem erkrankungstypischen Rundrücken.

Eine belegte Benutzung des Wortes »Osteoporose« entsprechend seiner heutigen Bedeutung ist allerdings tatsächlich wohl erstmals durch den in London beheimateten Chirurgen Sir Astley Cooper (1767–1841) überliefert.

Obwohl also die Osteoporose eine Erkrankung ist, die vermutlich bereits Tausende von Jahren zurückreicht und in seiner jetzigen Begrifflichkeit erstmals im 18. Jahrhundert verwendet wurde, fällt häufig das Wort »Modekrankheit« im Zusammenhang mit der Osteoporose.

Dies ist wohl in erster Linie darauf zurückzuführen, dass die Weltgesundheitsorganisation (WHO) erst Mitte der 90er-Jahre des letzten Jahrhunderts die Osteoporose auf der Basis einer Knochendichtemessung (nach der DEXA-Methode) definierte. Neuere Studien aus den letzten zehn bis 15 Jahren haben jedoch ergeben, dass die Knochendichte allein nicht zur Beurteilung der Frage, ob eine Osteoporose vorliegt und ob beziehungsweise wie sie zu behandeln ist, herangezogen werden kann. Heute ist klar, dass neben der Knochendichte auch weitere Risikofaktoren und insbesondere das Risiko eines Knochenbruches (sogenanntes Frakturrisiko) in die Bewertung einbezogen werden müssen.

# Mythen über Osteoporose

Da viele bahnbrechende Erkenntnisse zur Erkrankung Osteoporose als chronischer Erkrankung erst in den letzten Jahrzehnten gewonnen wurden, gibt es auch viele Mythen, die entstanden sind und mit denen dieses Buch bereits an dieser Stelle aufräumen möchte. Vertiefende Ausführungen zu den einzelnen hier angerissenen Themen finden Sie dann später in diesem Buch.

## Mythos Nummer 1: Osteoporose ist selten

Man hört häufig, dass nur wenige Menschen von Osteoporose betroffen seien. Das ist falsch: Laut Weltgesundheitsorganisation (WHO) gehört Osteoporose zu den zehn häufigsten Erkrankungen weltweit. Osteoporose gilt daher als sogenannte Volkskrankheit. In Deutschland wird die Betroffenenzahl auf fast acht Millionen Menschen geschätzt – Tendenz steigend. Hinzu kommt, dass die Osteoporose im Anfangsstadium keine Schmerzen verursacht und nicht erkannt wird. Sie gilt daher als sogenannte »stille Erkrankung«, was auch bedeutet, dass von einer hohen Dunkelziffer auszugehen ist.

## Mythos Nummer 2: Osteoporose betrifft nur die Knochen und ist daher harmlos

Unsere Knochen sind sehr wichtig! Jeder einzelne der 206 Knochen im Körper hat eine besondere Funktion und interagiert mit anderen Knochen. Zusammen arbeiten sie Hand in Hand und bilden eine funktionelle Einheit, die in Millionen von Jahren der Evolution entstanden ist – das Skelett. Es ist das Grundgerüst unseres Körpers, gibt ihm Kraft und Stabilität und ermöglicht uns erst, überhaupt aufrecht zu gehen. Osteoporose greift dieses Grundgerüst an, der Knochen wird porös und damit anfällig für Brüche. Solche Frakturen führen zu Schmerzen und starken Einschränkungen der Beweglichkeit. Mit zunehmendem Alter kommt ein weiteres Problem hinzu: Frakturen heilen langsamer! Die Wiederherstellung der früheren Beweglichkeit verzögert sich oder sie kommt gar nicht mehr vollständig zurück – nicht selten stellen sich gravierende psychische Folgen ein: Die Betroffenen sind verunsichert, trauen sich nicht mehr, sich zu bewegen oder aus dem Haus zu gehen. Im schlimmsten Fall führt dies zu einer dauerhaften Pflegebedürftigkeit, die besonders häufig nach Oberschenkelhalsbrüchen auftritt. Wird eine Person mit einem osteoporotisch bedingten Oberschenkelhalsbruch in ein Krankenhaus eingeliefert, so liegt das Risiko, im Krankenhaus zu versterben, bei 20 Prozent.

Mit anderen Worten: Osteoporose ist eine sehr ernst zu nehmende Erkrankung und kann auch tödlich enden.

## Mythos Nummer 3: Osteoporose betrifft nur Frauen

Auch diese Behauptung ist falsch! Männer können ebenfalls an einer Osteoporose erkranken. Tatsächlich sind aber Frauen fünfmal häufiger von einer Osteoporose betroffen als Männer. Hauptgrund dafür sind die Wechseljahre. Bei Frauen ab dem 50. Lebensjahr verändert sich die hormonelle Situation; das Sexualhormon Östrogen, das den Knochen schützt, wird nach den Wechseljahren nicht mehr in ausreichendem Maße produziert. Dadurch sinkt der Östrogenspiegel stark und die knochenschützende Funktion lässt nach. Der Hormonspiegel beim Mann bleibt dagegen stabiler; Männer erkranken daher meist erst zehn Jahre später als Frauen und dann häufig an einer sogenannten sekundären Osteoporose.

## Mythos Nummer 4: Knochen sind totes Gewebe

Knochen sind im Gegenteil lebendes Gewebe. Ein Leben lang wird der Knochen regelmäßig auf- und wieder abgebaut. Dieser Prozess des Ab- und Wiederaufbaus der Knochen wird von den sogenannten Osteozyten gesteuert. Diese können über komplexe Signale den Körper veranlassen, altes beziehungsweise geschädigtes Knochengewebe abzubauen und neues Knochengewebe aufzubauen. Dieser Vorgang führt dazu, dass sich rein rechnerisch die komplette Knochenmasse alle sieben bis zehn Jahre vollständig erneuert.

## Mythos Nummer 5: Wenn man Osteoporose hat, darf man sich nicht mehr bewegen

Genau das Gegenteil ist der Fall. Je weniger sich Betroffene bewegen, desto mehr kann sich eine Osteoporose verschlimmern. Denn Knochen müssen stimuliert werden, um dem Knochenabbau zu begegnen. Körperliche Aktivität und dosierte Belastung – am besten durch zielgerichtete Bewegungsprogramme – stoppen den Knochenabbau und unterstützen den Knochenaufbau. Gleiches gilt für die Muskulatur. Bewegung stärkt das Körpergefühl und die Koordination; gleichzeitig sinkt das Sturzrisiko und damit die Gefahr von Knochenbrüchen. Nicht umsonst zählt körperliche Aktivität zur Basistherapie bei Osteoporose.

Ein Anliegen dieses Buches ist es, mit diesen Mythen aufzuräumen. Ein anderes ist es, Ihnen zu zeigen, wie Sie einer Osteoporose vorbeugen und wie Sie eine Osteoporose behandeln können. Dies ist auch bitter nötig, wenn man bedenkt, dass Osteoporose eine sogenannte »stille« Erkrankung ist, das heißt, im Anfangsstadium keine Schmerzen verursacht und daher zunächst meist unentdeckt bleibt.

Oftmals erfährt eine betroffene Person erst nach einem bereits erlittenen osteoporotisch bedingten Bruch von der Erkrankung. Dies ist viel zu spät und führt dazu, dass lediglich etwas mehr als 20 Prozent der von Osteoporose betroffenen Menschen richtig und rechtzeitig behandelt werden.

 In Deutschland wird lediglich gut ein Fünftel aller Osteoporose-Erkrankungen richtig und rechtzeitig diagnostiziert und behandelt. Damit liegt Deutschland im europäischen Vergleich lediglich im Mittelfeld.

Ich möchte Ihnen auf den folgenden Seiten zeigen, was Sie tun können, um erst gar keine Osteoporose zu bekommen und Ihnen aufzeigen, wie eine Osteoprose behandelt werden kann.

Dabei beleuchte ich verschiedene Aspekte der Erkrankung und möchte Ihnen durch praktische Tipps aufzeigen, was Sie vorbeugend selber tun können und wo Sie Hilfe und Unterstützung erhalten, wenn Sie mit der Diagnose Osteoporose konfrontiert werden.

Denn nichts ist schlimmer, als das Gefühl zu haben, mit Ihrer Erkrankung allein gelassen zu sein. Die Psyche spielt eine wichtige Rolle und wenn Sie lernen, positiv mit Ihrer Erkrankung umzugehen, ist bereits viel gewonnen.

Deshalb sind auch Hinweise zu Anlaufstationen ein wichtiger Bestandteil dieses Buches. Dabei geht es hier nicht in erster Linie um medizinische Hilfe; psycho-soziale Unterstützung erfahren Sie häufig eher durch einen Austausch mit Gleichgesinnten oder Personen, die Ihr Schicksal teilen. Deshalb finden Sie auch umfangreiche Ausführungen zu Selbsthilfegruppen, die genau auf diesem Gebiet helfen können.

# Osteoporose verstehen

Um die Erkrankung Osteoporose zu verstehen, möchte ich zunächst einen Blick auf unser Skelett werfen. Unser Skelett ist ein hochkomplexes System. Eine Vielzahl von einzelnen Knochen (genauer gezählt 206) hat eine genau definierte Funktion und erst im Zusammenspiel mit anderen Knochen können die vielen Aufgaben, die die Knochen zu bewältigen haben, reibungslos erfüllt werden.

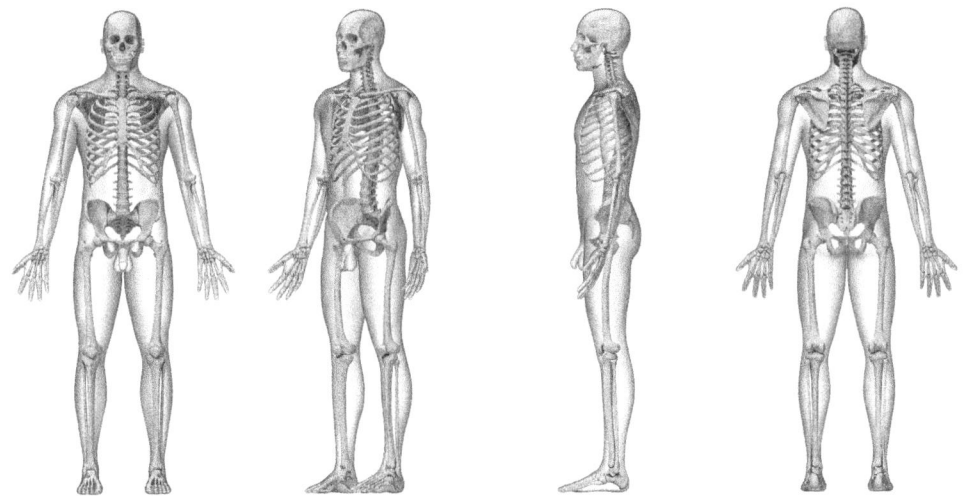

**Abbildung 1.2:** Das Skelett – ein architektonisches Meisterwerk © Matthieu - stock.adobe.com

Von alldem merken wir nichts: Unser Skelett (Abbildung 1.2) führt ein Schattendasein!

 Unser Knochen ist ein Supertalent, das sich über 500 Millionen Jahre zu dem entwickelt hat, was er heute ist. Das Skelett des Menschen besteht aus 206 Knochen und erfüllt viele lebenswichtige Funktionen und Aufgaben.

✔ Durch das Skelett sind wir in der Lage zu sitzen, zu stehen und zu laufen.

✔ Außerdem schützen uns die Knochen vor äußeren Einwirkungen.

✔ Besonders empfindliche Körperteile sind von Knochen umgeben und bilden einen Panzer, der Verletzungen vorbeugt. So schützen zum Beispiel die Schädelknochen das Gehirn und die Rippenknochen Herz und Lunge.

✔ Im Knochen befindet sich das Knochenmark, das für die Produktion von Blutzellen verantwortlich ist.

✔ Außerdem ist der Knochen der größte Mineralienspeicher des menschlichen Körpers. Fast der gesamte Kalziumvorrat, 85 Prozent des Phosphates und 60 Prozent des Magnesiums sind dort eingelagert.

Dies bedeutet allerdings nicht, dass wir es nicht mit besonders großer Sorgfalt pflegen sollten. Denn das Skelett ist regelmäßigen und teils starken Belastungen ausgesetzt, sodass wir ihm auch immer wieder Erholungszeit geben müssen. Abbildung 1.3 zeigt die gesunde und die osteoporotische Knochenstruktur im Vergleich.

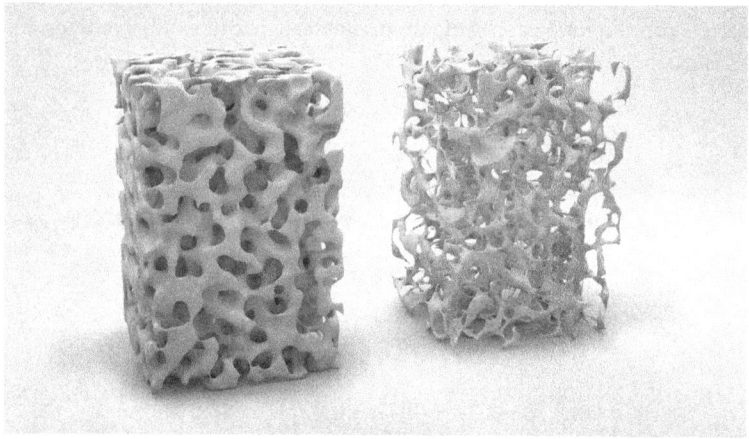

**Abbildung 1.3:** Gesunde Knochenstruktur/osteoporotische Knochenstruktur © adimas – stock.adobe.com

## Daten und Fakten

Laut der Weltgesundheitsorganisation (WHO) gehört Osteoporose zu den zehn häufigsten Erkrankungen weltweit und gilt daher als Volkskrankheit. In Deutschland leiden rund acht Millionen Menschen an Osteoporose. Genau lässt sich das jedoch nur schwer sagen, da die Krankheit häufig unerkannt bleibt.

 Lesen Sie dazu aus dem Archiv des Ärzteblattes den Artikel 134111 zur Verbreitung der Erkrankung Osteoporose anhand einer Analyse von Krankenkassen-Routinedaten

Weniger als ein Viertel aller Fälle werden frühzeitig diagnostiziert und adäquat behandelt.

 Lesen Sie mehr zu den Fakten über Osteoporose und finden Sie weitere Statistiken über die Erkrankung auf der Webseite der International Osteoporosis Foundation (IOF) unter der Rubrik facts/statistics.

80 Prozent der Osteoporose-Patienten sind Frauen. Besonders häufig erkranken sie nach den Wechseljahren, denn der gesunkene Östrogenspiegel beeinträchtigt den Knochenstoffwechsel negativ.

Bei männlichen Patienten sind über 50 Prozent aller Fälle auf andere Grunderkrankungen zurückzuführen beziehungsweise sind deren Behandlung ursächlich für die eingetretene Osteoporose. Diese sogenannte sekundäre Osteoporose entsteht häufig nach der Einnahme von Kortisonpräparaten und/oder als Ergebnis einer kalziumarmen Ernährung. Auch Rauchen und Alkoholmissbrauch haben negativen Einfluss auf das Skelett und lassen es brüchig werden.

Die Weltgesundheitsorganisation geht davon aus, dass sich die Anzahl der osteoporotischen Knochenbrüche bis 2050 weltweit vervierfachen wird, in wohlhabenden Industriestaaten rechnet sie sogar mit einer wesentlich höheren Zunahme.

Die jährlichen Therapiekosten beliefen sich in Deutschland 2010 auf neun Milliarden Euro und werden bis 2025 um ein Viertel auf rund elf Milliarden wachsen (Lesetipp Webseite der IOF).

Osteoporose-Frakturen sind schwierig zu behandeln und heilen schlecht, weil poröse Knochen nur langsam wieder zusammenwachsen und stabilisierende Implantate schwer Halt finden.

Besonders kostspielig und für die Patienten folgenreich sind Schenkelhalsbrüche. Über 90 Prozent der Patienten mit Oberschenkelhalsbruch haben eine verminderte Knochendichte. Aktuell erleiden in Deutschland rund 160.000 Menschen jährlich eine Schenkelhalsfraktur. Die Experten gehen davon aus, dass sich diese Zahl mit zunehmender Lebenserwartung in den kommenden Jahren verdoppeln wird.

 Lesen Sie dazu die Pressemitteilungen auf der Webseite der Deutschen Gesellschaft für Orthopädie und Unfallchirurgie (DGOU).

Oberschenkelhalsbrüche haben für ältere Menschen häufig gravierende körperliche und seelische Folgen. Dazu zählen chronische Schmerzen, Bewegungseinschränkungen und eine verminderte Belastbarkeit. Viele sind außerdem von ihrem folgenreichen Sturz traumatisiert und trauen sich kaum noch vor die Haustür. Ein selbstbestimmtes Leben ist ihnen nicht mehr möglich, sie sind auf fremde Hilfe angewiesen.

Nur die direkten Kosten einer Schenkelhalsfraktur betragen circa 20.000 Euro pro Fall. Darin sind noch nicht die indirekten Kosten der Pflegebedürftigkeit eingeschlossen. Die Behandlungsfolgen werden auf jährlich etwa 2,5 Milliarden Euro geschätzt.

Etwa 20 Prozent der Patienten werden nach einem Oberschenkelhalsbruch zum Pflegefall, über 50 Prozent erleiden nach einem Oberschenkelhalsbruch einschneidende Einschränkungen in ihrem zuvor selbstständig bewältigten Alltag. Jeder dritte bis vierte Senior über 85 stirbt innerhalb eines Jahres an den Folgen des Bruchs.

# Knochenaufbau

Ich möchte nun das aufgreifen, was ich bereits angesprochen habe. Wir haben schon mit dem Mythos aufgeräumt, der Knochen sei ein starres und unflexibles, ja sogar totes Gewebe.

Dem ist gerade nicht so: Der Knochen lebt. Er ist ein dynamisches Organ mit starker Durchblutung, einer hohen Stoffwechselaktivität und er ist einem ständigen Auf- und

Abbauprozess unterworfen; und zwar nicht nur im jugendlichen Alter! Auch bei erwachsenen Personen wird der Knochen ständig umgebaut und neu aufgebaut.

Dieser Materialaustausch erfolgt nicht ohne Grund, sondern verfolgt genau festgelegte Ziele:

✔ Aktivierung von gespeichertem Kalzium

✔ Austausch des alten und brüchigen Knochengewebes

✔ Reparatur beschädigter Teile des Knochens

✔ Anpassung des Knochens an veränderte Belastungsanforderungen

Wenn wir über Knochenaufbau sprechen, können wir uns das wie ein Girokonto für die Knochenmasse, also die Gesamtmenge an Knochen im Skelett, vorstellen. Wir nehmen jeden Tag Einzahlungen auf dieses Girokonto vor, indem wir ihm zum Beispiel Kalzium und andere Mineralstoffe zuführen. Aber nicht nur diese Mineralstoffe verbucht der Knochen als Einnahme; auch viel Bewegung und gesunde Ernährung stärken den Habensaldo Ihres Knochenkontos.

Aber wer übernimmt die Rolle der Bank, also der Stelle, die unser Girokonto verwaltet?

Diese Funktion kommt – jedenfalls was den Knochenaufbau anbetrifft – den Osteoblasten zu. Diese Knochenzellen setzen die Einzahlungen auf unser Knochenkonto um, d.h. sie steuern den Knochenaufbau.

Osteoblasten produzieren die organische Grundsubstanz des Knochens, das sogenannte Osteoid, und sind für den Aufbau und die Regeneration des Knochens zuständig

Das Girokonto des Knochens erreicht sein höchstes Habensaldo im jungen Erwachsenenalter. Zu diesem Zeitpunkt ist die Knochenmasse eines Menschen auf ihrem Höhepunkt; danach fällt sie mit zunehmendem Lebensalter immer weiter ab. Der Habensaldo wird abgebaut. Gerade deshalb ist es so wichtig, in jungen Jahren ein möglichst großes Polster auf dem Girokonto anzusparen, von dem man dann im Alter zehren kann.

 Im jungen Erwachsenenalter erreichen unsere Knochen die höchste Knochendichte. Daher kann man schon in diesem Lebensabschnitt durch viel Bewegung und ausgewogene Ernährung dazu beitragen, dass man später nicht an Osteoporose erkrankt, denn je höher die maximale Knochendichte im jungen Erwachsenenalter ist, desto länger kann man im Alter davon profitieren.

## Knochenabbau

Der Vergleich mit einem Girokonto bedeutet, dass es auch Abbuchungen von diesem Knochenkonto geben muss.

Wir haben schon gesehen, dass der höchste Guthabenstand des Girokontos im jungen Erwachsenenalter gegeben ist und dass allein die Tatsache, dass wir älter werden, dazu führt, dass das Guthaben schmilzt.

Denn ab dem 30. Lebensjahr wird das Verhältnis von Knochenaufbau zu Knochenabbau negativ. Männer und Frauen verlieren (zunächst) gleichermaßen circa ein Prozent an Knochenmasse pro Jahr.

Allerdings spielt nicht nur das zunehmende Alter eine Rolle, denn wir selbst können auch einiges tun, um den natürlichen Knochenabbau einzudämmen beziehungsweise zu hohe Abbuchungen von unserem Girokonto zu vermeiden.

Was genau wir tun können, wird uns an vielen Stellen in diesem Buch noch weiter beschäftigen.

Für die Organisation der Abbuchungen vom Knochenkonto sind die sogenannten Osteoklasten zuständig.

Osteoklasten sind mehrkernige Riesenzellen und bauen kontinuierlich Knochensubstanz ab. Sie sind damit der Gegenspieler zu den knochenaufbauenden Zellen, den sogenannten Osteoblasten.

 Um sich die Funktion von Osteoklasten und Osteoblasten (Abbildung 1.4) merken zu können, ist der folgende Satz hilfreich:

»Osteo**kl**asten klauen, Osteo**b**lasten **b**auen!«

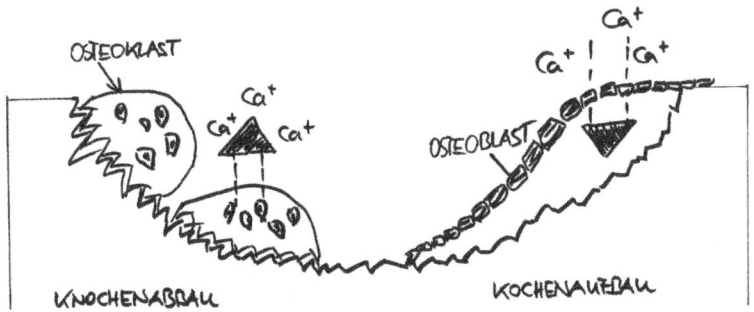

**Abbildung 1.4:** Wirkungsweise von Osteoklasten und Osteoblasten

# Missverhältnis zwischen Knochenaufbau und Knochenabbau

Wir haben schon gesehen, dass der menschliche Knochen einem ständigen Umbau unterliegt, in der die Osteoblasten für den Knochenaufbau und die Osteoklasten für den Knochenabbau zuständig sind. Sowohl Osteoblasten als auch Osteoklasten werden hormonell reguliert.

Befinden sich beide im physiologischen Gleichgewicht, macht ein Osteoklast die Arbeit von circa 100 Osteoblasten zunichte.

Gleichgewicht ist hier auch das entscheidende Stichwort! Denn sobald die knochenabbauenden Zellen die Oberhand bekommen, führt dies zu einem Ungleichgewicht, die Knochendichte nimmt ab.

Zahlen wir in jungen Jahren zu wenig auf unser Knochenkonto ein und/oder heben wir im weiteren Verlauf unseres Lebens zu viel ab, gerät unser Knochenkonto ins Minus.

Die Folge: Es kann sich zunächst eine sogenannte Osteopenie entwickeln; wird der Abbuchungsvorgang nicht gestoppt, kann es später zu einer Osteoporose und in der Folge zu Knochenbrüchen kommen.

Wie man dem entgegenwirken kann, das soll in der Folge ein wesentliches Thema dieses Buches sein.

# Verschiedene Arten der Osteoporose und ihre Vorstufen

Wenn also das Gleichgewicht von knochenaufbauenden und knochenabbauenden Zellen gestört ist, kann es zu einer Abnahme der Knochendichte kommen (Abbildung 1.5).

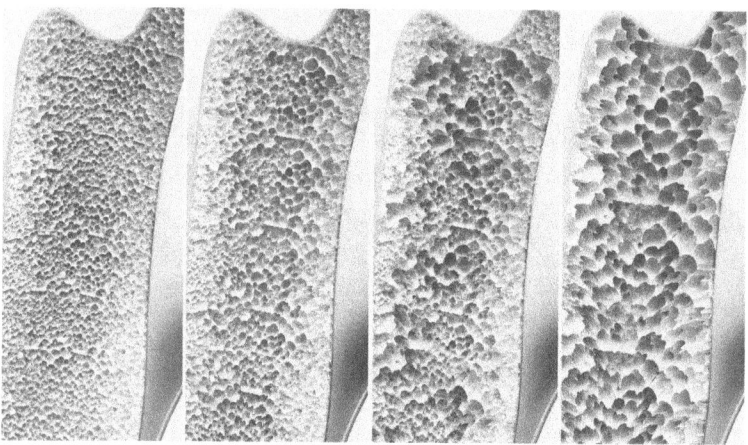

**Abbildung 1.5:** Vom gesunden zum osteoporotischen Knochen © crevis - stock.adobe.com

Wir befinden uns also jetzt in einem Stadium, in dem die Entwicklung eines Krankheitsbildes begonnen hat.

Da das Ungleichgewicht von knochenaufbauenden und knochenabbauenden Zellen ein schleichender Prozess ist, entsteht nicht »von heute auf morgen« die Erkrankung Osteoporose. Vielmehr gibt es eine Vorstufe der Osteoporose, die sogenannte Osteopenie.

## Osteopenie

Als Osteopenie bezeichnet man die Vorstufe einer Osteoporose. Sie ist durch eine gegenüber dem altersspezifischen Normwert herabgesetzte Knochendichte gekennzeichnet, die jedoch (noch) geringer ausgeprägt ist als bei einer Osteoporose. Dennoch ist mit einer diagnostizierten Osteopenie gleichzeitig auch ein erhöhtes Risiko verbunden, an Osteoporose zu erkranken. Die Osteopenie wird anhand der Ergebnisse einer Knochendichtemessung bestimmt.

Die WHO definiert die Osteopenie bei einem T-Score zwischen -1,0 und -2,5 (nach DEXA-Messung, siehe auch Kapitel 6).

Umstritten ist, ob eine Osteopenie behandlungsbedürftig ist. Es besteht Einigkeit, dass zunächst versucht werden sollte, die Knochendichte mit basistherapeutischen Maßnahmen (Ernährung, Bewegung) zu erhöhen. Eine medikamentöse Therapie wird nur dann befürwortet, wenn gleichzeitig ein erhöhtes Frakturrisiko gegeben ist.

## Osteoporose

Die Osteoporose ist durch eine deutlich negative Abweichung der Knochendichte vom altersspezifischen Normwert gekennzeichnet. Osteoporose Betroffene sind im Vergleich zu gesunden Menschen einem erheblich erhöhten Frakturrisiko ausgesetzt.

Die WHO definiert die Osteoporose bei einem T-Score $\leq$ -2,5 (nach DEXA-Messung, siehe Kapitel 6).

Osteoporose ist regelmäßig therapiebedürftig. Es sollten basistherapeutische Maßnahmen zur Steigerung der körperlichen Aktivität (Bewegungsangebote, Physiotherapie) durchgeführt werden. Auf eine ausreichende Aufnahme von Kalzium und Vitamin D ist zu achten.

Eine medikamentöse Therapie sollte erfolgen bei

- ✔ osteoporotisch bedingter Wirbelkörperfraktur bei T-Score $\leq$ - 2,0,
- ✔ verminderter Knochendichte und hohem Lebensalter, zum Beispiel T-Score zwischen - 2,5 und - 3,0 ab einem Alter von 70 Jahren bei Frauen und 80 Jahren bei Männern,
- ✔ Vorliegen von Risikofaktoren wie zum Beispiel Langzeittherapie mit Glukokortikoiden, multiple Stürze, Epilepsie, Immobilität, Nikotinkonsum.

## Manifeste Osteoporose

Der Begriff »manifest« bedeutet im Medizinischen »deutlich sichtbar geworden«. Als manifeste Osteoporose bezeichnet man die Erkrankung Osteoporose dann, wenn als sichtbare Folge der Osteoporose mindestens ein Knochenbruch aufgetreten ist.

Die WHO definiert die manifeste Osteoporose bei einem T-Score zwischen $\leq$ -2,5 (nach DEXA-Messung, siehe Kapitel 6) und ein bis drei Wirbelkörperfrakturen ohne zugrunde liegendem traumatischen Ereignis.

Eine manifeste Osteoporose ist immer behandlungsbedürftig. Dabei muss das vorrangige Ziel sein, neue weitere Frakturen zu verhindern, Schmerzen zu lindern und die Bruchheilung zu unterstützen.

Regelmäßig wird eine medikamentöse Therapie durch knochenaufbaufördernde oder knochenabbauhemmende Medikamente erforderlich sein, da ansonsten das Risiko für das Auftreten weiterer Frakturen stark erhöht ist.

## Sekundäre Osteoporose

Die sekundäre Osteoporose ist oftmals die Folge einer anderen Erkrankung wie zum Beispiel einer Hormonstörung (Schilddrüsen- oder Nebenschilddrüsenüberfunktion, Testosteronmangel, Östrogenmangel mit Ausbleiben der Menstruation über längere Zeit vor der Menopause, Diabetes mellitus). Auch die Einnahme von Medikamenten (insbesondere Kortison) kann zu einer sekundären Osteoporose führen. Eine sekundäre Osteoporose liegt bei circa 50 Prozent aller männlichen und circa 15 bis 20 Prozent der weiblichen Patienten vor (siehe dazu auch Kapitel 8: Medikamente die dem Knochen schaden, Kapitel 9: Osteoporose und Wechseljahre, Kapitel 10: Osteoporose beim Mann).

> **IN DIESEM KAPITEL**
>
> Osteoporose-Risikofaktoren kennenlernen und beeinflussen
>
> Persönliches Osteoporose-Risiko einschätzen
>
> Risikofragebogen und andere Informationstools entdecken

# Kapitel 2
# Wann beschäftige ich mich erstmals mit …

In diesem Kapitel erfahren Sie mehr über Ihr persönliches Osteoporose-Risiko und wie Sie es es individuell für sich abschätzen können. Dazu ist es wichtig zu wissen, welche Risikofaktoren es bei Osteoporose gibt. Daher werde ich in diesem Kapitel gerade darauf besonders eingehen. Anhand eines Osteoporose-Risiko-Fragebogens können Sie selbst testen, ob Sie gefährdet sind oder eventuell bereits betroffen sein könnten. Ob Sie tatsächlich an einer Osteoporose erkrankt sind oder vielleicht eine Vorstufe bei Ihnen vorliegt, kann nur Ihr Arzt mit Sicherheit feststellen. Wie diese Feststellung vonstattengeht, ist ebenfalls Thema dieses Kapitels.

## Individuelles Osteoporose-Risiko

In diesem Kapitel lernen Sie Risikofaktoren für Osteoporose kennen. Es gibt eine Vielzahl von Risikofaktoren, die jeder für sich genommen Einfluss darauf haben können, ob die Wahrscheinlichkeit, an Osteoporose zu erkranken, bei Ihnen erhöht ist und wenn ja in welchem Maße. Dabei haben die verschiedenen Risikofaktoren eine unterschiedliche Wertigkeit, die bei einer Einschätzung ebenfalls zu berücksichtigen ist.

## Risikofaktoren bei Osteoporose

Jede Person hat ein individuell höheres oder niedrigeres Risiko, an einer Osteoporose zu erkranken. Um dieses individuelle Osteoporose-Risiko bestimmen zu können, ist es zunächst erforderlich, die Faktoren zu kennen und zu bewerten, die für die Beurteilung dieser Frage eine Rolle spielen.

Die wesentlichen Risikofaktoren bei Osteoporose möchte ich im Folgenden näher betrachten, aber an dieser Stelle schon einmal wie folgt unterteilen:

✔ Familiäre beziehungsweise genetische Voraussetzungen

✔ Lebensstil

✔ Medikamenteneinnahme

✔ Krankengeschichte

## Familiäre und genetische Faktoren

Die Gene spielen als Risikofaktor für Osteoporose eine wesentliche Rolle. Die Knochendichte und die Ausprägung eines Verlustes von Knochensubstanz im Alter kann je nach familiärer Vorbelastung unterschiedlich ausgeprägt sein.

Waren bereits die Mutter oder der Vater von einem Oberschenkelhalsbruch betroffen, ist die Wahrscheinlichkeit für die Entwicklung einer Osteoporose erhöht.

## Lebensstil

Auch die Frage des Lebensstils ist wesentlich für die Beurteilung des individuellen Osteoporose-Risikos.

Wir werden in diesem Buch noch genauer darauf eingehen, was dabei konkret eine Rolle spielt. An dieser Stelle sei bereits darauf hingewiesen, dass eine einseitige und fettreiche Ernährung und wenig Bewegung das Risiko, an Osteoporose zu erkranken, erhöhen. Nicht umsonst gelten Ernährung und Bewegung umgekehrt als basistherapeutische Maßnahmen zur Verhinderung einer Erkrankung.

Auch das Körpergewicht ist zu beachten. Untergewicht ist ein relevanter Risikofaktor für Osteoporose. Man nimmt an, dass ab einem BMI unter 19 das Risiko, eine Osteoporose zu entwickeln, erhöht ist.

Ein Body-Mass-Index (BMI) von unter 19 gilt als Risikofaktor für Osteoporose.

Ihren persönlichen BMI errechnen Sie wie folgt: Körpergewicht in Kilogramm geteilt durch Körpergröße in Meter zum Quadrat.

Beispiel:

Eine Frau ist 1,65 m groß und wiegt 50 kg.

Die Rechnung lautet:

$50 : 1,65 \times 1,65 = 50 : 2,7225 = $ BMI 18,37

## Medikamenteneinnahme

Verschiedene Medikamente haben negativen Einfluss auf die Knochenfestigkeit und begünstigen damit die Entstehung einer Osteoporose. Da das Thema »Medikamente, die dem Knochen schaden« sehr wesentlich ist und Medikamente, die man gegen andere Erkrankungen einnimmt, zu einer sekundären Osteoporose führen können, gibt es dazu ein eigenes Kapitel (Kapitel 8).

## Krankengeschichte

Letztlich ist auch die Frage der persönlichen Krankheitsgeschichte zur Abschätzung des individuellen Osteoporose-Risikos von Bedeutung.

Dabei geht es nicht in erster Linie um die Frage, ob und welche Medikamente Sie einnehmen, sondern darum, ob Sie in der Vergangenheit bereits Frakturen erlitten haben. Besonders Wirbelkörperfrakturen und insbesondere solche, die nicht auf ein Unfallereignis zurückzuführen sind, sind als Risikofaktor von Bedeutung. Gleiches gilt, wenn bei Ihnen ein deutlicher Rückgang der Körpergröße zu verzeichnen ist oder wenn Ihre Mobilität derart eingeschränkt ist, dass Sie nur noch weniger als 100 Meter am Stück laufen können.

Risikofaktoren für die Erkrankung Osteoporose unterscheidet man grundsätzlich nach

✔ nicht beeinflussbaren Faktoren und

✔ beeinflussbaren Faktoren.

Nicht beeinflussbare Faktoren sind Lebensalter, Geschlecht und familiäre Veranlagung.

Beeinflussbare Faktoren sind Bewegungsmangel, Ernährungsweise, Medikamenteneinnahme, Untergewicht.

# Habe ich eine Osteoporose?

Nachdem wir nun einiges über die Risikofaktoren bei Osteoporose gelernt haben, möchten Sie sicher wissen, ob Sie persönlich ein erhöhtes Risiko haben, an Osteoporose zu erkranken.

Um diese Frage zu beantworten, sind in den letzten Jahren verschiedene Tools, Fragebogen und Risikorechner entwickeln worden, die Ihnen zumindest einen einigermaßen konkreten Anhalt geben können.

Endgültige Gewissheit erlangen Sie jedoch erst mit einer formalen diagnostischen Abklärung, die nur Ihr Arzt durchführen kann (mehr dazu in Kapitel 6, das sich ausführlicher mit der Diagnostik der Osteoporose auseinandersetzt).

Dennoch möchte ich Ihnen im Folgenden gerne einen Musterfragebogen an die Hand geben, mit dem Sie zumindest ein Gefühl dafür bekommen, wie es um Ihr persönliches Osteoporose-Risiko bestellt ist, siehe Abbildung 2.1.

## Osteoporose-Risiko-Fragebogen

Wie hoch ist Ihr Osteoporose-Risiko?
Beantworten Sie bitte die folgenden Fragen. Müssen Sie mehr als fünf Kästchen ankreuzen, besteht ein erhöhtes Risiko an Osteoporose zu erkranken. Zur Abklärung sollten Sie einen Arzt aufsuchen, um eventuell eine DXA-Messung vornehmen zu lassen.

| | |
|---|---|
| Abnahme der Körpergröße um mehr als 7 cm | ☐ |
| Eingeschränkte Gehfähigkeit (unter 100 m ohne Pause) | ☐ |
| Nikotinkonsum | ☐ |
| Familiäre Vorbelastung: Eltern Osteoporose | ☐ |
| Untergewicht | ☐ |
| Mehr als ein Sturz in den letzten zwölf Monaten | ☐ |
| Bruch von Arm, Fuß, Bein, Rippen oder Becken nach dem 50. Lebensjahr | ☐ |
| Wirbelkörperbruch ohne Unfall | ☐ |
| **Betrifft Frauen** | |
| Sind Sie älter als 60 Jahre? | ☐ |
| Begann die Menopause vor dem 45. Lebensjahr? | ☐ |
| Antihormonbehandlung mit Aromatasehemmern | ☐ |
| **Betrifft Männer** | |
| Sind Sie älter als 70 Jahre? | ☐ |
| Niedriger Testosteron-Spiegel | ☐ |
| Antihormonbehandlung nach Prostatakarzinom | ☐ |
| **Leiden Sie an folgenden Krankheiten?** | |
| Diabetes mellitus Typ 1 | ☐ |
| Epilepsie (Krampfanfälle) oder Parkinson | ☐ |
| Mehrjährige schwere Asthmaerkrankung | ☐ |
| Chronische Polyarthritis oder Bechterew-Erkrankung | ☐ |
| Entzündliche Darmerkrankung (Colitis ulcerosa, Morbus Crohn) | ☐ |
| Überfunktion der Schilddrüse (unbehandelt) | ☐ |
| Überfunktion der Nebenschilddrüsen | ☐ |
| Überfunktion der Nebenniere | ☐ |
| Wachstumshormon-Mangel | ☐ |
| Schwere Herzschwäche | ☐ |
| **Medikamente** | |
| Kortison-Langzeittherapie (länger als ½ Jahr) | ☐ |
| Antidepressiva / Antiepileptika | ☐ |
| Tumortherapie | ☐ |
| Blutverdünner | ☐ |
| Transplantationstherapie | ☐ |

**Abbildung 2.1:** Osteoporose-Risiko-Fragebogen

Füllen Sie diesen Fragebogen aus und wenn Sie mindestens fünf Fragen mit »Ja« beantwortet haben, würde ich Ihnen empfehlen, Ihren Arzt aufzusuchen und ihn darum zu bitten, eine entsprechende Abklärung vorzunehmen.

 Eine wissenschaftlich fundierte Möglichkeit, Ihr persönliches Osteoporose-Frakturrisiko zu bestimmen, ist der Risikorechner des Berufsverbandes für Orthopädie und Unfallchirurgie (Abbildung 2.2).

Nähere Informationen zu diesem Tool finden Sie unter folgendem Link:

`https://www.bvou.net/osteoporose-risikowissen-jetzt-auch-via-web-app/`

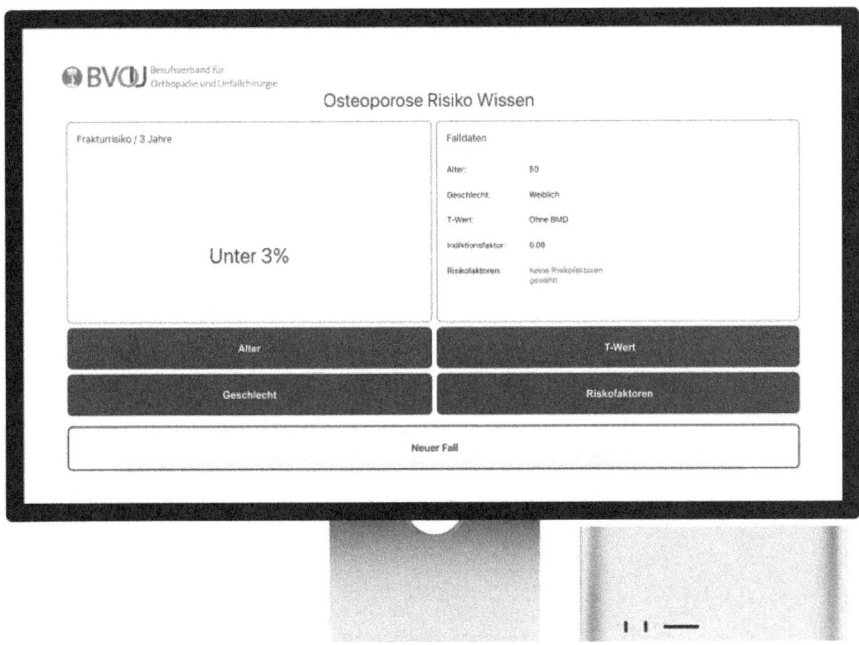

**Abbildung 2.2:** Risikorechner Online-Tool

Außerdem gibt es die Anwendung auch als App für mobile Endgeräte.

Bitte suchen Sie im App Store von Apple oder Android nach der Osteoporose-App des Berufsverbandes für Orthopädie und Unfallchirurgie (BVOU).

**Teil II**
# Wie Sie einer Osteoporose vorbeugen

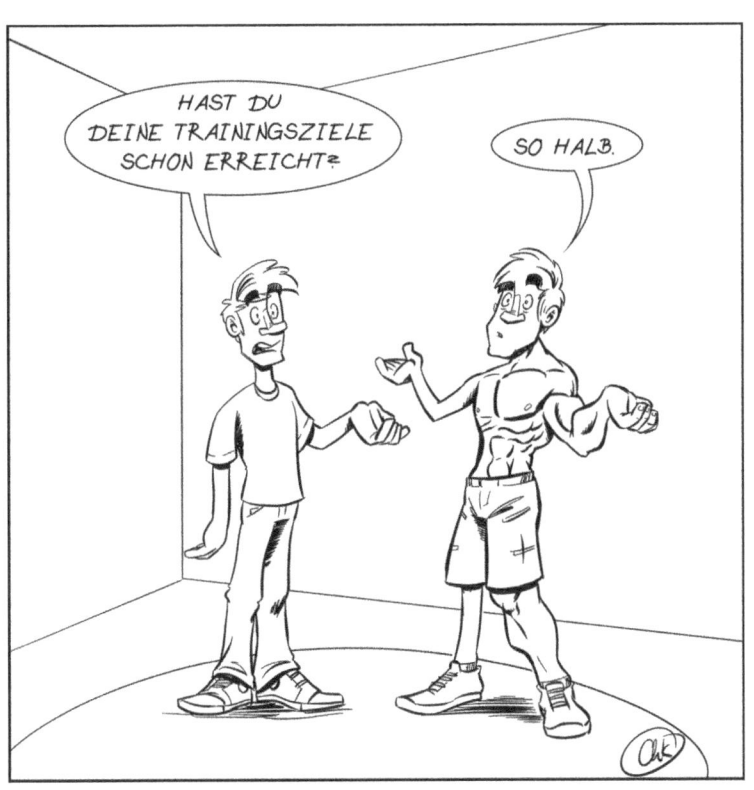

**IN DIESEM TEIL ...**

✔ Wie wir den stetigen Knochenaufbau fördern und dem Knochenabbau entgegentreten können

✔ Warum die Ernährung bei Osteoporose eine große Rolle spielt

✔ Wie sich regelmäßige Bewegung auf den Knochenaufbau auswirkt

✔ Praktische Übungen zur Stärkung des Knochens für zu Hause

> **IN DIESEM KAPITEL**
>
> Auswirkungen der Ernährung auf den Knochen
>
> Warum Sie sich schon in jungen Jahren knochenfreundlich ernähren sollten
>
> Welche Rolle Kalzium und Vitamin D für eine knochengesunde Ernährung spielen
>
> Mit welchen Lebensmitteln Sie einen Kalzium- und Vitamin-D-reichen Speiseplan zusammenstellen können
>
> Welche Tipps die Deutsche Gesellschaft für Ernährung gibt

# Kapitel 3
# Osteoporose und Ernährung

Ernährung gehört neben der Bewegung zu den basistherapeutischen Maßnahmen und soll deshalb in diesem Kapitel an erster Stelle stehen. Dies vor allem auch deshalb, weil Sie mit gesunder Ernährung leicht selbst etwas für sich tun können, ohne andere therapeutische Mittel einzusetzen.

 Das Risiko einer Osteoporose im Alter lässt sich vermindern durch die Bildung der größtmöglichen Knochenmasse in der Jugend. Liegt eine Osteoporose vor, kann durch eine »knochenfreundliche« Ernährung der Knochenumbauprozess gefördert und die Gefahr eines weiteren Abbaus der Knochenmasse vermindert werden.

Daher gilt für die Ernährung:

✔ Adäquate Energie- und Proteinzufuhr; Untergewicht vermeiden; Reduktionsdiäten nur, wenn diese medizinisch notwendig sind

✔ Im Sommerhalbjahr (Mitte April bis Mitte Oktober) zwischen 11 Uhr und 15 Uhr täglich 20 bis 30 Minuten im Freien aufhalten, damit ausreichende Mengen an Vitamin D in der Haut gebildet werden können; gegebenenfalls Einnahme von Vitamin-D-Supplementen

- ✔ Lebenslange adäquate Kalziumzufuhr, das heißt in Höhe von 1200 mg täglich bei Jugendlichen und 1000 mg täglich bei Erwachsenen

- ✔ Vollwertig essen und trinken im Sinne der zehn Regeln der Deutschen Gesellschaft für Ernährung

- ✔ Kochsalz und Alkohol nur in Maßen, Rauchen meiden

Im Folgenden erfahren Sie mehr über die zentralen Elemente einer knochengesunden Ernährung.

# Kalzium

Der Kalziumgehalt beträgt beim Menschen etwa zwei Prozent des Körpergewichts. Dies entspricht rund ein bis anderthalb Kilogramm. Hiervon entfallen rund 99 Prozent auf das Skelett. Der Rest von ein Prozent verteilt sich zu etwa gleichen Teilen auf die Zähne und das Weichteilgewebe.

Kalzium ist im Körper zum einen für die Knochenfestigkeit verantwortlich. Zum anderen dient es der Aufrechterhaltung der Nerven- und Muskelerregbarkeit sowie der Zellregulation. Hierzu ist ein stabiler Blut-Kalzium-Spiegel Voraussetzung.

Da die Reizleitung von Nerven und Muskeln sowie die Zellregulation für den Organismus lebenswichtig sind, greift der Körper bei absinkendem Blut-Kalzium-Spiegel auf das Kalzium in den Knochen zurück. Um den Zugriff auf das Kalzium in den Knochen zu vermeiden, ist eine regelmäßige und ausreichende Zufuhr von Kalzium mit der Nahrung wichtig.

Der Kalziumgehalt im Blut wird durch spezielle Hormone genau reguliert:

- ✔ Parathormon fördert den Knochenabbau und setzt so Kalzium aus den Knochen frei, damit der Blut-Kalzium-Spiegel stabil bleibt.

- ✔ Vitamin D wird in der Leber und den Nieren in seine aktive Form umgewandelt. Vitamin D steigert die Kalziumaufnahme aus dem Darm und senkt die Kalziumausscheidung mit dem Urin. Es sorgt dadurch wie das Parathormon für eine Erhöhung des Kalziumhaushaltes im Blut.

- ✔ Calcitonin ist der Gegenspieler des Parathormons. Es wird ausgeschüttet, wenn der Kalziumgehalt im Blut zu hoch ist. Calcitonin hemmt den Knochenabbau durch die knochenabbauenden Zellen, die sogenannten Osteoklasten, und damit die Kalziumzufuhr aus dem Knochen in das Blut. Calcitonin sorgt gleichzeitig auch dafür, dass der Kalziumüberschuss im Blut über die Nieren ausgeschieden wird.

Abbildung 3.1 zeigt Ihnen kalziumreiche Lebensmittel.

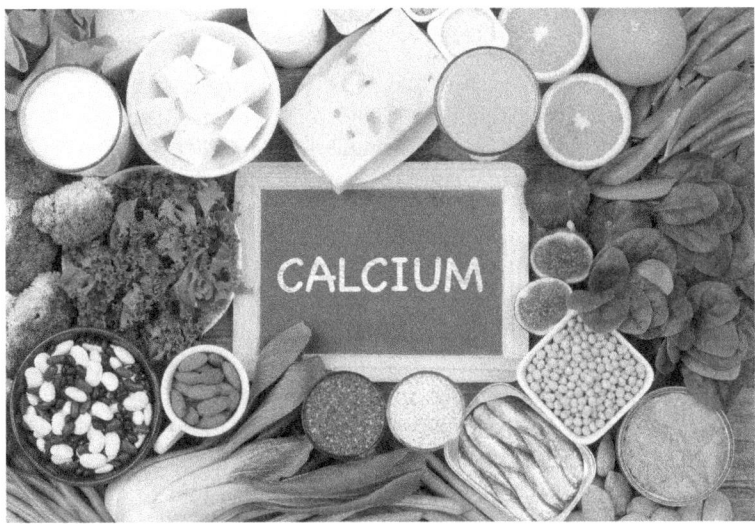

**Abbildung 3.1:** Kalziumreiche Lebensmittel sind besonders wichtig. © photka - stock.adobe.com

# Kalziumaufnahme

Kalzium wird mit der Nahrung zugeführt und über den Dünndarm in den Körper aufgenommen. Vielfältige Faktoren fördern oder hemmen die Kalziumaufnahme aus dem Darm ins Blut. Das aufgenommene Kalzium wird nie hundertprozentig ins Blut überführt, sondern nur circa 30 Prozent der zugeführten Menge werden aufgenommen. Der Rest wird mit dem Stuhl ausgeschieden.

Die meisten Nahrungsmittel enthalten nur relativ geringe Mengen an Kalzium. Den Hauptbeitrag leisten Milch und Milchprodukte wie Käse und Joghurt. Einzelne Gemüsesorten wie Broccoli, Grünkohl und Soja sowie Nüsse enthalten ebenfalls nennenswerte Mengen an Kalzium. Eine weitere gute Kalziumquelle sind manche Mineralwässer mit mehr als 150 Milligramm/Liter Kalzium. Nach der Aufnahme ins Blut wird das Kalzium zum Bedarfsort, zum Beispiel zu den Knochen, transportiert. Liegt die Kalziumzufuhr über dem Kalziumbedarf, wird der Überschuss über die Nieren nach und nach ausgeschieden.

 Empfehlung für die tägliche Kalziumzufuhr (laut Deutscher Gesellschaft für Ernährung):

✔ Kinder: Je nach Altersgruppe 600 bis 1100 Milligramm

✔ Jugendliche: 1200 Milligramm

✔ Jüngere Erwachsene: 1000 Milligramm

✔ Schwangere/Stillende: 1000 Milligramm

✔ Ältere Menschen: 1000 Milligramm

✔ Osteoporose-Patienten: 1000 Milligramm

## Kalziummangel

Eine langfristig zu geringe Kalziumaufnahme führt zu einer Erhöhung der Parathormon-Freisetzung und damit zu erhöhtem Knochenabbau. Zugleich fehlt dem Körper ein essenziell wichtiger Knochenbaustoff, ohne den kein Knochenaufbau möglich ist. Dies führt neben anderen Einflussfaktoren zur Entstehung einer Osteoporose.

Um den täglichen Kalziumbedarf zu decken, sind bei entsprechender Lebensmittelauswahl Kalziumsupplemente überflüssig. Täglich vier Portionen eines der nachfolgend genannten kalziumreichen Lebensmittel (ein Glas Milch, ein Joghurt, eine Scheibe Schnitt- oder Hartkäse, ein Liter kalziumreiches Mineralwasser, eine Portion kalziumreiches Gemüse wie Grünkohl oder Broccoli) reichen aus, um zusammen mit dem in anderen Lebensmitteln vorhandenen Kalzium die Zufuhrempfehlung in Höhe von 1000 Milligramm täglich zu erreichen. Speziell bei Personen über 65 Jahre ist die Kalziumaufnahme häufig unzureichend. Falsche Lebensmittelauswahl sowie eine in Teilen geringere Nahrungsaufnahme sind hier als wesentliche Ursachen der unzureichenden Versorgung zu nennen. In diesem Fall kann die Nahrungsergänzung mit einem moderat dosierten Kalziumsupplement (500 Milligramm) sinnvoll sein. Generell sollten Kalziumsupplemente jedoch nur bei nachgewiesenermaßen unzureichender Nahrungskalziumzufuhr, ohne dass Aussicht auf eine Ernährungsumstellung besteht, eingenommen werden.

## Kann Kalzium überdosiert werden?

Normalerweise ist es ausgeschlossen, allein über die Nahrung zu viel Kalzium aufnehmen. Anders sieht es aus, wenn Sie Nahrungsergänzungsmittel in Form von Kalziumtabletten nutzen. Dann sollten Sie beachten, dass die Europäische Behörde für Lebensmittelsicherheit einen Grenzwert von 2500 Milligramm am Tag festgelegt hat.

Sofern Sie über einen längeren Zeitraum diesen Grenzwert deutlich überschreiten, führt dies zu einem erhöhten Kalziumspiegel im Blut. Mögliche Folgen können Harnstein und eine Beeinträchtigung der Nierenfunktion sein.

Außerdem kann ein erhöhtes Risiko für Herzkrankheiten und Prostatakrebs nicht gänzlich ausgeschlossen werden.

 Nehmen Sie grundsätzlich Nahrungsergänzungsmittel niemals auf Verdacht, sondern besprechen jeden Einzelfall mit Ihrem Arzt.

## Kalzium richtig verwenden

Um das über die Ernährung aufgenommene Kalzium im Körper bestmöglich zu verwerten, sind drei Aspekte von besonderer Bedeutung:

Die Kalziumaufnahme wird verbessert, wenn Sie zu den Mahlzeiten auch Vitamin C zu sich nehmen. Vitamin C finden Sie vor allem in Fruchtsäften, Obst und Rohkost.

Haben Sie immer auch die Versorgung mit Vitamin D im Auge, denn Kalzium kann nur dann seine Aufgabe erfüllen, wenn kein Vitamin-D-Mangel besteht. Vitamin D sorgt dafür, dass Kalzium aus dem Magen-Darm-Trakt in das Blut aufgenommen wird. Außerdem reguliert Vitamin D den Kalziumstoffwechsel und sorgt dafür, dass Kalzium in den Knochen eingebaut wird.

Nehmen Sie Kalzium über den Tag verteilt auf. Die Zufuhr von größeren Mengen auf einmal kann der Körper nicht optimal verarbeiten. In Tabelle 3.1 bis Tabelle 3.10 finden Sie Übersichten über den Kalziumgehalt täglicher Lebensmittel.

| Lebensmittel | Portion | Kalziumgehalt in mg |
|---|---|---|
| Milch (entrahmt) | 200 ml | 244 |
| Vollmilch | 200 ml | 236 |
| Buttermilch | 200 ml | 218 |
| Milchshake | 200 ml | 360 |
| Schafsmilch | 200 ml | 380 |
| Kokosmilch | 200 ml | 54 |
| Sojagetränk | 200 ml | 26 |
| Sojagetränk (mit Kalzium versetzt) | 200 ml | 240 |
| Reismilch | 200 ml | 22 |
| Hafermilch | 200 ml | 16 |
| Mandelmilch | 200 ml | 90 |

**Tabelle 3.1:** Milch und Milchgetränke

| Lebensmittel | Portion | Kalziumgehalt in mg |
|---|---|---|
| Joghurt (mit Fruchtstücken) | 150 g | 197 |
| Joghurt (mit Fruchtstücken) | 150 g | 169 |
| Joghurt (Natur) | 150 g | 207 |

**Tabelle 3.2:** Joghurt

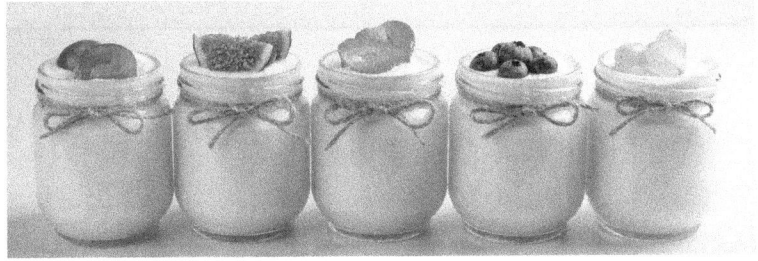

**Abbildung 3.2:** Joghurt – kalziumreiches und gesundes Lebensmittel © missmimimina – stock.adobe.com

| Lebensmittel | Portion | Kalziumgehalt in mg |
|---|---|---|
| Parmesan | 100 g | 1178 |
| Bergkäse, 45 % Fett | 100 g | 1100 |
| Emmentaler, 45 % Fett | 100 g | 1029 |
| Tilsiter, 45 % Fett | 100 g | 843 |
| Edamer, 30 % Fett | 100 g | 800 |
| Gouda, 45 % Fett | 100 g | 800 |
| Leerdamer, 45 % Fett | 100 g | 750 |
| Mozzarella | 100 g | 731 |
| Edamer, 45 % Fett | 100 g | 678 |
| Camembert, 30 % Fett | 100 g | 600 |
| Brie, 50 % Fett | 100 g | 400 |
| Körniger Frischkäse | 100 g | 100 |
| Magerquark | 100 g | 92 |
| Speisequark | 100 g | 85 |
| Butter | 100 g | 241 |

**Tabelle 3.3:** Käse

| Lebensmittel | Portion | Kalziumgehalt in mg |
|---|---|---|
| Schlagsahne | 30 ml | 21 |
| Pudding (mit Milch, Vanille) | 120 g | 111 |
| Eiscreme (Vanille) | 100 g | 124 |
| Reispudding | 200 g | 210 |
| Pfannkuchen | 80 g | 62 |
| Käsekuchen | 200 g | 130 |
| Waffeln | 80 g | 47 |

**Tabelle 3.4:** Sahne und Desserts

| Lebensmittel | Portion | Kalziumgehalt in mg |
|---|---|---|
| Ei | 50 g | 27 |
| Rotes Fleisch | 120 g | 7 |
| Huhn, Hähnchen | 120 g | 17 |
| Fisch (zum Beispiel Kabeljau, Forelle, Hering) | 120 g | 20 |
| Thunfisch, in Dosen | 120 g | 34 |
| Ölsardinien, in Dosen | 60 g | 240 |
| Räucherlachs | 60 g | 9 |
| Garnelen | 150 g | 4 |

**Tabelle 3.5:** Fleisch, Fisch und Eier

| Lebensmittel | Portion | Kalziumgehalt in mg |
|---|---|---|
| Linsen, roh | 80 g | 40 |
| Linsen, gekocht | 200 g | 40 |
| Kichererbsen, roh | 80 g | 99 |
| Kichererbsen, gekocht | 200 g | 99 |
| Weiße Bohnen, roh | 80 g | 132 |
| Weiße Bohnen, gekocht | 200 g | 132 |
| Rote Bohnen, roh | 80 g | 93 |
| Rote Bohnen, gekocht | 200 g | 93 |
| Grüne Bohnen, gekocht | 900 g | 50 |

**Tabelle 3.6:** Bohnen und Linsen

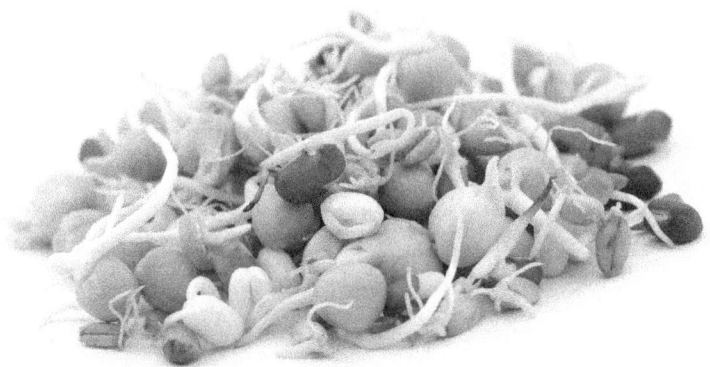

**Abbildung 3.3:** Hülsenfrüchte und Sprossen für eine knochengesunde Ernährung © photocrew – stock.adobe.com

| Lebensmittel | Portion | Kalziumgehalt in mg |
|---|---|---|
| Nudeln, gekocht | 180 g | 26 |
| Reis, gekocht | 180 g | 4 |
| Kartoffeln, gekocht | 240 g | 14 |
| Weißbrot (Scheibe) | 40 g | 6 |
| Vollkornbrot (Scheibe) | 40 g | 12 |
| Müsli (Getreide) | 50 g | 21 |

**Tabelle 3.7:** Stärkehaltige Speisen

| Lebensmittel | Portion | Kalziumgehalt in mg |
|---|---|---|
| Orange | 150 g | 16 |
| Banane | 150 g | 12 |
| Aprikosen (3 Stück) | 120 g | 19 |

| Lebensmittel | Portion | Kalziumgehalt in mg |
|---|---|---|
| Johannisbeeren | 120 g | 72 |
| Brombeeren | 120 g | 53 |
| Himbeeren | 120 g | 48 |
| Kiwi | 120 g | 48 |
| Feigen, getrocknet | 60 g | 96 |
| Rhabarber | 120 g | 90 |
| Kresse | 120 g | 188 |
| Rosinen | 40 g | 31 |
| Apfel | 120 g | 6 |

**Tabelle 3.8:** Früchte

| Lebensmittel | Portion | Kalziumgehalt in mg |
|---|---|---|
| Mohn, gemahlen | 100 g | 1460 |
| Sesam | 100 g | 780 |
| Mandeln | 100 g | 252 |
| Haselnuss | 100 g | 225 |
| Paranuss | 100 g | 130 |
| Pistazienkerne | 100 g | 130 |
| Sonnenblumenkerne | 100 g | 98 |

**Tabelle 3.9:** Samen und Nüsse

 Ein sehr einfaches Mittel zur Deckung des täglichen Kalziumbedarfs ist auch die Verwendung kalziumreicher Mineralwässer.

Entsprechend den Herstellerangaben über den Kalziumgehalt können folgende Mineralwässer empfohlen werden:

| Mineralwasser | Menge | Kalziumgehalt in mg |
|---|---|---|
| Steinsieker Classic | 1 l | 630 |
| St. Margareten Heilwasser | 1 l | 628 |
| Ensinger Schiller Quelle | 1 l | 573 |
| Römerbrunnen | 1 l | 547 |
| Alwa Classic | 1 l | 485 |
| Carolinen Quelle | 1 l | 421 |
| Gerolsteiner Mineralwasser | 1 l | 382 |

**Tabelle 3.10:** Kalziumreiche Mineralwasser

# Vitamin D

Neben der regelmäßigen Aufnahme der empfohlenen Menge Kalzium ist auch ein ausreichender Vitamin-D-Spiegel für die Knochengesundheit von großer Bedeutung, da nur durch eine optimale Versorgung mit beiden die größtmögliche knochenaufbauende Wirkung erzielt werden kann.

## Die Bedeutung von Vitamin D für die Knochengesundheit

Eine der wesentlichen Funktionen von Vitamin D im Körper ist die Verbesserung der Kalziumaufnahme aus der Nahrung in den Körper: Vitamin D ist notwendig, damit das zugeführte Kalzium im Darm optimal aufgenommen wird. Weiterhin sorgt Vitamin D dafür, dass das aufgenommene Kalzium im Körper verbleibt und nicht wieder rasch über die Nieren ausgeschieden wird. Darüber hinaus ist Vitamin D wichtig für den Einbau von Kalzium in den Knochen (Härtung der Knochen) sowie für die Erhaltung der Muskelkraft und die Steuerung der Muskeltätigkeit. Vitamin D ist außerdem wichtig für den Aufbau von Muskelmasse. Es verbessert auch das Zusammenspiel von Nerv und Muskel, verbessert die Koordinationsfähigkeit und verringert so insgesamt das Sturzrisiko.

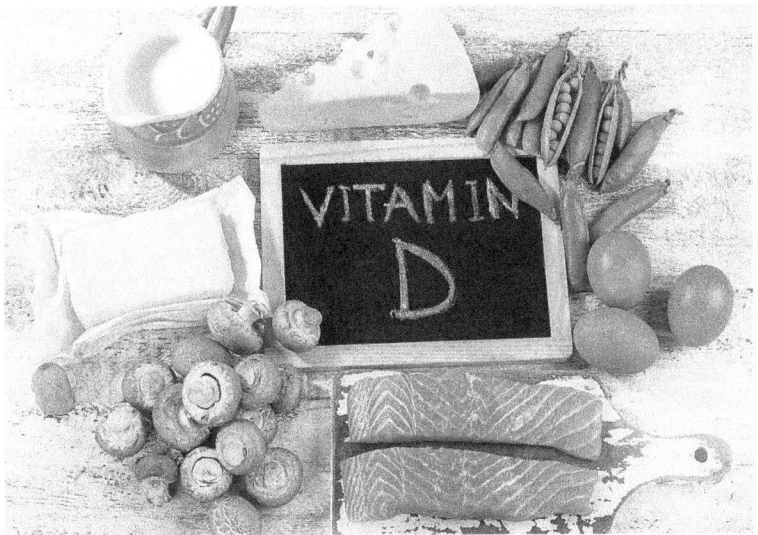

**Abbildung 3.4:** Vitamin-D-reiche Nahrungsmittel © bit24 – stock.adobe.com

## Sich ausreichend mit Vitamin D versorgen

Vitamin D wird durch Sonnenlicht (UVB-Strahlung) in der Haut gebildet, kann aber in begrenzten Mengen auch mit der Nahrung zugeführt werden. Lediglich einige Fischarten (insbesondere Hering, Lachs, Aal) enthalten nennenswerte Mengen an Vitamin D. Milch enthält Vitamin D nur in Spuren. Die wichtigste Quelle für Vitamin D ist deshalb vor allem dessen Bildung in unserer Haut, die aber nur unter der Einwirkung der UVB-Strahlung der Sonne erfolgt. Für die maximal mögliche Vitamin-D-Bildung reichen im Sommer während der Mittagszeit bei hellhäutigen Personen bereits zehn Minuten aus. Da die UVB-Strahlung vom Sonnenstand abhängt, ist diese Zeit im Frühjahr und Herbst zu verdoppeln. In den Morgenstunden und späteren Nachmittagsstunden ist die Zeit nochmals zu verdoppeln. Da ein zu intensives Sonnenbad die Gefahr für Hautkrebs erhöht, sollten die genannten Zeiten nicht überschritten werden. Insbesondere sind Sonnenbrände zu vermeiden.

In Europa ist jedoch durch den tiefen Sonnenstand die UVB-Strahlung im Winterhalbjahr (Mitte Oktober bis März) so gering, dass eine Vitamin-D-Bildung in der Haut kaum möglich ist. Hinzukommt, dass sich in dieser Jahreszeit die wenigsten Menschen in Europa mit unbedeckter Haut im Freien aufhalten, sodass die UVB-Strahlung nicht direkt auf die Haut treffen kann. Außerdem nimmt die Fähigkeit der Haut zur Vitamin-D-Bildung mit dem Alter ab. Die maximale Vitamin-D-Bildung beträgt dann nur noch etwa ein Viertel (25 Prozent) der Vitamin-D-Bildung junger Erwachsener. Dementsprechend tritt in Deutschland häufig ein Vitamin-D-Mangel auf.

Im Winterhalbjahr hat ein großer Anteil der Frauen und Männer über 50 Jahren einen Vitamin-D-Mangel. Bei Altenheimbewohnern beträgt die Häufigkeit eines Vitamin-D-Mangels sogar zwischen 70 und 100 Prozent. Häufig weisen auch Personen mit Migrationshintergrund eine unzureichende Vitamin-D-Versorgung auf. Die Bestimmung von 25-Hydroxyvitamin-D im Serum ist der beste Laborparameter zur Beurteilung des Vitamin-D-Speichers: Werte unter 50 nmol/l (dies entspricht 20 ng/ml) gelten als unzureichend und Werte unter 30 nmol/l (dies entspricht 12 ng/ml) als defizitär.

Vitamin D und Knochenbrüche: Die Auswertung einer Vielzahl an Studien hat ergeben, dass eine ausreichende Vitamin-D-Versorgung bei Personen über 65 Jahren das Risiko für Knochenbrüche im Durchschnitt um 20 Prozent vermindern kann.

## Die richtige Dosis Vitamin D bestimmen

In der Medizin wird die Dosis an Vitamin D üblicherweise in internationalen Einheiten (IE) angegeben. In der Ernährung wird der Gehalt an Vitamin D in Mikrogramm ausgedrückt. Hierbei entsprechen 40 IE Vitamin D einem Mikrogramm. Personen, die bei fehlender UVB-Strahlung der Sonne kein Vitamin D in der Haut bilden, empfiehlt die Deutsche Gesellschaft für Ernährung eine tägliche Vitamin-D-Zufuhr in Höhe von 20 Mikrogramm. Da in Deutschland mit der Nahrung im Durchschnitt lediglich drei bis fünf Mikrogramm Vitamin D täglich aufgenommen werden, ist die Zufuhr eines Vitamin-D-Präparates in diesem Falle notwendig. Der Dachverband Osteologie empfiehlt in seiner Leitlinie ebenfalls die tägliche Aufnahme von 20 Mikrogramm (800 IE) Vitamin D und sieht eine Zufuhr von bis zu 50 Mikrogramm (2000 IE) täglich als sinnvoll an.

Vitamin D gehört zu den fettlöslichen Vitaminen, die sich bei Überdosierung im Gegensatz zu den wasserlöslichen nicht so einfach mit dem Urin wieder ausscheiden lassen. Daher kann es bei einer Überdosierung zu einer Anreicherung im Körper (Hypervitaminose) kommen, die ebenfalls nachteilig für die Gesundheit ist.

Daher nicht: Viel hilft viel, sondern: Auf die richtige Dosis kommt es an!

# Den eigenen Vitamin-D-Spiegel einschätzen

Durch eine Blutuntersuchung lässt sich feststellen, ob eine Person ausreichend mit Vitamin D versorgt ist, um die Knochen gesund zu erhalten.

Das Robert Koch-Institut hat dazu die Grenzwerte in Tabelle 3.11 festgelegt, wobei die Messwerte in Nanogramm pro Milliliter Blut (ng) angegeben werden.

| Vitamin-D-Spiegel in ng | Interpretation RKI |
| --- | --- |
| < 12 | Mangelhafte Versorgung mit einem erhöhten Risiko für Krankheiten wie Rachitis, Osteomalazie und Osteoporose |
| 12 bis < 20 | Mangelhafte Versorgung mit einem erhöhten Risiko für Krankheiten wie Rachitis, Osteomalazie und Osteoporose |
| 20 bis < 30 | Ausreichende Versorgung in Bezug auf die Knochengesundheit |
| 30 bis < 50 | Ausreichende Versorgung in Bezug auf die Knochengesundheit ohne weiteren Nutzen für die Gesundheit |
| > 50 | Mögliche Überversorgung, die zu negativen Folgen für die Gesundheit führen kann (zum Beispiel Hyperkalzämien, die zu Nierensteinen oder Herzrhythmusstörungen führen können) |

**Tabelle 3.11:** Interpretation Vitamin-D-Spiegel

# Vitamin-D-Gehalt von ausgewählten Lebensmitteln

In der Tabelle 3.12 sehen Sie, wie viel Vitamin D unterschiedliche Lebensmittel enthalten.

| Lebensmittel | Portion | Vitamin-D-Gehalt in ng |
| --- | --- | --- |
| Lebertran | 1 Esslöffel (10 ml) | 33 |
| Hering | 150 g | 37 |
| Aal | 150 g | 30 |
| Lachs | 150 g | 24 |
| Sardinen | 150 g | 16 |
| Tunfisch | 150 g | 7 |
| Morcheln, roh | 200 g | 6 |
| Hühnerei | 1 Stück | 3 |
| Hühnereigelb | 1 Stück | 1,1 |
| Emmentaler Käse | 1 Scheibe (30 g) | 0,3 |
| Milch (1,5 % Fett) | 200-ml-Glas | 0,06 |
| Naturjoghurt (1,5 % Fett) | 250-g-Becher | 0,07 |
| Butter | 1 Esslöffel (10 g) | 0,1 |
| Margarine | 1 Esslöffel (10 g) | 0,2 |

**Tabelle 3.12:** Vitamin-D-Gehalt verschiedener Lebensmittel

# Phosphat

Phosphor beziehungsweise Phosphat ist ebenfalls ein wichtiger Knochenbaustoff und bildet zusammen mit Kalzium die anorganische Grundsubstanz, die dem Knochen seine Festigkeit gibt. Häufig wird jedoch darauf hingewiesen, dass die Phosphoraufnahme bei der Ernährung insbesondere in der westlichen Welt zu hoch ist und ein Kalzium-/Phosphor-Verhältnis in der Nahrung von 1:1 anzustreben ist. Insbesondere sollten Fleisch, Wurstwaren und Cola bei einer »knochenfreundlichen Ernährung« gemieden werden. Übersehen wird hierbei jedoch, dass hohe Mengen an Phosphor insbesondere auch in Getreideprodukten, Hülsenfrüchten, Nüssen, Fisch und Milchprodukten vorkommen, das heißt Lebensmitteln, die im Rahmen einer vollwertigen Ernährung als sehr empfehlenswert einzustufen sind.

Belastbare Daten, dass eine hohe Phosphoraufnahme das Osteoporose-Risiko erhöht, liegen nicht vor. Die Notwendigkeit zur Einhaltung eines bestimmten Kalzium-/Phosphor-Verhältnisses besteht nach heutigen Erkenntnissen ebenfalls nicht. Es sollte aber darauf geachtet werden, dass Lebensmittel, die kalziumreich (und phosphorreich) sind (zum Beispiel Milch), nicht durch phosphorhaltige Getränke, die gleichzeitig kalziumarm sind (zum Beispiel Cola), verdrängt werden.

Die Ambivalenz der Aufnahme von Phosphat erkennt man auch, wenn man verschiedene Lebensmittel benennt, die geeignet sind, den täglichen Phosphatbedarf zu decken.

Nach den Festlegungen der Deutschen Gesellschaft für Ernährung kann der Tagesbedarf von 700 Milligramm Phosphor sowohl durch 110 Gramm Sonnenblumenkerne, 770 Milliliter Milch, 280 Gramm Lachs oder 70 Gramm Weizenkeime als auch durch ein Liter Cola, zwei Liter Bier oder 250 Gramm Schokolade gedeckt werden.

> Kalzium und Phosphor werden deswegen immer zusammen genannt, weil sie beim Stoffwechsel aufeinander bezogene Reaktionen hervorrufen.
>
> Eine erhöhte Kalziumaufnahme entzieht dem Körper Phosphor; andererseits hindert zu viel Phosphor den Körper an der Kalziumaufnahme. Phosphat ist der klassische Kalziumräuber und kommt praktisch in allen Lebensmitteln vor. Bei einer höheren Aufnahme an Phosphat wird einerseits Kalzium vermehrt aus dem Knochen abgebaut und andererseits die Aufnahme aus dem Darm reduziert.

# Magnesium

Magnesium unterstützt die Muskel- und Nervenfunktionen und ist wichtig für die Herz-Kreislauf-Funktion. Weiterhin hat Magnesium im Zusammenspiel mit Kalzium und Vitamin D positiven Einfluss auf den Knochenaufbau.

Es wurde belegt, dass ein hoher Magnesiumspiegel im Blut die Kalziumverbindungen stabilisiert und so zu einer Minderung des Frakturrisikos beiträgt.

> Eine ausreichende Magnesiumaufnahme stellt einen Schutz vor osteoporotisch bedingten Frakturen dar. Dabei kann die ausreichende Magnesiumaufnahme auch mit Nahrungsergänzungsmitteln herbeigeführt werden.

Der menschliche Körper ist nicht in der Lage, Magnesium selber zu produzieren, sodass es über die Nahrung oder entsprechende Supplemente zugeführt werden sollte. Dabei ist der Knochen ein Speicher von Magnesium; 60 Prozent des im menschlichen Körper befindlichen Magnesiums ist in den Knochen eingelagert.

Die Deutsche Gesellschaft für Ernährung empfiehlt täglich 300 Milligramm Magnesium für Frauen und 350 Milligramm Magnesium für Männer.

Die empfohlene Tagesdosis von 300 bis 350 Milligramm Magnesium für Erwachsene kann zum Beispiel durch folgende Nahrungsmittel erreicht werden:

✔ 65 Gramm Kürbiskerne

✔ 80 Gramm Sonnenblumen-/Cashewkerne

✔ 200 Gramm Haselnüsse

✔ 200 Gramm Vollkornbrot (circa vier Scheiben)

✔ 250 Gramm Haferflocken

Geeignete Lebensmittel für eine ausreichende Zufuhr an Magnesium sind:

✔ Samen und Nüsse

✔ Milch und Milchprodukte

✔ Vollkornprodukte

✔ Leber und Geflügel

✔ Kartoffeln

✔ Obst und Gemüse (insbesondere grüne Gemüse und Bananen)

# Omega-3-Fettsäuren

Omega-3-Fettsäuren senken das Risiko für Herz-Kreislauf-Erkrankungen, Entzündungen und neurologische Störungen. Sie unterstützen die Herz- und Gehirnfunktion, steigern die Sehkraft und haben einen positiven Einfluss auf den Cholesterinspiegel.

Zudem erhöht die Aufnahme von Omega-3-Fettsäuren im Rahmen der täglichen Ernährung die Knochendichte, insbesondere dann, wenn das Verhältnis von Omega-3-Fettsäuren zu Omega-6-Fettsäuren günstig ist.

Leider kann der Körper diese wichtigen Fettsäuren nicht selbst bilden, sodass sie regelmäßig mit der Nahrung aufgenommen werden müssen. Wichtiger Lieferant sind pflanzliche Öle, die einen hohen Anteil an Alpha-Linolensäure haben.

Leinöl weist den höchsten Anteil an Alpha-Linolensäure auf. Weitere wichtige Lieferanten sind Rapsöl, Walnussöl und Hanföl.

Wichtige Lieferanten von Omega-3-Fettsäuren sind auch fettreiche Fische (Lachs, Forelle, Makrele, Hering). In Tabelle 3.13 finden Sie eine Übersicht.

| Lebensmittel | Omega-3-Fettsäuren pro 100 g |
|---|---|
| Leinöl | 52,8 mg |
| Leinsamen | 20,2 mg |
| Chiasamen | 17,8 mg |
| Walnussöl | 12,2 mg |
| Walnüsse | 10,2 mg |
| Rapsöl | 8,5 mg |
| Thunfisch (gegart) | 4,9 mg |
| Hering (geräuchert) | 4,1 mg |
| Lachs (geräuchert) | 3,1 mg |
| Makrele (gegart) | 2,5 mg |

**Tabelle 3.13:** Die Top Ten der Omega-3-Fettsäure-Lieferanten

# Grundsätzliches für eine knochengesunde Ernährung

Im Folgenden lesen Sie, was zu einer knochengesunden Ernährung gehört.

## Eiweiß

Eiweiß (Proteine), vor allem tierischer Herkunft (zum Beispiel Fleisch, Wurst), fördert in größeren Mengen die Kalziumausscheidung über die Nieren. Dies erhöht theoretisch das Risiko, dass die Kalziumbilanz des Körpers negativ wird, insbesondere wenn die Kalziumzufuhr mit der Nahrung unzureichend ist. Insgesamt sind in westlichen Ländern die Risiken einer unzureichenden Proteinaufnahme für die Entwicklung einer Osteoporose jedoch deutlich höher als die Risiken einer überhöhten Proteinaufnahme! Dies liegt daran, dass es bei unzureichender Nahrungsaufnahme (geringe Energie- und Proteinzufuhr) zu einem Abbau von Muskel- und damit auch von Knochenmasse kommt. Der Körper greift dann nämlich nicht nur auf die Fettdepots, sondern auch auf die Muskulatur als Notreserve zur Energiegewinnung zurück. Eine geringe Muskelmasse als Folge einer geringen Nahrungsaufnahme trägt bei Magersüchtigen und untergewichtigen älteren Menschen wesentlich zum erhöhten Osteoporose-Risiko bei. Wie in den vorangegangenen Kapiteln dargestellt, sind eine adäquate Energie- und Eiweißzufuhr sowie ausreichende Mengen an Kalzium und Vitamin D wichtige Bestandteile einer knochenfreundlichen Ernährung. Nun möchten wir weitere wichtige Ernährungsregeln erläutern. Hierzu gehört die ausreichende Zufuhr von Mineralstoffen und Vitaminen, die Vermeidung von Knochenräubern und der Stellenwert eines ausgeglichenen Säure-Basen-Haushaltes durch Vermeidung säurebildender beziehungsweise durch bevorzugte Zufuhr basenbildender Nahrungsmittel.

## Weitere Mineralstoffe und Vitamine für eine knochengesunde Ernährung

Da der Knochen ein sehr lebendiges Gewebe ist, das ständigen Umbauprozessen unterliegt, ist es auch verständlich, dass für die Aufrechterhaltung der Knochengesundheit eine Vielzahl an Nährstoffen benötigt wird. Neben den bereits genannten Nährstoffen zählen hierzu auch die Mineralstoffe Magnesium und Zink sowie Vitamin B6, Vitamin C und Vitamin K. Ob sich durch eine gezielte Verbesserung der Versorgung mit den genannten Mikronährstoffen das Frakturrisiko vermindern lässt, ist allerdings nicht klar. Da die Stoffe jedoch auch andere wichtige Funktionen im Körper erfüllen, sollten sie stets in ausreichender Menge zugeführt werden. Supplemente sind hierzu nicht notwendig. Vielmehr reicht eine vollwertige Ernährung aus. Magnesium und Vitamin K kommen beispielsweise insbesondere in grünem Gemüse vor, Vitamin K zusätzlich auch in Kopfsalat und gereiftem Käse. Manche Mineralwässer sind reich an Magnesium (> 50 mg/l). Vitamin C kommt außer in Gemüse bekanntlich in einer Vielzahl von Obstsorten vor. Reich an Vitamin B6 sind Vollkornprodukte und Fleisch. Fleisch ist außerdem eine besonders gute Zinkquelle.

# Die zehn Regeln der Deutschen Gesellschaft für Ernährung

Die folgenden Regeln bieten Ihnen einen guten Anhaltspunkt, wenn Sie auf eine gesunde Ernährung achten wollen.

## Regel Nr. 1: Lebensmittelvielfalt genießen

Genießen Sie die Vielfalt der Lebensmittel. Ausgewogene Ernährung bedeutet abwechslungsreiche Auswahl, die geeignete Kombination und die angemessene Menge nährstoffreicher und energiearmer Lebensmittel. Bevorzugen Sie pflanzliche Produkte.

Kein Lebensmittel allein enthält alle Nährstoffe. Je abwechslungsreicher Sie essen, desto geringer ist das Risiko einer einseitigen Ernährung.

## Regel Nr. 2: Gemüse und Obst – »Nimm fünf am Tag...«

Genießen Sie mindestens drei Portionen Gemüse und zwei Portionen Obst am Tag, am besten frisch, nur kurz gegart, gerne auch als Ergänzung zur Hauptmahlzeit oder als Zwischenmahlzeit. Zur bunten Auswahl gehören auch Hülsenfrüchte wie Linsen, Kichererbsen und Bohnen sowie (ungesalzene) Nüsse.

Gemüse und Obst versorgen Sie reichlich mit Nährstoffen, Ballaststoffen sowie sekundären Pflanzenstoffen und tragen zur Sättigung bei. Gemüse und Obst zu essen, senkt das Risiko für Herz-Kreislauf- und andere Erkrankungen.

## Regel Nr. 3: Reichlich Getreideprodukte – Vollkorn wählen

Brot, Nudeln, Reis oder Getreideflocken, am besten in der Vollkornvariante, enthalten kaum Fett, aber reichlich Vitamine, Mineralstoffe sowie Ballaststoffe und sekundäre Pflanzenstoffe.

Lebensmittel aus Vollkorn sättigen länger und enthalten mehr Nährstoffe als Weißmehlprodukte. Ballaststoffe aus Vollkorn senken das Risiko für Diabetes mellitus Typ 2, Fettstoffwechselstörungen, Dickdarmkrebs und Herz-Kreislauf-Erkrankungen.

## Regel Nr. 4: Ernährung mit tierischen Lebensmitteln ergänzen

Essen Sie täglich Milch und Milchprodukte wie zum Beispiel Joghurt und Käse sowie Fisch ein- bis zweimal pro Woche. Fleisch sollten Sie nur in Maßen genießen, möglichst nicht mehr als 300 bis 600 Gramm pro Woche.

Milch und Milchprodukte liefern gut verfügbares Protein, Vitamin B2 und Kalzium. Seefisch versorgt Sie mit Jod und fetter Fisch mit wichtigen Omega-3-Fettsäuren. Fleisch enthält gut verfügbares Eisen sowie Selen und Zink. Fleisch und insbesondere Wurst enthalten aber auch ungünstige Inhaltsstoffe.

## Regel Nr. 5: Auf das richtige Fett kommt es an ...

Fett liefert lebensnotwenige Fettsäuren. Fetthaltige Lebensmittel enthalten auch fettlösliche Vitamine. Fett ist sehr energiereich, deshalb kann zu viel Nahrungsfett Übergewicht begünstigen. Gesättigte Fettsäuren erhöhen das Risiko für Fettstoffwechselstörungen und können in der Folge zu Herz-Kreislauf-Erkrankungen führen. Bevorzugen Sie pflanzliche Öle und Fette (zum Beispiel Raps- oder Sojaöl und daraus hergestellte Streichfette). Achten Sie auf sogenannte »unsichtbare« Fette: Oft findet man diese in verarbeiteten Lebensmitteln wie Wurst, Gebäck, Süßwaren oder Fast-Food- und Fertigprodukten.

Pflanzliche Öle haben, wie alle Fette, viele Kalorien. Sie liefern aber auch lebensnotwendige Fettsäuren und Vitamin E.

## Regel Nr. 6: Mit Zucker und Salz sparsam umgehen

Verzehren Sie möglichst wenig mit Zucker gesüßte Lebensmittel und Getränke. Sparen Sie Salz und reduzieren Sie den Anteil salzreicher Lebensmittel. Verwenden Sie Salz mit Jod und Fluorid. Nutzen Sie anstatt Salz lieber Kräuter und Gewürze.

Zuckergesüßte Lebensmittel und Getränke sind meist nährstoffarm und enthalten unnötige Kalorien. Zudem erhöht Zucker das Kariesrisiko. Zu viel Salz im Essen kann den Blutdruck erhöhen. Mehr als sechs Gramm am Tag sollten es nicht sein.

## Regel Nr. 7: Ein gesunder Körper braucht Flüssigkeit

Wasser ist lebenswichtig. Trinken Sie daher rund 1,5 Liter jeden Tag, am besten Wasser oder andere kalorienfreie Getränke wie ungesüßten Tee. Zuckergesüßte und alkoholische Getränke sind nicht empfehlenswert und sollten nur gelegentlich und in geringen Mengen getrunken werden.

Ihr Körper braucht Flüssigkeit in Form von Wasser. Zuckergesüßte Getränke liefern unnötige Kalorien und kaum wichtige Nährstoffe und können Übergewicht und Diabetes mellitus Typ 2 begünstigen. Alkoholische Getränke sind ebenfalls kalorienreich. Außerdem hat Alkohol allgemein negativen Einfluss auf Ihre Gesundheit.

## Regel Nr. 8: Speisen schonend zubereiten

Garen Sie Lebensmittel bei möglichst niedrigen Temperaturen so kurz wie möglich und nutzen Sie wenig Wasser und Fett. Vermeiden Sie beim Braten, Grillen, Backen oder Frittieren ein Anbrennen von Lebensmitteln.

Eine schonende Zubereitung erhält den natürlichen Geschmack. Nährstoffe gehen nicht verloren.

## Regel Nr. 9: Essen Sie achtsam und genießen Sie

Nehmen Sie sich bewusst Zeit für Ihre Mahlzeiten. Essen Sie langsam und nicht nebenbei.

Langsames, bewusstes Essen erhöht den Genuss und das Sättigungsempfinden.

## Regel Nr. 10: Achten Sie auf Ihr Gewicht und bleiben Sie in Bewegung

Eine gesunde, vollwertige Ernährung und körperliche Aktivität gehören zusammen. Gerade bei Osteoporose sind Bewegung und Ernährung ein wichtiger Baustein der Basistherapie. Neben regelmäßigem Sport ist auch eine aktive Gestaltung Ihres Alltags sehr wichtig; gehen Sie daher öfter zu Fuß oder nutzen das Fahrrad.

30 bis 60 Minuten angemessene körperliche Aktivität pro Tag fördert Ihre Gesundheit und hilft Ihnen dabei, Ihr Körpergewicht zu halten.

# Knochenräuber vermeiden

Es gibt Stoffe, die Ihr Osteoporose-Risiko erhöhen und die Sie daher meiden oder zumindest einschränken sollten.

## Kochsalz

Ein hoher Konsum von Koch- oder Speisesalz (Natriumchlorid) führt zu einer verstärkten Ausscheidung von Kalzium im Urin. Während jüngere Erwachsene über Anpassungsmechanismen verfügen, um die Verluste auszugleichen, sind ältere Erwachsene hierzu möglicherweise nicht mehr in der Lage und reagieren mit einem erhöhten Knochenabbau. Daher ist es sinnvoll, den Salzverbrauch einzuschränken.

## Koffein

Koffein aus Kaffee, schwarzem oder grünem Tee (hier oft irreführend als Teein bezeichnet) beziehungsweise Cola-Getränken führt zu einer erhöhten Kalziumausscheidung über die Nieren und zu einer geringeren Kalziumaufnahme im Darm. Mäßiger Kaffeegenuss (drei bis vier Tassen pro Tag) beeinflusst bei adäquater Kalziumzufuhr die Kalziumbilanz jedoch nicht negativ. Die Gewohnheit in manchen (südeuropäischen) Ländern, Kaffee mit viel Milch zu trinken, ist im Hinblick auf eine gute Kalziumversorgung als positiv anzusehen. Zu begrüßen ist auch, dass sich diese Gewohnheit in den letzten Jahren ebenfalls in Deutschland, insbesondere bei jüngeren Personen, zunehmender Beliebtheit erfreut. Generell sollten koffeinhaltige Getränke nicht anstelle von Milch oder kalziumreichen Mineralwässern getrunken werden.

## Alkohol

Moderater Alkoholkonsum (ein Glas Wein beziehungsweise 0,3 Liter Bier pro Tag) erhöht das Osteoporose-Risiko nicht. Chronisch überhöhter Alkoholkonsum erhöht dagegen das Risiko für Knochenbrüche, unter anderem durch eine verringerte Kalziumaufnahme im Darm, einen gestörten Vitamin-D-Stoffwechsel der Leber, eine direkte Schädigung der knochenaufbauenden Zellen und eine erhöhte Sturzneigung. Insbesondere Männer gelten als gefährdete Gruppe.

## Rauchen

Der Effekt des Rauchens auf den Knochen ist umstritten. Starke Raucher weisen häufig auch einen schlanken Habitus (geringe Muskelmasse!) und weitere Risikofaktoren wie eine inadäquate Ernährung auf, die das Osteoporose-Risiko verstärken können.

## Phytinsäure (Phytat)

Phytinsäure ist ein pflanzlicher Stoff, der vor allem in faserstoffreichen (ballaststoffreichen) Nahrungsmitteln wie zum Beispiel Getreide vorkommt. Die Randschichten (Kleie) von Getreidekörnern (vor allem Roggen) sind sehr phytatreich. Phytatreiche Lebensmittel sind zum Beispiel aus frischem Getreide zubereitete Müslis und Frischkornbreie. Phytinsäure behindert die Kalziumaufnahme, indem es mit Kalzium eine unauflösliche Verbindung eingeht.

Kontrollierte Studien haben jedoch ergeben, dass selbst eine hohe Zufuhr an Kleie den Knochenstoffwechsel nicht beeinträchtigt, wenn eine adäquate Kalziumzufuhr gewährleistet ist.

Durch Erhitzen, zum Beispiel beim Kochen oder Backen, wird das Phytat abgebaut, sodass es in diesem Fall erst gar nicht zu einer Behinderung der Kalziumaufnahme kommt.

## Oxalsäure

Oxalsäure behindert die Kalziumaufnahme, indem es mit Kalzium eine unlösliche Verbindung eingeht, die aus dem Darm nicht aufgenommen werden kann. Eigentlich sollten Osteoporose-Patienten daher oxalsäurehaltige Lebensmittel (zum Beispiel Kakao, Schokolade, Rhabarber, Mangold, Spinat, rote Rüben) nicht zusammen mit kalziumreicher Nahrung essen. Bei gleichzeitig geringer Kalziumzufuhr gelangt jedoch die Oxalsäure aus dem Darm ins Körperinnere und kann in der Niere bei entsprechender Veranlagung zur Bildung von Harnsteinen führen. Deshalb sollten Personen, die gleichzeitig ein erhöhtes Osteoporose- und Harnsteinrisiko aufweisen, entweder auf oxalsäurehaltige Lebensmittel ganz verzichten oder ansonsten sogar bewusst oxalsäure- und kalziumreiche Lebensmittel kombinieren, um somit die Oxalsäureaufnahme aus dem Darm zu verhindern. In diesem Fall sollte besonders darauf geachtet werden, dass die Kalziumzufuhr pro Tag insgesamt ausreichend ist.

# Stellenwert des Säure-Basen-Haushalts

Immer wieder wird die Bedeutung des Säure-Basen-Haushaltes für die Gesundheit im Allgemeinen und für die Knochengesundheit im Besonderen herausgestellt. Sowohl im Blut als auch in allen Zellen des Körpers gibt es Puffersysteme, die dazu dienen, einen ausgeglichenen Säure-Basen-Haushalt aufrechtzuerhalten. Das zentrale Organ zur Regulation des Säure-Basen-Haushalts ist die Niere. Sie ist dafür verantwortlich, dass bei Überschuss an Säurebildnern in der Nahrung (insbesondere tierisches Eiweiß aus Fleisch und Wurst) die Säuren über den Harn ausgeschieden werden, ohne dass sie den Stoffwechsel schädigen. Dies geht jedoch auch mit einer vermehrten Kalziumausscheidung im Harn einher. Bei geringer Kalziumzufuhr mit der Nahrung kann daher durch eine Kost, die reich an Säurebildnern ist, die Kalziumbilanz des Körpers negativ werden. Obst und Gemüse wirken dagegen alkalisierend und reduzieren somit auch die Kalziumverluste im Harn. Bei adäquater Kalziumzufuhr besteht allerdings auch bei westlicher Kost keine Gefahr einer negativen Kalziumbilanz.

# Phytoöstrogene (pflanzliche Hormone)

Phytoöstrogene gehören zu einer Gruppe an pflanzlichen Inhaltsstoffen, die eine gewisse strukturelle Ähnlichkeit mit den menschlichen Östrogenen aufweisen. Sojaprodukte haben besonders hohe Konzentrationen an Isoflavonen, einer Gruppe von Substanzen, die zu den Phytoöstrogenen gezählt werden. Phytoöstrogene werden als natürliche Alternative zur Hormonersatztherapie für Frauen in den Wechseljahren propagiert. Obwohl einige Kurzzeitstudien einen positiven Effekt von Phytoöstrogenen auf die Knochendichte vermuten ließen, haben Studien, die über einen Zeitraum von mehreren Jahren durchgeführt wurden, dies nicht bestätigt. Es gibt auch keine Belege dafür, dass Phytoöstrogene das Frakturrisiko reduzieren. Sie haben auch keine positiven Effekte auf klimakterische Beschwerden gezeigt, die über die Wirkung eines Scheinpräparates (Plazebo) hinausgehen.

> **Exkurs: Osteoporose und vegane Ernährung**
>
> Eine wachsende Zahl von Menschen verzichtet bei ihrer Ernährung auf Fleisch oder nimmt ausschließlich Nahrungsmittel zu sich, die ohne tierische Produkte auskommen.
>
> Dadurch kommt es zu Veränderungen des Eiweiß- und Knochenstoffwechsels.
>
> In einer großen Studie wurde eine erhöhte Zahl von Frakturen bei veganer Ernährung festgestellt. Die Risiken ergeben sich vor allem durch ein geringeres Körpergewicht und eine verminderte Kalzium- und Eiweißaufnahme.
>
> Daher werden den Menschen, die sich vegan ernähren, Krafttraining und eine Nahrungsergänzung mit Eiweiß- und Kalziumpräparaten empfohlen.
>
> Eine abschließende Bewertung dahingehend, dass vegane Ernährung das Risiko einer Osteoporose-Erkrankung grundsätzlich erhöht, sollte aktuell jedoch mit Zurückhaltung getroffen werden.

# Ratschläge für Ihre Ernährung im Alltag

Wir haben nun vieles über knochengesunde Ernährung gelernt. Daraus ergeben sich in der Zusammenfassung folgende Ratschläge für Ihre Ernährung:

- ✔ Essen Sie vielseitig und an Ihrem persönlichen Bedarf orientiert.
- ✔ Trinken Sie Milch nur in Maßen; bevorzugen Sie Milchprodukte (zum Beispiel Joghurt, Quark) und Käse.
- ✔ Vermeiden Sie Schmelzkäse.
- ✔ Nehmen Sie mehrmals am Tag Obst und viel Gemüse zu sich.
- ✔ Bauen Sie konsequent Hülsenfrüchte in Ihren Ernährungsplan ein.
- ✔ Essen Sie Kartoffeln und Getreideprodukte ausgewogen; wählen Sie wenn möglich Vollkornvarianten.
- ✔ Verzehren Sie zweimal wöchentlich fettreichen Fisch.
- ✔ Verzichten Sie weitestgehend auf Wurstwaren.
- ✔ Bei Fleisch- und Fleischwaren ist weniger mehr.
- ✔ Trinken Sie viel Flüssigkeit über den Tag verteilt.
- ✔ Genießen Sie Kaffee und grünen Tee in Maßen; bevorzugen Sie stattdessen kalziumreiche Mineralwässer.
- ✔ Setzen Sie Kochsalz nur in geringen Mengen ein.
- ✔ Trinken Sie Alkohol in Maßen.
- ✔ Achten Sie auf frische und schonende Zubereitung Ihrer Speisen, um wichtige Inhaltsstoffe zu erhalten.

> **IN DIESEM KAPITEL**
>
> Wie sich Bewegung auf die Erkrankung Osteoporose auswirkt
>
> Warum die Bewegung zur Basistherapie bei Osteoporose gehört
>
> Wie man ein Bewegungsprogramm gestaltet, um den bestmöglichen Einfluss auf die Knochengesundheit zu erzielen
>
> Warum Koordinationstraining mit Kraftsportelementen besonders wichtig ist

# Kapitel 4
# Osteoporose und Bewegung

Wenn wir uns mit der Erkrankung Osteoporose beschäftigen, denken wir im gleichen Atemzug auch an das Thema Bewegung. Zum einen, weil Osteoporose oft zu gravierenden Bewegungseinschränkungen führt, die in einer völligen Immobilität enden können. Zum anderen aber auch, weil regelmäßige und gezielte Bewegung zur Vorbeugung und Verhinderung der Verschlimmerung der Erkrankung von besonderer Bedeutung ist.

## Das »Biologische Gesetz«

Schon im 16. Jahrhundert war es der italienische Universalgelehrte und Physiker Galileo Galilei (1564 bis 1642), der ein »Gesetz« über Form und Funktion formulierte:

> »Die Fähigkeit, bestimmte Funktionen ausführen zu können, hängt von der Form der Funktionselemente ab.«

Dieser biologische Zusammenhang gilt noch heute und trifft insbesondere auf Knochen und Muskeln zu.

Allerdings dauerte es knapp 400 Jahre, bis der erste Professor für Orthopädie an der Charité in Berlin, Julius Wolff (1836 bis 1902), das Gesetz von Galileo auf seine Beobachtungen am Skelettsystem anwendete und in seinem Buch »Das Gesetz von der Transformation der Knochen« niederschrieb. Erst danach erkannte man nach und nach, dass sich Knochen unter Beanspruchung umformen, warum und wie die Umformung erfolgt, welche Mechanismen greifen und auf welche Einflüsse der Knochen reagiert.

Kurzum gilt: Struktur und Zusammensetzung des Knochens hängen wesentlich davon ab, welchen Belastungen er ausgesetzt ist.

Damit ist auch bereits ein generelles Prinzip der Biologie beschrieben, das durch die englische Bezeichnung »use it or loose it« (zu Deutsch »nutze es oder verliere es«) veranschaulicht wird. Demzufolge führt ein mangelnder oder Nichtgebrauch zum Abbau (Atrophie) funktioneller Masse, während Beanspruchung mit dem Aufbau (Hypertrophie) funktioneller Masse einhergeht (Abbildung 4.1).

**Nichtgebrauch & Inaktivität** =>      Abbau / Atrophie

**Beanspruchung & Aktivität** =>      Aufbau / Hypertrophie

**Abbildung 4.1:** Abhängigkeit zwischen Aktivität und Knochenentwicklung

# Die Relevanz von Bewegung für das Krankheitsbild Osteoporose

Zur Vorbeugung oder Behandlung einer Osteoporose ist es von besonderer Bedeutung zu wissen, wie Knochen aufgebaut werden können und der Prozess des Knochenabbaus verhindert beziehungsweise eingedämmt werden kann.

Der Aufbau von Knochenmasse erfolgt durch die Einlagerung von Kalzium. Zu dieser Einlagerung kommt es jedoch erst, wenn der Knochen durch entsprechende Krafteinwirkung beansprucht wird. Denn erst dadurch »spürt« der Knochen, dass er »benötigt« wird, und baut daraufhin Knochenmasse auf.

Erforderlich sind:

✔ Gewichtskraft

✔ Muskelaktivität

 Einen Mangel an Gewichtskraft kann man besonders eindrucksvoll bei Astronauten feststellen. In jedem Monat der Schwerelosigkeit im All verliert ein Mensch zwei Prozent Knochenmasse.

Die Bedeutung der Muskelaktivität für das Skelett konnte in einem Experiment mit erzwungener Bettruhe gezeigt werden. Gesunde Versuchspersonen mussten zwei Wochen im Bett verbringen und durften nur für zwingend notwendige Tätigkeiten aufstehen. Diese absolute Inaktivität hat bei den Versuchspersonen schon innerhalb von wenigen Tagen zu einer negativen Kalziumbilanz geführt, das heißt, dass sie mehr Kalzium ausgeschieden als aufgenommen haben. Der ausgeschiedene Überschuss stammte aus dem Skelett. Eine dort einsetzende und zunehmende Abbaureaktion konnte man mit Messparametern aus dem Blut und dem Urin nachweisen.

Umgekehrt besitzen aktive Sportler eine größere und besser mineralisierte Knochenmasse als Menschen, die überwiegend sitzen.

 Es ist wissenschaftlich erwiesen, dass muskuläre Aktivität den Knochen stärkt, während Inaktivität zum Kalziumabbau und in der Folge zu einer Schwächung der Knochen führt. Sanfte Bewegung ist dabei ideal, wie zum Beispiel beim Nordic Walking (Abbildung 4.2).

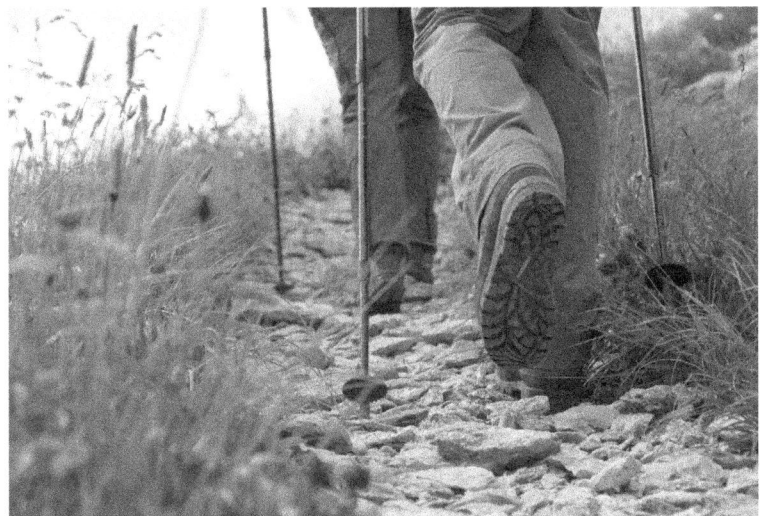

**Abbildung 4.2:** Nordic Walking – gut für die Knochen © ARochau - stock.adobe.com

# Körperliche Aktivität und Knochengesundheit

Wir haben schon gesehen, dass Inaktivität zum Abbau von Knochenmasse führt, körperliche Aktivitäten dagegen zum Knochenaufbau.

Doch wie sollte diese körperliche Aktivität bestenfalls aussehen, um einen möglichst großen Effekt auf die Knochengesundheit zu haben?

Auch darüber hat sich die Wissenschaft bereits den Kopf zerbrochen und ist dabei zu dem Ergebnis gelangt, dass unser Skelett aus der Vielzahl von unterschiedlichen Alltagsbelastungen viele kleine Belastungen genauso tolerieren sollte wie einzelne große. Ein effektives Training sollte daher so angelegt sein, dass die Knochen sowohl auf große Zahlen wiederholter Belastungen von geringer Intensität als auch auf einzelne Belastungen hoher Intensität vorzubereiten.

Dabei kommt es bei starken Belastungen nicht auf eine große Wiederholungszahl sondern eine hohe Intensität an. Bei geringerer Belastung hingegen muss die Belastungsfrequenz entsprechend hoch sein.

Bis vor circa 20 Jahren wurden die meisten Untersuchungen über den Effekt von Training auf das Skelettsystem bei Osteoporose mit an Ausdauer orientierten Sportformen durchgeführt. Dabei wurden meist nur geringe oder gar keine Effekte speziell an der am meisten bruchgefährdeten Region Lendenwirbelsäule festgestellt.

Erst im Zusammenhang mit Studien hinsichtlich der Senkung des Sturzrisikos wurde die Trainingskomponente Kraft immer mehr in die Trainingspläne eingearbeitet. Eine Literaturübersicht von Rutherford aus dem Jahr 1999 zeigte erstmals wissenschaftlich fundiert auf, dass sich die Zahl der Brüche im Bereich der Hüfte nahezu halbieren lässt und die Knochenmineraldichte steigt, wenn durch konsequentes Training die Komponenten Kraft, Beweglichkeit und Geschicklichkeit gesteigert werden. Aufgrund der Ergebnisse mehrerer Studien zeichnete sich ab, dass Kräftigungsübungen eventuell eine wichtigere Rolle spielen als Sportarten, bei denen »nur« das eigene Körpergewicht getragen wird.

Je mehr Gewicht die Knochen bewegen, desto stärker werden sie gefordert und desto mehr bauen sie sich auf, um dieser Beanspruchung standhalten zu können.

Sportliche Aktivitäten, bei denen das Körpergewicht getragen wird, sind zur Anhebung der Knochenmineraldichte erforderlich. Gehen ist dabei nur geringfügig wirksam und deshalb in der Osteoporose-Prävention weniger empfehlenswert als sportliche Aktivitäten mit Kraftkomponenten. Vibrationstraining stellt sich als ebenfalls wirksame Alternative heraus. Sogenanntes »Kraftausdauertraining« (hohe Wiederholungszahl mit leichten Gewichten) ist nicht effektiv. Bei vielen Studien mit hohen Krafteinsätzen nahm außer der Kraft auch der Gleichgewichtssinn zu, was wiederum einen positiven Einfluss auf die Sturzprophylaxe hat.

# Ziel und spezifische Wirkung von Bewegungsformen

Ziel der Behandlung von Osteoporose ist nicht nur das Aufhalten eines weiteren Knochenabbaus, sondern auch das Erreichen eines Wiederaufbaus von Knochenmasse und deren Mineralisierung. Dabei darf es jedoch nicht zu (weiteren) Knochenbrüchen kommen. In das ganzheitliche Behandlungskonzept gehört neben einer geeigneten Ernährung auch systematische körperliche Aktivierung. Dafür werden Mittel des Sports und Erkenntnisse der medizinischen Trainingslehre kombiniert eingesetzt. Bewegung ist damit neben der Ernährung Teil der Basistherapie bei Osteoporose.

Die drei Säulen der Osteoporose-Behandlung:

1. Reduktion von weiterem Knochenabbau durch Medikamente

2. Zufuhr von Bausteinen der Knochenmasse durch die richtige Ernährung

3. Frakturvermeidung und Knochenaufbau durch Training

Die Knochendichte steigt nur an den Stellen des Körpers, auf die die Kräfte einwirken. Die Kräfte müssen von ihrer Intensität her über den Normalbedingungen liegen und den Knochen auf eine neue Art belasten. Um also zum Beispiel die Knochendichte der Lendenwirbelkörper zu erhöhen, müssen spezifische Trainingsreize für den Rücken gesetzt werden. Dies gilt sowohl für die Prävention als auch für die Behandlung der Osteoporose. In beiden hat Bewegungstraining auch noch andere Wirkungen als lokal auf den Knochen.

|  | Präventiv | Rehabilitativ |
|---|---|---|
| Faktor Knochen | Aufbau und Erhalt der größtmöglichen Knochenmasse | Erhalt/Wiederaufbau der Knochenmasse |
| Faktor Bewegung | Geschicklichkeit und Gewandtheit | Senkung des Sturz- und Bruchrisikos |
| Faktor Verhalten | Hinführung zu aktiver Lebensweise | Wiedergewinnung an Lebensqualität |

**Tabelle 4.1:** Ziele des Osteoporose-Sports

# Sturzprophylaxe und Knochenbrüche

Erstmals im Jahr 2013 wurde nach Sichtung wissenschaftlicher Literatur festgestellt, dass zur Senkung der Zahl von Knochenbrüchen bei Osteoporose-Patienten das Vermeiden von Stürzen noch wichtiger ist als das Kräftigen der Knochen. Mittlerweile ist nachgewiesen, dass auch durch regelmäßige Bewegungsübungen, vor allem durch solche mit höheren Kraftkomponenten, die Wahrscheinlichkeit für sturzbedingte Knochenbrüche um 40 Prozent niedriger ist. Bezüglich der Wirbelbrüche war das Ergebnis weniger deutlich, allerdings gilt auch hier, dass Sturzprophylaxe eine wichtige Rolle bei der Frakturvermeidung spielt.

Menschen stürzen mit zunehmendem Alter immer häufiger aus einer Vielzahl von Gründen: Sie werden langsamer, die Reaktionsfähigkeit lässt nach, sie werden unsicherer und unbeweglicher und vor allem die Kraft lässt nach. Die Bewegungskontrolle durch das Nervensystem wird ungenauer und das alles führt zu Störungen der Koordination und des Gleichgewichts.

Besonders stark steigt das Sturzrisiko ab dem 75. Lebensjahr. Da jeder Sturz die Gefahr eines Knochenbruchs bedeutet, sollte man alles versuchen, die Gefahrenquellen für einen Sturz zu erkennen und diese zu beseitigen.

Jedes Jahr ereignen sich zum Beispiel mehr als 80.000 Oberschenkelhalsbrüche und wenn Sie bedenken, dass das Risiko, nach einem solchen Bruch das Krankenhaus nicht mehr lebend zu verlassen, bei 20 Prozent liegt, sollten Sie alles tun, um solch einem Ereignis vorzubeugen.

Das Vermeiden von Stürzen kann man trainieren!

Dabei geht es nicht um das »richtige« Hinfallen; vielmehr dient das Sturzvermeidungstraining dazu, die bestehenden Körperfunktionen so zu trainieren, dass Sie im entscheidenden Augenblick richtig und rechtzeitig auf die Sturzgefahren reagieren und ein Hinfallen dadurch vermeiden.

Im Folgenden wollen wir uns die drei wesentlichen Faktoren näher anschauen, die für die Vermeidung von Stürzen von besonderer Bedeutung sind:

- ✔ Schulung der Koordination
- ✔ Schulung der Beweglichkeit
- ✔ Krafttraining

## Schulung der Koordination

In dem Augenblick, in dem Sie ausrutschen oder stolpern und in der Folge fallen, verlieren Sie für einen kurzen Moment die Kontrolle über Ihre Bewegung. Die wichtigsten Voraussetzungen für die Kontrolle der Bewegung, nämlich Gleichgewicht, Raumorientierung und Bewegungskopplung, das heißt die strukturierte Abfolge des Bewegungsablaufs, gehen verloren.

Durch eine schnelle Reaktion und eine zielgerichtete Gegenbewegung kann es Ihnen möglich sein, den Sturz zu verhindern oder ihn mindestens kontrolliert abzufangen.

Die Fähigkeit, den Verlauf eines Sturzes zu beeinflussen, nennt man die sogenannte Koordination der Bewegung, das heißt das gezielte Zusammenwirken des Nerven- und Muskelsystems.

Für die Schulung der Koordination sind insbesondere folgenden Fähigkeiten bedeutsam:

- ✔ Gleichgewichtsfähigkeit
- ✔ Reaktionsfähigkeit
- ✔ Orientierungsfähigkeit

## Schulung der Beweglichkeit

Die Beweglichkeit spielt bei der Sturzvermeidung eine wesentliche Rolle. Eine gute Beweglichkeit von Muskulatur und Gelenken wirkt vorbeugend, denn wer beweglich ist, gerät weniger schnell in die Gefahr, sich durch plumpe oder unbeholfene Aktionen zu verletzen. Wir erleben alltäglich, dass bei einem Sturz Muskeln oder Gelenke verdreht oder überdehnt werden, was zu Muskel-, Kapsel- oder Bänderverletzungen führen kann.

## Krafttraining

Der dritte Faktor, der bei der effizienten Sturzvermeidung zu beachten ist, ist das Krafttraining. Zwar vermag Kraft einen Sturz nicht unmittelbar zu vermeiden, die Folgen eines Sturzes fallen jedoch deutlich weniger gravierend aus. Durch gezieltes Krafttraining wird der muskuläre Panzer gestärkt und die Knochen werden stabiler.

Die Aspekte Sturzvermeidung und Aufbau von Knochenmasse durch gezielte Bewegungsprogramme haben eine große Schnittmenge. Dosiertes Krafttraining ist gleichermaßen zur Sturzvermeidung und zum Aufbau von Knochenmasse geeignet.

So beseitigen Sie Gefahrenquellen im Alltag:

✔ Befestigen Sie Fußmatten, lose Teppiche und Brücken.

✔ Sichern Sie Kabel von elektronischen Geräten.

✔ Benutzen Sie rutschfeste Matten für Bad und Dusche.

✔ Tragen Sie festes Schuhwerk.

✔ Verbessern Sie Sehkraft und Hörvermögen mit geeigneten Hilfsmitteln.

✔ Kontrollieren Sie regelmäßig Ihren Blutdruck.

✔ Vermeiden Sie Schlaf- und Beruhigungsmittel.

✔ Trainieren Sie Ihren Kreislauf und Ihr Gleichgewicht.

Weitergehende Informationen zum Thema Sturzprophylaxe mit Übungen finden Sie in Kapitel 12.

# Training zur Prävention und in der Rehabilitation

Um die eben angeführten Reize in Bewegung und Training bei Osteoporose umsetzen zu können, sind folgende Prinzipien zu beachten: Intensität und Regelmäßigkeit.

Osteoporose-spezifisches Training ist nur dann erfolgreich, wenn es langfristig und regelmäßig durchgeführt wird. Bei zu langen Pausen oder zu geringen Intensitäten sind Abbauprozesse schneller als trainingsbedingte Aufbauprozesse.

Deshalb gilt:

✔ Kraft vor Ausdauer

✔ Übungsintensität vor Übungsanzahl

✔ Möglichst viele Übungseinheiten pro Woche

Es ist also besser, mehrmals pro Woche mit hohen Intensitäten und wenigen Übungswiederholungen zu trainieren anstatt nur wenige Male pro Woche mit geringen Lasten und hohen Wiederholungszahlen.

Besser jeden Tag zwei anstrengende Übungen mit zehn Wiederholungen anstatt jeden zweiten Tag vier leichte Übungen mit 20 Wiederholungen!

So müssen die Trainingseinheiten sein:

✔ **Spezifisch:** Besonderer Fokus muss auf bruchgefährdeten Regionen liegen.

✔ **Überschwellig:** Die Übungsintensität muss über einen reinen Erhaltungsreiz hinausgehen, um Knochenaufbau zu bewirken.

✔ **Progressiv:** Mit zunehmender Anpassung an das Training erfolgt eine Erhöhung der Intensität, aber Achtung: Trainingspausen führen wieder zu Rückbildungen, was bei einem Neubeginn berücksichtigt werden muss.

Das Trainingsprogramm muss auf den Leistungsstand abgestimmt sein. Eine optimale Förderung besteht bei einem subjektiv anstrengenden, aber nicht überfordernden Training. Sie dürfen ins Schwitzen kommen, sich aber nicht verletzen.

Aufwärmen und Nachbereiten sind genauso wichtig wie das Training selbst, denn erst mit der richtigen Betriebstemperatur ist Ihr Körper leistungsfähig genug, die notwendigen überschwelligen Trainingsreize zu bewältigen. Im Anschluss regulieren Sie Ihr Herz-Kreislauf-System wieder herunter.

Zur »richtigen« Sportart gehören auch die »richtige« (Schutz-)Kleidung und Ausstattung: Passende Schuhe, schützende Helme und wetterfeste Kleidung dienen Ihrer Sicherheit und dem eigenen Wohlbefinden. Der Sport soll schließlich Ihrer Gesundheit dienen.

 Osteoporose-Sport sollte immer Teil eines Gesamtkonzeptes sein!

Sprechen Sie mit Ihrem Arzt über die Kombination von Sport, Medikamenten und Ernährung. Medikamente verhindern weiteren Knochenabbau. Gleichzeitig benötigt Ihr Körper viel Kalzium über die Nahrung. Dieses kann mithilfe von sonnenabhängigem Vitamin D in Ihre Knochen eingebaut werden, sobald diese Beanspruchung erfahren. Deshalb ist Sport an sonnigen Tagen besonders sinnvoll.

# Vorsorgliche Überprüfung des Herz-Kreislauf-Systems bei Sportanfängern über 40 Jahren

Gehen Sie auf Nummer sicher. Es ist immer gut zu wissen, wie leistungsfähig Ihr Körper gerade ist, damit Sie sich beim Sport weder über- noch unterfordern. Besonders als Sportanfänger erfahren Sie bei einer Überprüfung Ihres Herz-Kreislauf-Systems Wichtiges über eine ganz individuelle Trainingssteuerung. Dadurch können Sie Ihr Training selbstständig gestalten, was langfristige Motivation mit sich bringt.

Auch bei geringer Belastbarkeit und in hohem Alter können immer noch Kräftigungsübungen und Gymnastik im Sitzen ausgeführt werden. Man lernt nie aus. Auch der Körper nicht. Für jedes Leistungsniveau gibt es adäquate Übungen, die Ihnen helfen,

Osteoporose zu behandeln. Vielleicht können Sie sich einer Sportgruppe mit Gleichgesinnten anschließen.

Mit der Verbesserung von Gleichgewicht, Geschicklichkeit und Beweglichkeit fällt vieles im Alltag leichter, und wer einen Fortschritt erzielt hat, darf stolz auf sich sein. Das motiviert für das nächste Mal!

Ein umfassendes Sportprogramm für Osteoporose-Patienten beinhaltet vier wichtige Komponenten:

✔ Krafttraining

✔ Koordination, Balance, Gleichgewicht und Körperkontrolle

✔ Ausdauertraining

✔ Dehn- und Vibrationstraining zum Erhalt der Beweglichkeit und Flexibilität

Um möglichst alle vier gesundheitsförderlichen Komponenten in Ihren Alltag zu integrieren, ist es sinnvoll, sich an einem Trainingsplan zu orientieren. Der Plan in Abbildung 4.3 ist ein Beispiel, das Sie so übernehmen, aber auch beliebig verändern können. Die Übungen sind so ausgelegt, dass die von Osteoporose am stärksten betroffenen Körperpartien besonders trainiert werden.

| TAG | AUFWÄRMEN | HAUPTTEIL ||  DEHNEN |
| --- | --- | --- | --- | --- |
| | | KRAFT | GLEICHGEWICHT | |
| MONTAG | BITTE WÄRMEN SIE SICH AN JEDEM TAG CIRCA 10 MINUTEN AUF! | ARMÜBUNGEN | BITTE SUCHEN SIE SICH FÜR JEDEN TAG 2 GLEICHGEWICHTSÜBUNGEN AUS! | AM ENDE JEDES TRAININGS FÜHREN SIE 2-3 DEHNÜBUNGEN IHRER WAHL DURCH. ES IST SINNVOLL, DIEJENIGEN KÖRPERSTELLEN ZU DEHNEN, DIE ZUVOR IM KRAFTTRAINING BEANSPRUCHT WURDEN. |
| DIENSTAG | | BEINÜBUNGEN | | |
| MITTWOCH | | ÜBUNGEN FÜR DEN GANZEN KÖRPER | | |
| DONNERSTAG | | BEINÜBUNGEN | | |
| FREITAG | | ÜBUNGEN FÜR DEN GANZEN KÖRPER | | |
| SAMSTAG | | ARMÜBUNGEN | | |
| SONNTAG | | SUCHEN SIE SICH FÜR DEN SONNTAG IHRE 2 LIEBLINGSÜBUNGEN AUS ODER MACHEN SIE HEUTE MAL PAUSE! | | |

30 MINUTEN

**Abbildung 4.3:** Individuelles Bewegungsprogramm für Osteoporose-Betroffene

Anleitung:

Das Programm sollte täglich circa 30 Minuten umfassen. Nach einer ausreichenden Pause ist es empfehlenswert, sich weitere 30 Minuten an diesem Tag ausdauernd zu bewegen, zum Beispiel bei einem zügigen Spaziergang oder (Nordic) Walking. Das heißt: Sie könnten Ihr 30-Minuten-Training vormittags durchführen und dann am Nachmittag das Ausdauertraining absolvieren. Wenn Sie es sich zutrauen, dürfen Sie natürlich auch alle Trainingsinhalte miteinander verbinden, indem Sie 15 Minuten zu einem geeigneten Platz walken, dort Ihre Übungen durchführen und auch den Rückweg in zügigem Tempo absolvieren. Im folgenden Kapitel 5 können Sie nachlesen, welche Übungen zum Kraft-, Gleichgewichts- oder Dehntraining gehören. Natürlich müssen Sie nicht alle davon absolvieren. Suchen Sie sich einfach Ihre Lieblingsübungen aus. Denn Spaß ist die wichtigste Trainingskomponente!

> **IN DIESEM KAPITEL**
>
> Gymnastische Übungen zur Stärkung des Knochens
>
> Lernen Sie, sämtliche Körperteile zu beanspruchen
>
> Ohne aufwendige Geräte ihrem Körper etwas Gutes zu tun

# Kapitel 5
# Übungen zur Stärkung des Knochens

Um Ihnen zu ermöglichen, einfach zu Hause ein Training zur Stärkung des Knochens ohne komplizierte Hilfsmittel durchzuführen, lernen Sie auf den folgenden Seiten eine Reihe von gymnastischen Übungen kennen. Diese Übungen können Sie alleine oder gemeinsam mit einem Partner machen. Dabei werden sämtliche Körperteile beansprucht.

## Aufwärmen

Zunächst wärmen Sie sich auf.

## Arme

Heben Sie die Arme über den Kopf und senken Sie sie wieder ab (Abbildung 5.1).

Führen Sie Brustschwimmbewegungen aus (Abbildung 5.2).

Stellen Sie sich vor, Sie wären ein Boxer: Schlagen Sie mit geballten Fäusten in die Luft (Abbildung 5.3).

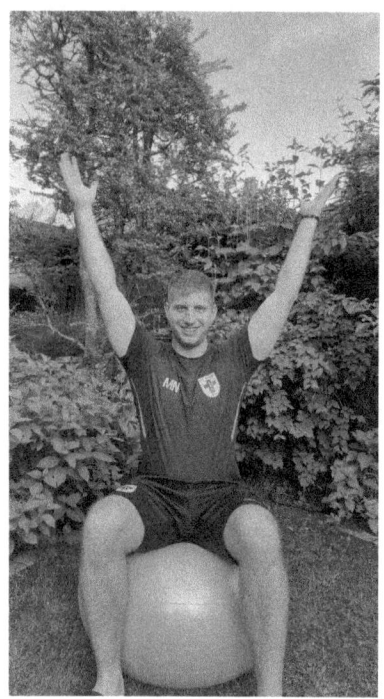

**Abbildung 5.1:** Arme heben und senken

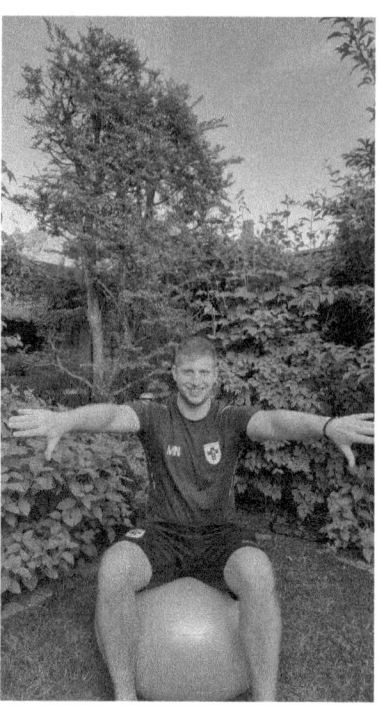

**Abbildung 5.2:** Brustschwimmbewegungen

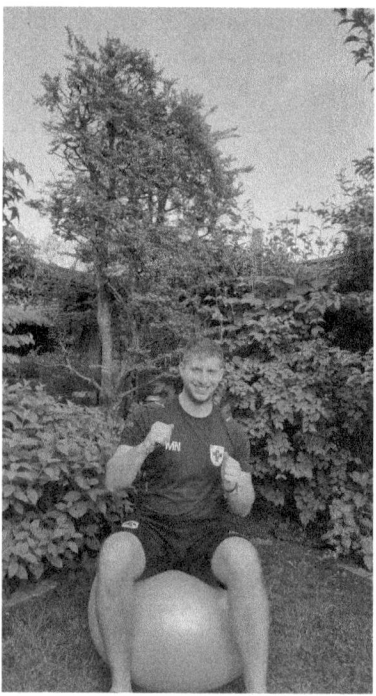

**Abbildung 5.3:** Luftlochboxer

## Beine

Können Sie tanzen? Probieren Sie ruhig ein paar bekannte Tanzschritte aus (Abbildung 5.4).

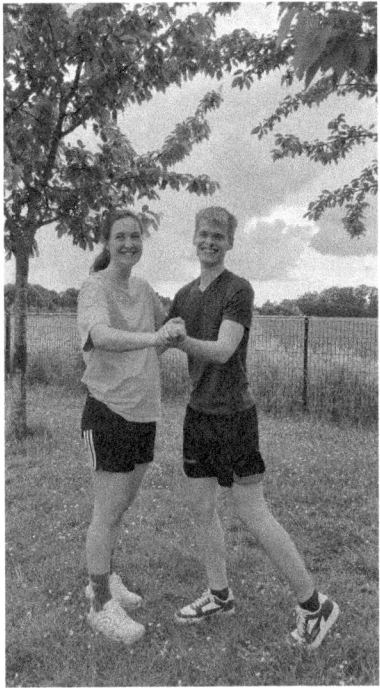

**Abbildung 5.4:** Tanzschritte in freier Natur

## Beinübungen

**»Hüftpower«:**

Suchen Sie sich einen festen Gegenstand wie einen Baum, eine Wand oder ein Sofa. Stellen Sie sich seitlich daneben. Das gegenstandsferne Bein ist Ihr Standbein (Abbildung 5.5):

✔ Bitte beugen Sie es im Knie leicht ein.

✔ Den Fuß des anderen Beines drücken Sie mit der äußeren Fußkante gegen die Wand/den Baum/das Sofa.

✔ Halten Sie diese Position fünf bis zehn Sekunden, indem Sie Ihren Fuß mit ganzer Kraft gegen die Wand drücken.

✔ Anschließend drücken Sie auch mit den Zehenspitzen, den Hacken und der Innenseite des Fußes.

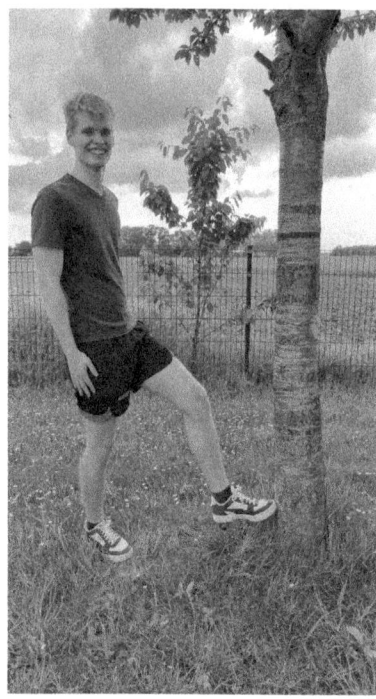

**Abbildung 5.5:** »Hüftpower«, Übung am Baum

Variation:

Stellen Sie Ihr Standbein auf eine wackelige Unterlage (Sofakissen, weicher Erdboden) und benutzen Sie ein Gymnastikband. Haben Sie sich für die Outdoor-Übung am Baum entschieden, gehen Sie folgendermaßen vor (Abbildung 5.6):

- ✔ Wickeln Sie das Band um den Baum und knoten Sie es zu einer Schlaufe.
- ✔ Steigen Sie mit beiden Beinen in die Schlaufe ein und stellen Sie sich seitlich.
- ✔ Heben Sie das äußere Bein gegen den Widerstand des Bandes gestreckt an.

**Ballübungen:**

Nehmen Sie sich einen kleinen Gymnastikball (circa Fußballgröße). Der Ball muss nicht fest aufgepumpt sein, sondern soll lieber etwas wabbelig sein (Abbildung 5.7).

Stellen Sie einen Fuß auf den Ball und üben Sie Druck auf ihn aus.

Variation:

Stellen Sie sich in Schrittstellung auf und üben Sie mit den Zehen des hinteren Fußes Druck auf den Ball aus (Abbildung 5.8).

Weitere Variation:

Setzen Sie sich auf einen großen Gymnastikball und drücken Sie den Ball zwischen Ihren Knien fest zusammen ( Abbildung 5.9).

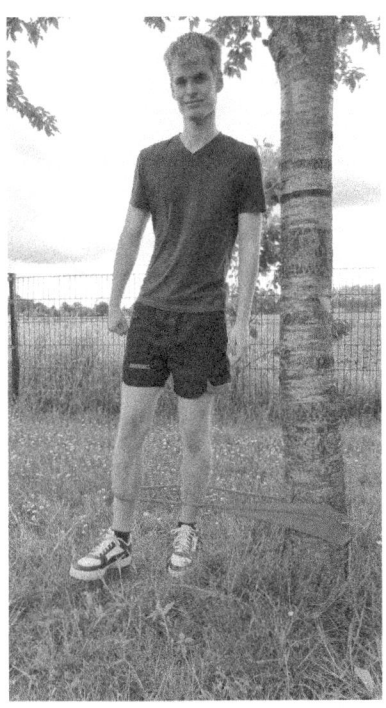

**Abbildung 5.6:** »Hüftpower«, Übung am Baum mit Gymnastikband

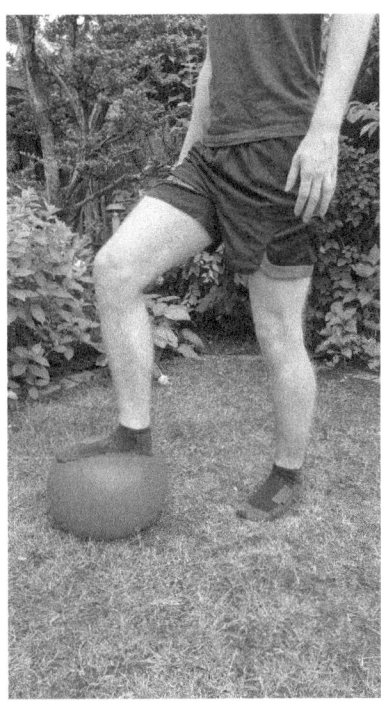

**Abbildung 5.7:** Ballübung 1 für die Beine

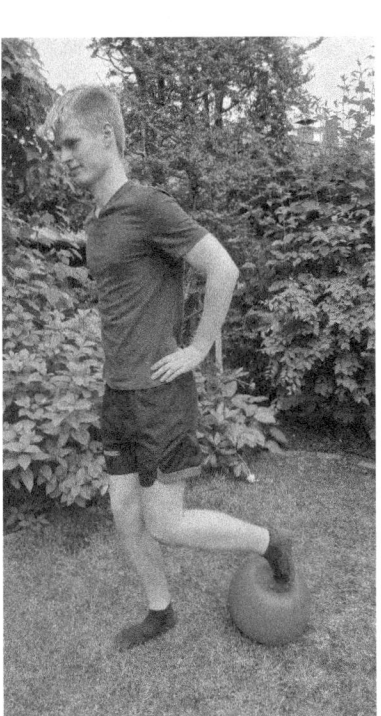

**Abbildung 5.8:** Ballübung 2 für die Beine

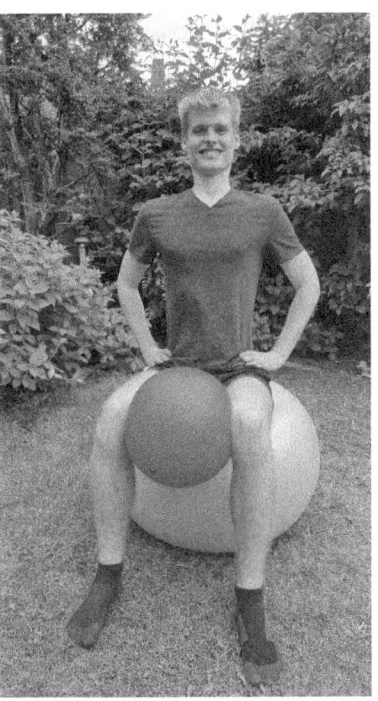

**Abbildung 5.9:** Ballübung 3 für die Beine

**Beinbeuge:**

Stellen Sie sich in Schrittstellung auf. Dabei steht der hintere Fuß nur auf den Zehenspitzen (Abbildung 5.10).

✔ Beugen Sie nun das hintere Knie Richtung Boden ein und strecken es wieder durch.

✔ Nach fünf bis zehn Wiederholungen wechseln Sie die Schrittstellung, sodass der andere Fuß vorn steht.

✔ Die Übung hat die richtige Intensität, wenn Sie das Knie so weit beugen, dass Sie sich gerade noch wieder hochdrücken können.

Variation:

Stellen Sie den vorderen Fuß auf eine leichte Erhöhung (Abbildung 5.11).

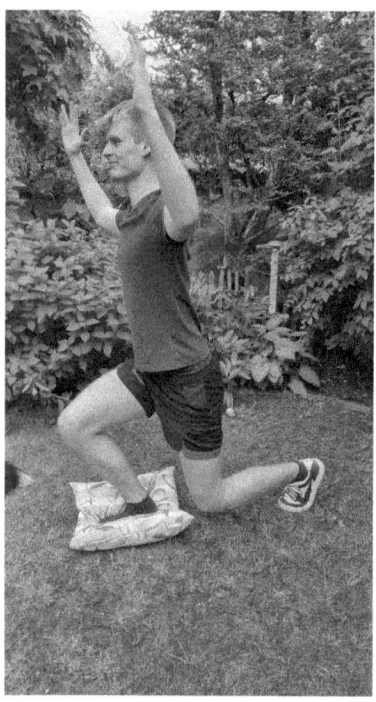

Abbildung 5.10: Beinbeuge, Übung 1

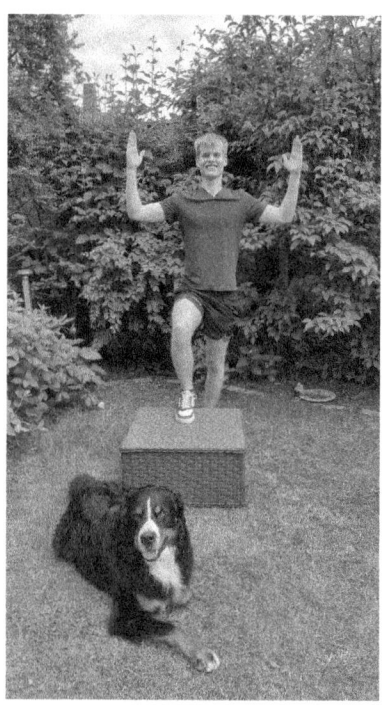

Abbildung 5.11: Beinbeuge, Übung 2

# Armübungen

»Am Zug«:

Legen Sie ein elastisches Gymnastikband um einen Baum/ein Tischbein/die Lehne einer Parkbank usw. (Abbildung 5.12 ).

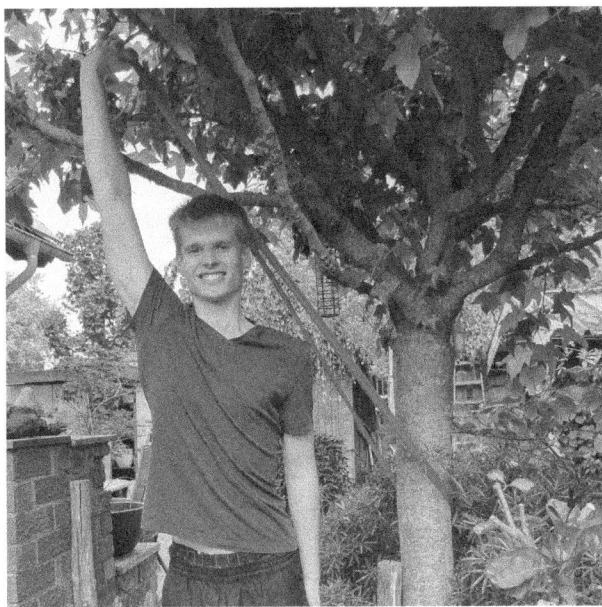

**Abbildung 5.12:** Armübung 1 »am Zug«, hier am Baum

- Wickeln Sie die Bandenden um Ihre Hand und stellen Sie sich so weit entfernt auf, dass das Band auf Zug kommt.
- Ziehen Sie nun abwechselnd mit beiden Armen am Band.
- Wechseln Sie anschließend Ihre Standposition, sodass Sie auch mal nach vorn oder zur Seite ziehen.

 Wickeln Sie sich das Band nicht um die Hand, sondern halten Sie es bewusst durch die Kraft Ihrer Hände fest (Abbildung 5.13).

Variation:

- Nehmen Sie beide Enden des Bandes in eine Hand.
- Legen Sie das Band doppelt, wenn Sie einen stärkeren Widerstand wünschen.
- Ziehen Sie mit beiden Armen gleichzeitig je ein Ende des Bandes (Abbildung 5.14).

**»Die Wasserflasche«:**

Greifen Sie Ihre Wasserflasche mit einer Hand (auch jeder andere handliche Gegenstand ist möglich).

- Halten Sie die Flasche mit gebeugtem Arm vor sich.

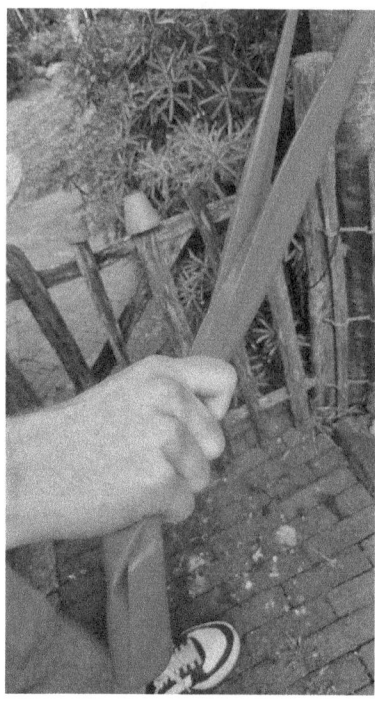 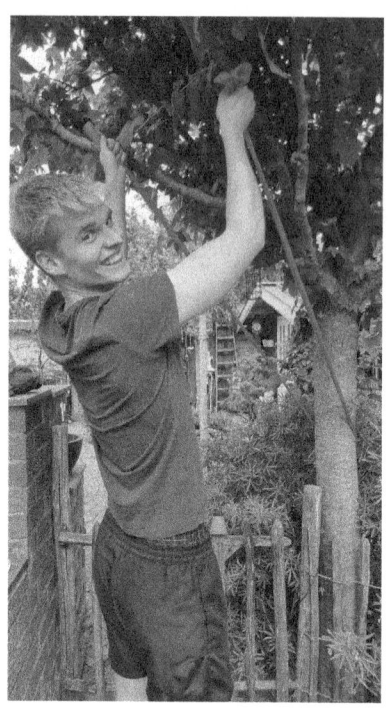

**Abbildung 5.13:** Erinnerung zu Armübung 1 »am Zug«   **Abbildung 5.14:** Armübung 2 »am Zug«

✔ Nun heben Sie den ganzen Arm seitlich an, sodass Ihre Ellenbogen bis auf Schulterhöhe reichen (Abbildung 5.15).

✔ Dann senken Sie den Arm wieder ab.

✔ Wiederholen Sie diese Übung zehnmal.

✔ Dann wechseln Sie den Arm.

Anschließend heben Sie die Wasserflasche auch mal nach vorne, nach hinten oder über den Kopf (Abbildung 5.16).

Variation:

Nutzen Sie zwei Wasserflaschen gleichzeitig: eine für jede Hand (Abbildung 5.17).

✔ Variieren Sie die Flaschengröße.

✔ Füllen Sie die Flasche mal mehr, mal weniger voll.

✔ Anstatt Wasser können Sie auch Sand verwenden.

KAPITEL 5 Übungen zur Stärkung des Knochens 89

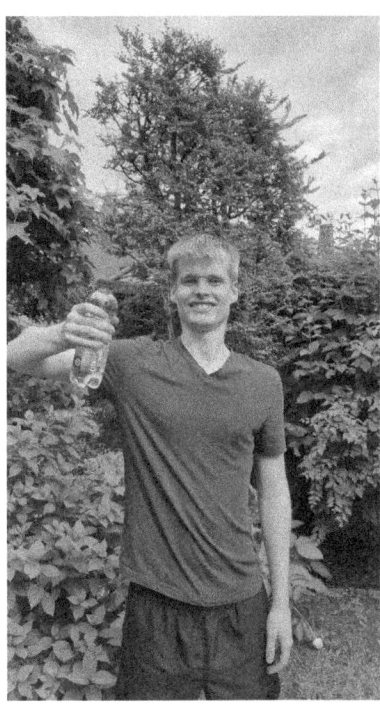

**Abbildung 5.15:** »Die Wasserflasche«, Übung 1

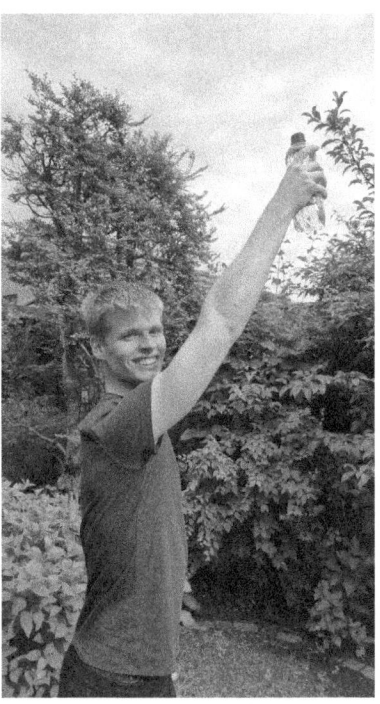

**Abbildung 5.16:** »Die Wasserflasche«, Übung 2

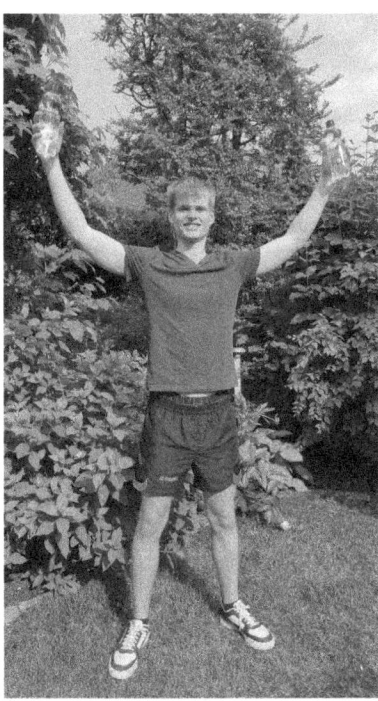

**Abbildung 5.17:** »Die Wasserflasche«, Übung 3

# Übungen für den ganzen Körper

**Stütz:**

Suchen Sie sich einen Baum, eine Wand oder einen anderen festen Gegenstand.

- ✔ Stellen Sie sich davor und stützen dann beide Hände dagegen, sodass Sie festen Halt finden (Abbildung 5.18).
- ✔ Beugen Sie nun die Arme ein und strecken sich wieder weg.

Variation:

Stellen Sie sich weiter entfernt vom Baum auf (Abbildung 5.19).

Weitere Variationen:

Stützen Sie sich nur mit einer Hand ab (Abbildung 5.20).

Stehen Sie bei der Übung nur auf einem Bein und strecken Sie das andere nach hinten weg (Abbildung 5.21).

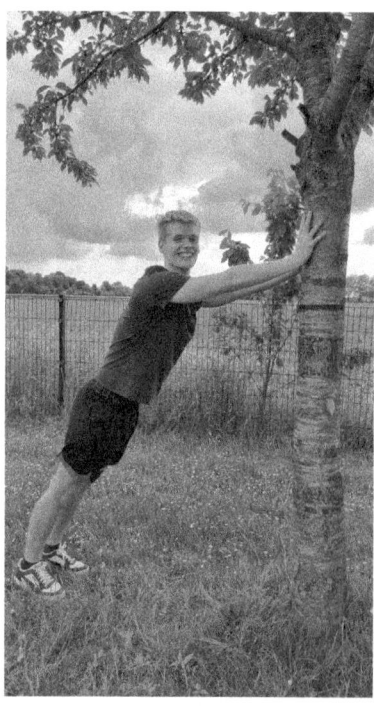

**Abbildung 5.18:** Stütz, Übung 1 am Baum

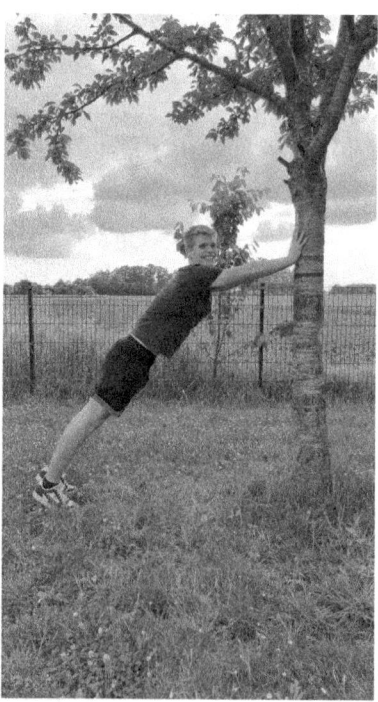

**Abbildung 5.19:** Stütz, Übung 2 am Baum

KAPITEL 5  Übungen zur Stärkung des Knochens   91

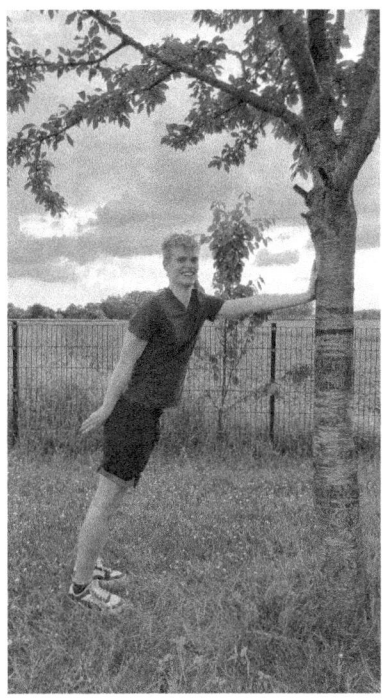

**Abbildung 5.20:** Stütz, Übung 3 am Baum

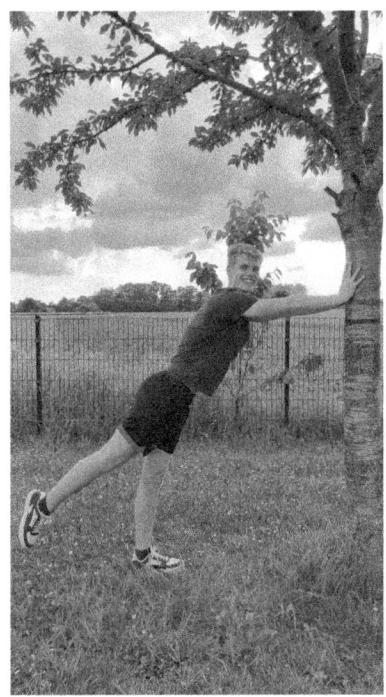

**Abbildung 5.21:** Stütz, Übung 4 am Baum

**»Schräglage«:**

Suchen Sie sich einen festen Gegenstand (Bank, Baum, Klettergerüst, Sofalehne) und stellen Sie sich seitlich.

✔ Stützen Sie sich nun mit gestrecktem Arm ab.

✔ Dann entfernen Sie die Füße leicht vom Gegenstand weg, sodass Sie schräg stehen (Abbildung 5.22).

✔ Halten Sie diese Position fünf bis zehn Sekunden.

Variation:

✔ Stützen Sie die äußere Hand in die Hüfte und bewegen Sie Ihr Becken leicht in Richtung des Stützgegenstands. Dann machen Sie sich wieder ganz gerade.

✔ Stellen Sie sich noch etwas schräger und heben Sie kurz das äußere Bein an (Abbildung 5.23).

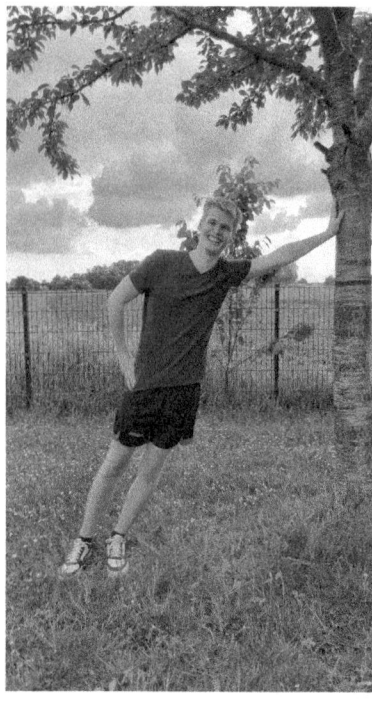 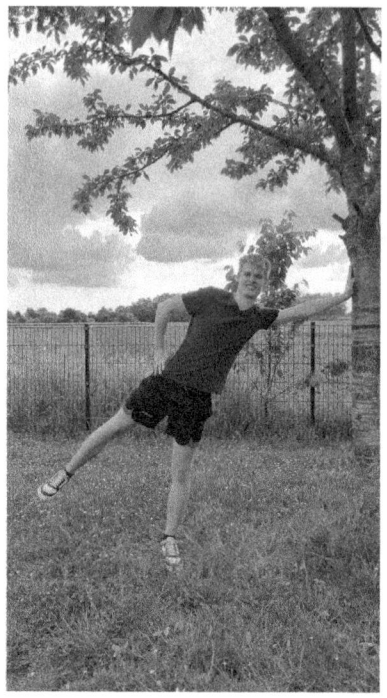

**Abbildung 5.22:** »Schräglage«, Übung 1 am Baum

**Abbildung 5.23:** »Schräglage«, Übung 2 am Baum

**»Zum Schwitzen«:**

Knien Sie sich vor einen Gymnastikball, sodass Ihre Schienbeine auf dem Boden liegen (von den Knien bis zum Kopf bildet Ihr Körper eine Gerade).

- ✔ Legen Sie nun die Außenseite Ihrer Handgelenke auf dem Gymnastikball ab (Abbildung 5.24).
- ✔ Dann spannen Sie den gesamten Körper an und rollen den Ball nach vorn.
- ✔ Dabei bewegt sich der Ball von Ihren Handgelenken zu den Ellenbogen.
- ✔ Halten Sie diese Position fünf bis zehn Sekunden und rollen Sie dann wieder zurück.

Beachten Sie dabei: Strecken Sie beim Zurückrollen nicht den Po nach hinten und halten Sie immer Rumpfspannung ein.

Steigerung:

Heben Sie, wenn der Ball nach vorn gerollt wurde, für einen kurzen Moment Ihre Knie vom Boden (Abbildung 5.25).

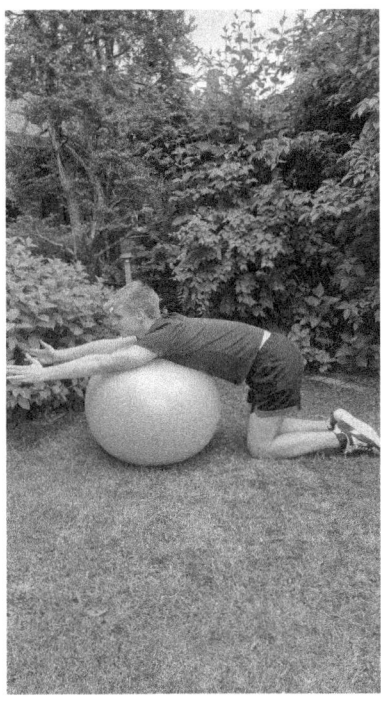

**Abbildung 5.24:** »Zum Schwitzen«, Übung 1

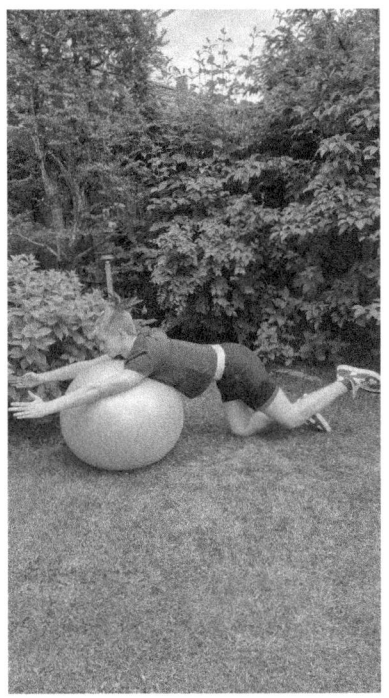

**Abbildung 5.25:** »Zum Schwitzen«, Übung 2

# Gleichgewichtsübungen

**»Balance-Pfad«:**

Suchen Sie sich einen Weg, der viele Abwechslungen bietet (zum Beispiel Asphalt, Wiese, Schotter, Steine, Sand, Teppich, Fliesen, Treppe, Laminat).

- ✔ Gehen Sie diesen Weg ganz bewusst. Wenn Sie möchten, sogar barfuß.
- ✔ Zwischendurch bleiben Sie kurz stehen und heben für fünf bis zehn Sekunden einen Fuß an (Abbildung 5.26).

Variationen:

Schon nach wenigen Tagen werden Sie merken, dass der Weg keine große Herausforderung mehr darstellt.

Dann können Sie

- ✔ das Tempo erhöhen,
- ✔ rückwärtsgehen,
- ✔ in Trippel-Schritten laufen (Abbildung 5.27),
- ✔ auf einem Bordstein balancieren.

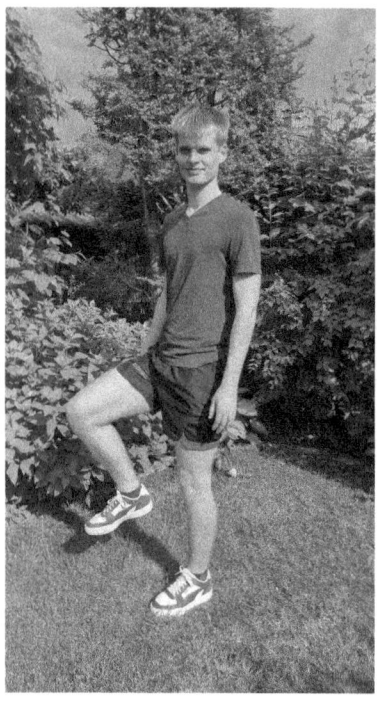 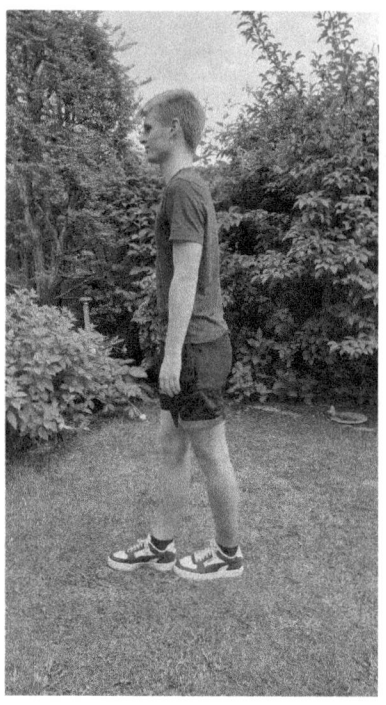

**Abbildung 5.26:** »Balance-Pfad«, Übung 1       **Abbildung 5.27:** »Balance-Pfad«, Übung 2

**»Der Spiegel«:**

Stellen Sie Ihre Füße hüftbreit auf und halten Sie einen geraden Rücken: »Brust raus, Bauch rein!«

- ✔ Heben Sie dann Ihre Arme in die U-Haltung an, sodass die Handflächen zu Ihren Ohren zeigen und Ihre Oberarme sich auf Schulterhöhe befinden.
- ✔ Sehen Sie dann abwechselnd in die linke und rechte Handfläche (Abbildung 5.28).

Variation:

Führen Sie die Übung einbeinig durch (Abbildung 5.29).

Weitere Variationen:

- ✔ Stellen Sie die Füße eng aneinander.
- ✔ Stellen Sie die Füße in die Tandemposition, das heißt, die Ferse eines Fußes berührt die Spitze des anderen Fußes.
- ✔ Schließen Sie ein Auge oder beide Augen.

KAPITEL 5 Übungen zur Stärkung des Knochens 95

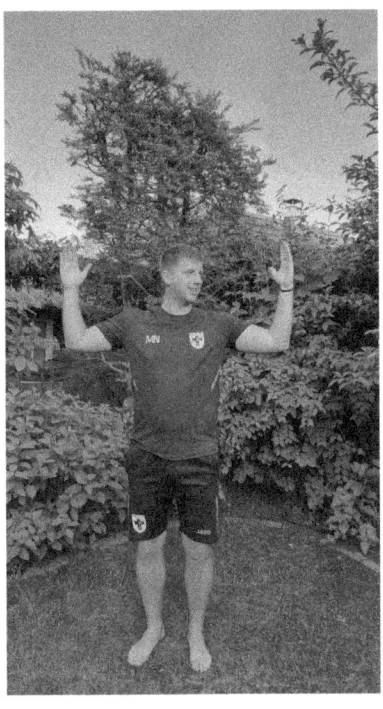

Abbildung 5.28: »Der Spiegel«, Übung 1

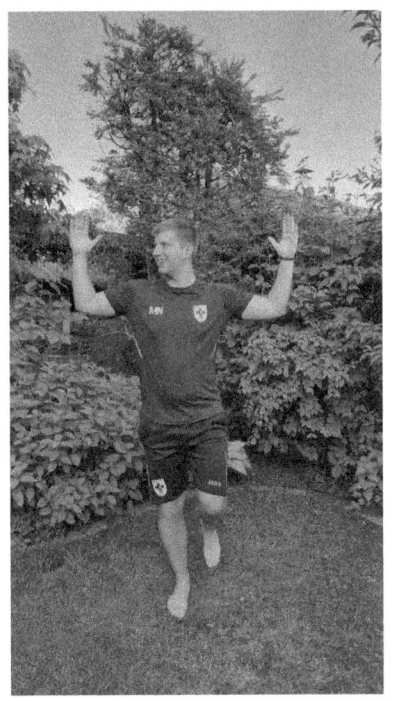

Abbildung 5.29: »Der Spiegel«, Übung 2

# Dehnübungen

**Dehnübung 1:**

Stellen Sie Ihre Füße in Schrittstellung auf und drücken Sie den hinteren Fuß auf den Boden (Abbildung 5.30).

**Dehnübung 2:**

Stellen Sie sich mit gestreckten Knien leicht gegrätscht auf.

- ✔ Stützen Sie die Hände in die Hüfte (Abbildung 5.31).
- ✔ Schieben Sie nun Ihre Hüfte so weit wie möglich nach links und rechts.

**Dehnübung 3:**

Strecken Sie Ihren Arm vor, klappen das Handgelenk nach unten ab und üben Sie leicht Druck gegen den Handrücken aus (Abbildung 5.32).

Klappen Sie dann die Hand nach oben und drücken Sie gegen die Handfläche (Abbildung 5.33).

96  TEIL II  Wie Sie einer Osteoporose vorbeugen

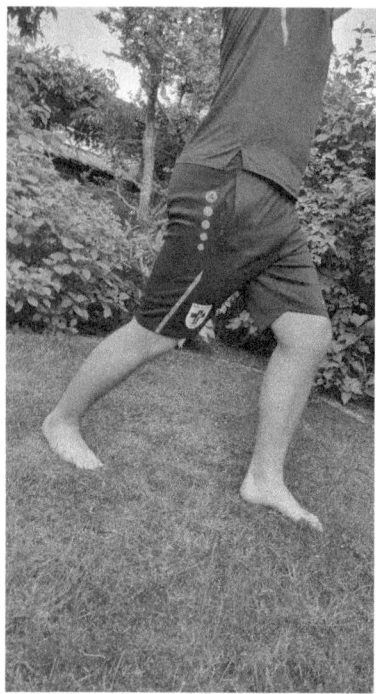

**Abbildung 5.30:** Dehnübung 1

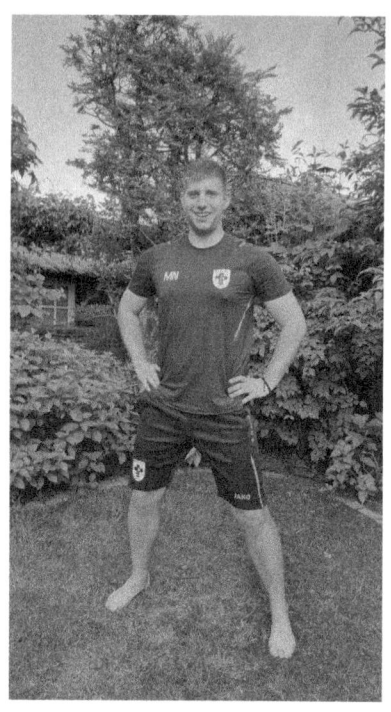

**Abbildung 5.31:** Dehnübung 2

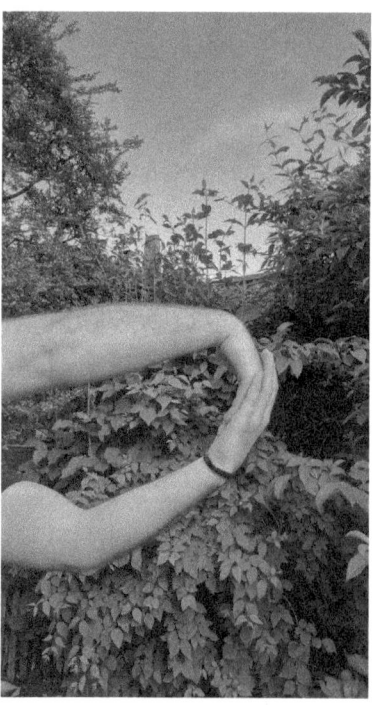

**Abbildung 5.32:** Dehnübung 3 Bild 1

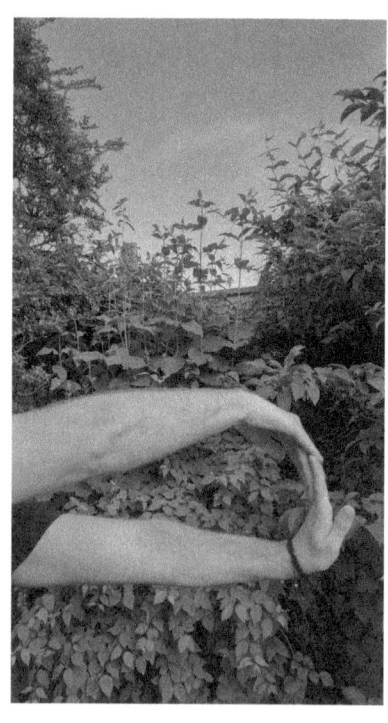

**Abbildung 5.33:** Dehnübung 3 Bild 2

**Dehnübung 4:**

Setzen Sie sich auf einen Gymnastikball. Öffnen Sie nun die Arme zur U-Position und ziehen Sie Ihre Schulterblätter zusammen (Abbildung 5.34).

**Dehnübung 5:**

Umarmen Sie sich selbst. In dieser Haltung rollen Sie Ihren Oberkörper ganz klein zusammen und dann langsam wieder auf (Abbildung 5.35).

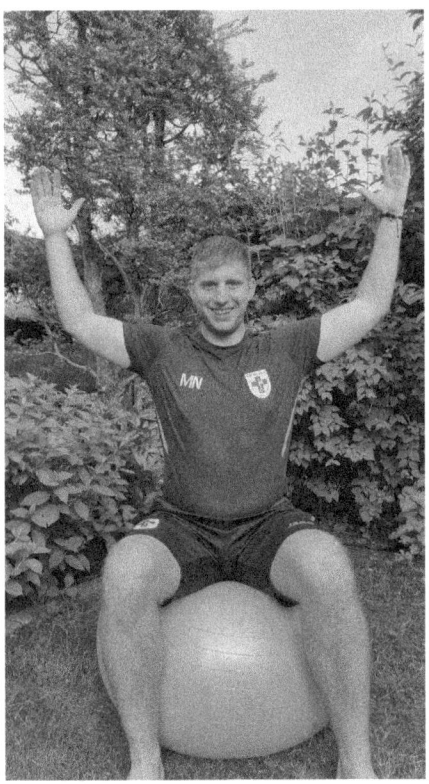

**Abbildung 5.34:** Dehnübung 4

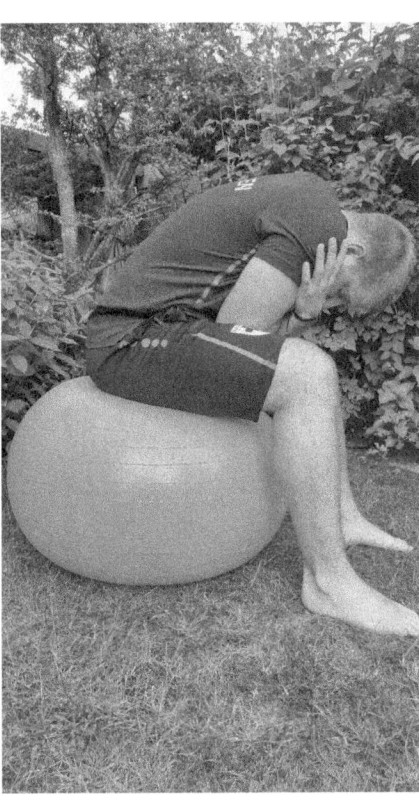

**Abbildung 5.35:** Dehnübung 5

**Dehnübung 6:**

Stützen Sie die Hände in den Rücken und schieben Sie die Hüfte in sanft wippenden Bewegungen nach vorn (Abbildung 5.36 und Abbildung 5.37).

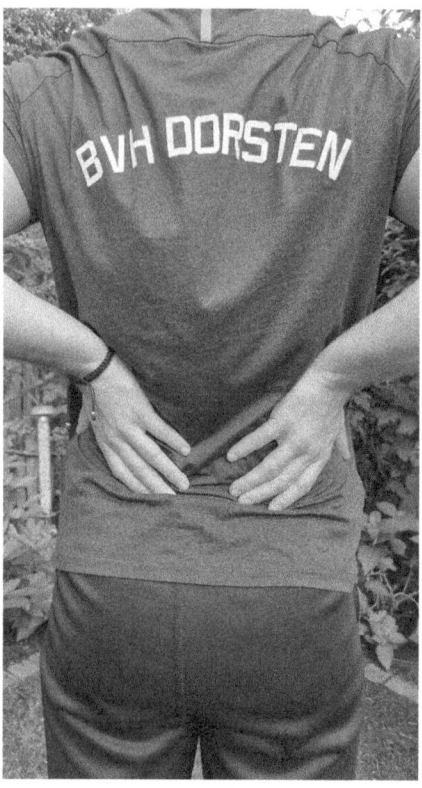

**Abbildung 5.36:** Dehnübung 6, Bild 1

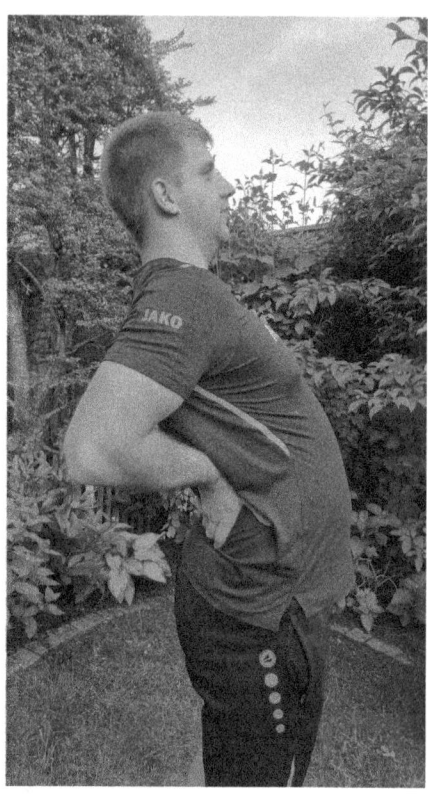

**Abbildung 5.37:** Dehnübung 6, Bild 2

# Teil III
# Osteoporose behandeln

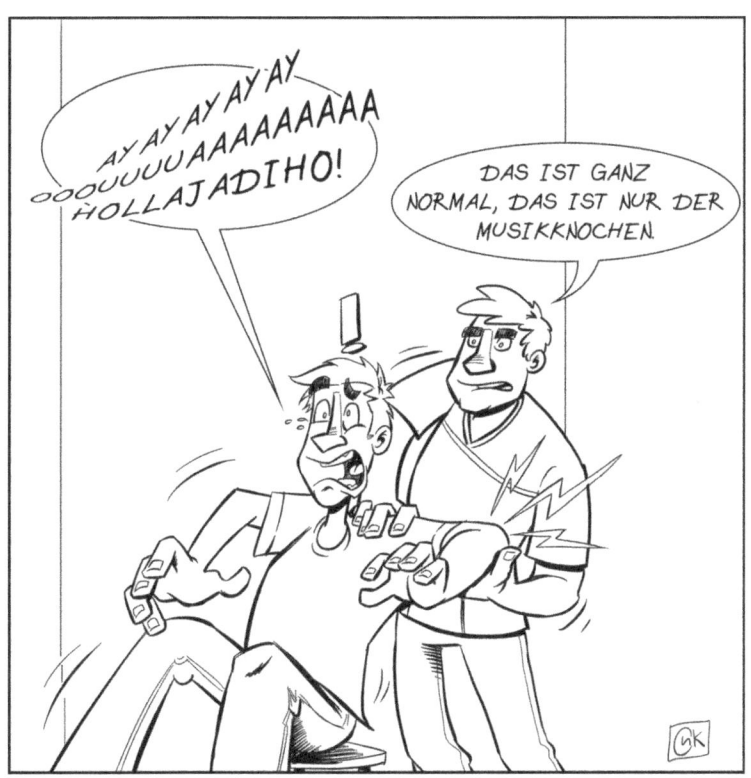

**IN DIESEM TEIL ...**

✔ Erfahren Sie Grundlegendes zur Diagnose und zur Behandlung der Osteoporose im Rahmen einer medikamentösen Therapie

✔ Lernen Sie, welche Medikamente den Knochenstoffwechsel negativ beeinflussen und welche Unterschiede es bei Osteoporose zwischen Frauen und Männern gibt

✔ Verstehen Sie, wie sich Schmerzen bei Osteoporose auswirken

✔ Wird Ihnen erläutert, warum der Sturz ein einschneidendes Ereignis ist und wie Sie Stürzen vorbeugen können

✔ Entdecken Sie die Sicht der Wissenschaft auf das Thema Osteoporose

> **IN DIESEM KAPITEL**
>
> Wie eine Osteoporose festgestellt wird
>
> Warum eine frühzeitige Diagnose bei Osteoporose besonders wichtig ist
>
> Weshalb es im Anfangsstadium der Erkrankung so schwierig ist, eine Osteoporose zu erkennen
>
> Wann eine DEXA-Messung zur Bestimmung der Knochendichte angezeigt ist und wie sie durchgeführt wird

# Kapitel 6
# Diagnostik der Osteoporose

Die Frage der Diagnostik ist bei der Erkrankung Osteoporose in doppelter Hinsicht bedeutsam. Einerseits, weil aktuell nur etwas mehr als 20 Prozent der Betroffenen richtig und rechtzeitig behandelt werden … viel zu wenig und mit gravierenden Folgen für den Verlauf der Krankheit. Andererseits, weil häufig unklar ist, wie eine Diagnosestellung bei Osteoporose tatsächlich aussieht und wie beziehungsweise durch welche Methoden eine Osteoporose gesichert festgestellt werden kann.

## Wann eine Basisdiagnostik bei Osteoporose notwendig ist

Hinter dieser Überschrift verbirgt sich die Frage, wann eine Basisdiagnostik zum Nachweis einer Osteoporose sinnvoll ist und wenn das so ist, mit welchen Mitteln die Diagnosestellung einer Osteoporose erfolgt.

**Diagnose oder Screening?**

Ob eine diagnostische Maßnahme erfolgen sollte oder auch ein Screening ausreichend sein könnte, ist danach zu beurteilen, wie sich die individuelle Situation des Patienten darstellt.

Ein Screening ist ungenauer und weniger aufwendig als die Diagnostik der Osteoporose, aber auch wesentlich preiswerter! Screening-Untersuchungen sollen die Früherkennung einer Krankheit ermöglichen, die gerade bei Osteoporose-Betroffenen von besonderer Bedeutung ist.

Daher kommen für solche Untersuchungen in erster Linie Patienten in Betracht, die zwar noch keine Krankheitssymptome aufweisen, aber entweder bestimmte Risikofaktoren für eine Osteoporose-Erkrankung aufweisen (siehe dazu ausführlich Kapitel 14) oder sich in einer Lebenssituation befinden, in der sich vergleichsweise häufig eine Osteoporose erstmals entwickelt (zum Beispiel Frauen nach der Menopause).

Eine Diagnostik der Osteoporose ist erforderlich, wenn eine Person bestimmte spezifische Krankheitssymptome zeigt, die über das nur theoretische Vorliegen von Risikofaktoren hinausgehen.

Unter Diagnostik versteht man die Gesamtheit aller Maßnahmen, die zur Erkennung einer Krankheit führen.

Es ist also nun entschieden, dass ein Patient die Osteoporose-Basisdiagnostik benötigt. Dann schauen wir uns jetzt genauer an, wie diese abläuft.

# Ablauf der Basisdiagnostik bei Osteoporose

Die Basisdiagnostik bei Osteoporose erfolgt in drei Schritten, die von Ihrem Arzt entsprechend den wissenschaftlichen Behandlungsleitlinien durchgeführt werden.

## Anamnese

Üblicherweise erfolgt zunächst die sogenannte Anamnese. In einem Gespräch mit dem Patienten werden die bestehenden Beschwerden und die Krankheitsgeschichte erfragt und aufgezeichnet.

Dabei legt der Arzt großen Wert darauf festzustellen, ob einer oder mehrere Osteoporose-Risikofaktoren vorliegen (siehe dazu Kapitel 2).

## Körperliche Untersuchung

Im Anschluss an das Anamnesegespräch erfolgt eine eingehende körperliche Untersuchung des Patienten. Dabei liegt ein Hauptaugenmerk auf den nachfolgenden Kriterien:

✔ Rückenschmerzen, Beweglichkeit der Wirbelsäule

✔ Muskelverspannungen

✔ Verdacht auf Sinterung von Wirbelkörpern

✔ Größe und Beschaffenheit der Schilddrüse

✔ Blutdruck, Puls

✔ Veränderungen der Körpergröße

✔ BMI

# DEXA-Messung

Als letzter Teil der Basisdiagnostik bei Osteoporose kommt die DEXA-Knochendichtemessung zur Anwendung. **DEXA** ist die Abkürzung für Dual Energy X-Ray Absorptiometry.

Diese Messmethode ist aktuell der Goldstandard zur Bestimmung der Knochendichte und wird meist von Orthopäden oder Radiologen durchgeführt.

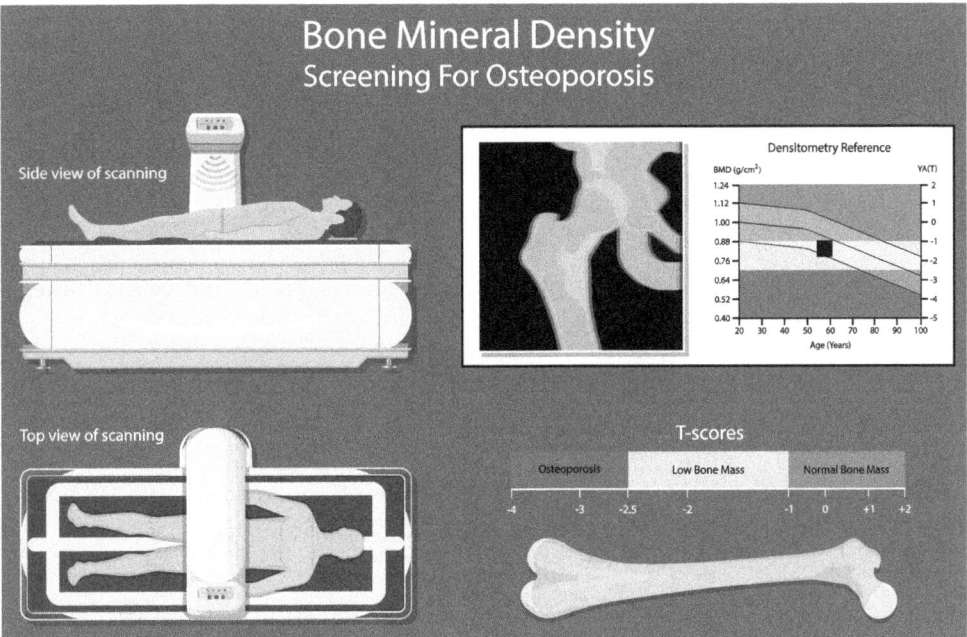

**Abbildung 6.1:** Schematische Darstellung einer DEXA-Messung © Pepermpron – stock.adobe.com

Bei der DEXA-Messung (siehe Abbildung 6.1) treffen energetische Strahlen unterschiedlicher Stärke auf das Skelett. Am Ende wird gemessen, wie viel Strahlung durch das Skelett hindurchdringt; aufgrund dieser Messung kann dann der Mineralgehalt des Knochens ermittelt werden.

Messpunkte sind dabei die Lendenwirbelsäule und die Hüfte.

Ergebnis der Messung ist dann der sogenannte T-Score, der die Abweichung der Knochendichte gegenüber einem jungen Erwachsenen bezeichnet.

 Nach der Klassifizierung der WHO ergeben sich folgende Einteilungsparameter, aus denen dann abgeleitet wird, ob eine Osteoporose vorliegt, es sich lediglich um eine Osteopenie handelt oder die Knochendichte im Normbereich liegt:

| T-Score | Definition |
|---|---|
| größer -1 | Normbereich |
| kleiner/gleich -1, größer -2,5 | Osteopenie |
| kleiner/gleich -2,5 | Osteoporose |

**Tabelle 6.1:** Bedeutung des gemessenen T-Score

Neben der besonderen Zuverlässigkeit der DEXA-Messung hat diese weitere Vorteile, die dazu führen, dass diese Messmethode aktuell am weitaus häufigsten zur Bestimmung der Knochendichte herangezogen wird.

Weitere Vorteile sind:

✔ Niederschwelliger Zugang für die Patienten

✔ Schnelle Durchführung der Messung

✔ Die Messung kann in den Skelettbereichen durchgeführt werden, die für das Entstehen der Osteoporose besonders anfällig sind.

✔ In bestimmter Position können auch Wirbelkörperfrakturen erkannt werden.

✔ Die Messung ist nicht teuer (circa 50,00 Euro).

An dieser Stelle möchte ich kritisch auf die Frage blicken, ob und wann die DEXA-Messung von den Krankenkassen erstattet wird.

## Exkurs: Erstattungsfähigkeit der DEXA-Messung

Wir haben gerade gesehen, dass die DEXA-Messung der Goldstandard für eine möglichst zuverlässige Ermittlung der Knochendichte ist und verschiedene weitere Vorteile mit sich bringt, die eine schnelle und kostengünstige Einschätzung ermöglichen, ob ein Patient von einer Osteoporose betroffen sein könnte.

Wir halten also fest, dass auf diesem Weg – im Zusammenspiel mit den genannten weiteren diagnostischen Mitteln – eine auch frühzeitige Gefahrenabschätzung erzielt werden könnte.

Wenn wir jetzt feststellen, dass in Deutschland lediglich etwas mehr als 20 Prozent der Osteoporose-Betroffenen richtig und rechtzeitig diagnostiziert werden, so stellt sich die Frage, warum dies so ist, wo doch die DEXA-Messung zuverlässige Ergebnisse liefern könnte.

Die Frage lässt sich unter anderem auch damit beantworten, dass die DEXA-Messung nur in wenigen Fällen eine Leistung ist, die von den Krankenkassen übernommen wird.

In den allermeisten Fällen muss die DEXA-Messung als sogenannte IgeL-Leistung von den Patienten selbst bezahlt werden.

Bis zum Jahr 2013 war es so, dass diese Messung erst dann von den Krankenkassen übernommen wurde, wenn bereits ein erster osteoporotisch bedingter Bruch vorlag. Diese Handhabung war schon anfangs der 2000er-Jahre hoch umstritten, da sie viel zu spät ansetzt; nämlich erst dann, wenn »das Kind bereits in den Brunnen gefallen ist«.

Denn – und das wird uns im weiteren Verlauf des Buches noch öfter begegnen – wenn es bereits eine Fraktur gab, die auf Osteoporose zurückzuführen war, ist die Gefahr für einen weiteren Bruch stark erhöht.

Dies hatte der Bundesselbsthilfeverband für Osteoporose e. V. schon 2005 zum Anlass genommen, beim dafür zuständigen Gemeinsamen Bundesausschuss (G-BA) eine Ausweitung der Erstattungsfähigkeit der DEXA-Messung zu beantragen.

Im Jahr 2013 gab es dann dazu eine Entscheidung, von der man sich eine Verbesserung der Versorgungssituation erhofft hatte.

Seit 2013 wird die DEXA-Messung nämlich nicht erst dann von der Krankenkasse übernommen, wenn schon ein osteoporotisch bedingter Bruch vorliegt. Auch für Patienten mit einer sekundären Osteoporose und für Risikopatienten übernimmt die Krankenkasse die Kosten.

Leider hat sich in den letzten Jahren gezeigt, dass auch diese Ausweitung nicht der große Wurf war. Osteoporose gilt weiter als »unterdiagnostiziert«; der Prozentsatz der richtig und rechtzeitig diagnostizierten Betroffenen liegt weiter im Bereich von 20 Prozent.

Die Gründe dafür sind vielfältig und würden den Rahmen dieses Exkurses sprengen.

Ich halte es nach wie vor für geboten, die DEXA-Messung im Rahmen eines Screenings vor allem für Frauen nach der Menopause kostenlos anzubieten. Nach meiner festen Überzeugung könnten dadurch hohe Folgekosten, die insbesondere bei der Behandlung von Oberschenkelhalsbrüchen auftreten, deutlich gesenkt werden. Allein: Der politische Wille fehlt! Noch?

## Andere Methode zur Bestimmung der Knochendichte

Eine andere Methode, die Knochendichte zu messen, ist die quantitative Computertomografie (QCT). Sie verwendet gegenüber der DEXA-Messung höhere Dosen an Röntgenstrahlung und ist daher für wiederholte Messungen eher nicht geeignet. Außerdem ist die Verwendung eines Tomografiegerätes deutlich aufwendiger als die Messung mit DEXA. Dennoch gelingt es mit der QCT-Messung auch schon in einem frühen Stadium, einen Verlust an Knochendichte zu diagnostizieren. Allerdings lassen sich Aussagen zur Knochendichte nur jeweils im bestrahlten Bereich des Skelettes sicher treffen; darüberhinausgehende Rückschlüsse auf nicht ausgemessene Teile des Skelettsystems sind kaum sicher möglich.

## Röntgen der Wirbelsäule

Mit dem Röntgen der Wirbelsäule ist der Nachweis von Wirbelkörperfrakturen möglich. Für die Beurteilung der Knochendichte sind Röntgenaufnahmen dagegen ungeeignet, denn auf Röntgenbildern sind Verluste an Knochenmasse erst dann sichtbar, wenn bereits etwa 30 bis 40 Prozent abgebaut sind.

Dagegen können mit dem Röntgen der Wirbelsäule bisher nicht erkannte Wirbelkörperfrakturen festgestellt werden und im Anschluss daran kann eventuell eine erforderliche Osteoporose-Therapie eingeleitet werden.

Auch für die Diagnose einer sekundären Osteoporose werden Röntgenbilder genutzt.

**IN DIESEM KAPITEL**

Wie eine ganzheitliche Osteoporose-Behandlung aussehen kann

Wann eine medikamentöse Therapie anzuraten ist

Welche Medikamente es aktuell gibt und wie sie wirken

Warum auch bei einer medikamentösen Therapie der Kalzium- und Vitamin-D-Haushalt nicht vernachlässigt werden sollte

Was man unter Compliance versteht und warum diese gerade bei Osteoporose zu wünschen übriglässt

# Kapitel 7
# Osteoporose und medikamentöse Therapie

## Gesamtkonzept der Osteoporose-Behandlung

Das Gesamtkonzept einer wirksamen und erfolgreichen Osteoporose-Behandlung besteht aus mehreren Säulen und muss individuell auf den einzelnen Patienten abgestimmt werden.

Die Säulen im Einzelnen:

✔ Ernährung

✔ Körperliches Training

✔ Sturzprophylaxe

✔ Medikamentöse Therapie

✔ Schmerztherapie

✔ Rehabilitation

✔ Selbsthilfe

An dieser Stelle möchten wir die vierte Säule – Osteoporose und medikamentöse Therapie – näher behandeln. Bedenken Sie dabei, dass es sich um Basisinformationen handelt. Prüfen Sie zunächst mit Ihrem Arzt, ob es bei Ihnen Ursachen für eine Osteoporose gibt, die man beseitigen kann oder ob andere Knochenstoffwechselstörungen wie eine Unterverkalkung des Knochens (Osteomalazie) vorliegen, die eine besondere Therapie erforderlich machen.

Jeder Sturz kann Brüche verursachen!

Sagen Sie Ihrem Arzt deshalb auch, wenn Sie häufiger stürzen und klären Sie mit ihm, was man dagegen tun kann. Üben Sie Ihre Koordination! Nähere Informationen zum Thema Sturzprophylaxe, einer weiteren wichtigen Säule der Osteoporose-Behandlung, finden Sie in Kapitel 12.

Die Einnahme von Medikamenten ist wichtig, genügt alleine jedoch nicht. Nur in Kombination mit einer knochengesunden Lebensweise (Säulen 1 und 2) und eigenverantwortlichem Handeln ist ein nachhaltiger Erfolg möglich!

# Wann eine medikamentöse Therapie notwendig ist

Die Notwendigkeit einer medikamentösen Therapie ist individuell zu beurteilen und abhängig von dem persönlichen Risiko, einen Knochenbruch zu erleiden.

Dabei haben drei Faktoren wesentlichen Einfluss auf das Knochenbruchrisiko eines Menschen:

## Geschlecht

Frauen haben ein 50 Prozent höheres Knochenbruchrisiko im Alter als Männer.

## Lebensalter

Durch den natürlichen Alterungsprozess nehmen die Knochendichte und die Knochenqualität ab. Frauen ab dem 70. und Männer ab dem 80. Lebensjahr gehören daher grundsätzlich zur höchsten Risikogruppe.

## Knochendichte

Patienten, bei denen der T-Score der DEXA-Knochendichtemessung unter -2,0 liegt, haben ein erhöhtes Knochenbruchrisiko.

Weitere wichtige Risikofaktoren für Knochenbrüche sind genetische Vorbelastung (erbliche Veranlagung), Nikotinkonsum, häufige Stürze und bereits erlittene Knochenbrüche.

Für die Diagnostik und Therapie der Osteoporose haben Risikofaktoren im Allgemeinen eine große praktische Bedeutung, denn die verlässliche Bestimmung allein der Knochendichte ist zur Abschätzung des Frakturrisikos bei den meisten Patienten nicht ausreichend.

Erst eine Kombination aus Knochendichte und den klinischen Risikofaktoren ermöglicht eine recht gute Abschätzung des individuellen Knochenbruchrisikos.

 Die Osteoporose sollte immer dann behandelt werden, wenn das Knochenbruchrisiko hoch ist!

Osteoporose-Medikamente entfalten ihre volle knochenaufbauende beziehungsweise den Knochenabbau hemmende Wirkung innerhalb weniger Monate. Die bruchsenkende Wirkung stellt sich aber nur dann ein, wenn die verschriebenen Medikamente kontinuierlich eingenommen werden. Dagegen gibt es bisher keinen Nachweis für eine vorbeugende oder bleibende Wirkung von Osteoporose-Medikamenten. Eine medikamentöse Osteoporose-Behandlung wird nach der S3-Leitlinie des Dachverbandes Osteologie immer nur dann empfohlen, wenn das aktuelle Bruchrisiko hoch ist und die Wahrscheinlichkeit einer Wirbelkörper- oder Hüftfraktur in den nächsten zehn Jahren bei über 30 Prozent liegt.

 Innerhalb des ersten Jahres nach einem Wirbelkörperbruch ist die Gefahr weiterer Brüche besonders hoch. Es ist daher wichtig, die medikamentöse Therapie möglich schnell nach dem diagnostizierten Wirbelkörperbruch zu beginnen

# Wissenswertes über die medikamentöse Therapie

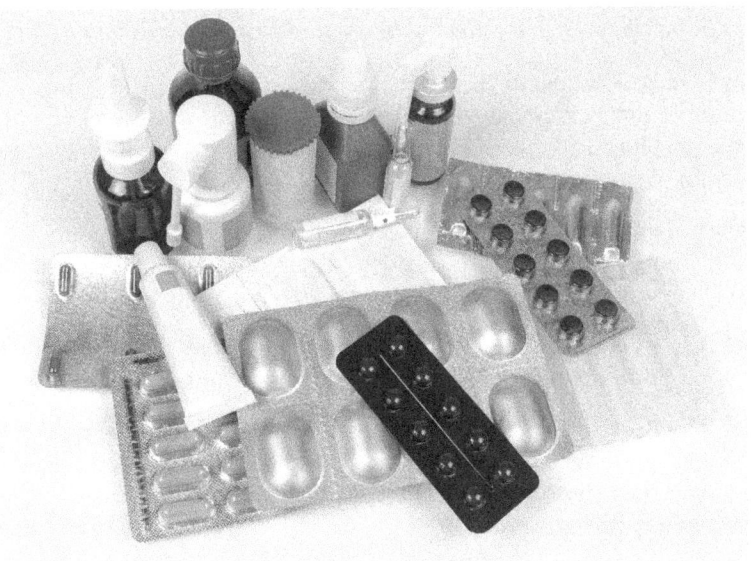

**Abbildung 7.1:** Medikamente bei Osteoporose © An-T – stock.adobe.com

Es gibt unterschiedliche Formen der medikamentösen Osteoporose-Therapie, das Ziel ist jedoch immer dasselbe: Die Knochenfestigkeit soll erhöht werden, indem die Knochenmasse und/oder die Qualität des Knochens verbessert werden.

Welche Therapie für Sie persönlich die richtige ist, entscheidet Ihr Arzt gemeinsam mit Ihnen unter Berücksichtigung Ihrer individuellen Erkrankungssituation. Wie schon ausgeführt ist dabei zunächst die basistherapeutische Grundversorgung mit Kalzium und Vitamin D sicherzustellen. Nach dem aktuellen Stand der Wissenschaft ist die Wirksamkeit von Denosumab, Romosozumab, Bisphosphonaten, Raloxifen und Parathormon zur Reduzierung des Risikos, einen auf Osteoporose zurückzuführenden Knochenbruch zu erleiden, am besten belegt.

# Basistherapie Kalzium und Vitamin D

Kalzium und Vitamin D zählen zur Basistherapie der Osteoporose und bedingen einander. Kalzium ist als Mineralstoff ein wichtiger Baustein des Knochens. Vitamin D fördert die Kalziumaufnahme aus der Nahrung und stärkt die Muskulatur. Kalzium wird über die Nahrung aufgenommen. Vitamin D wird größtenteils in der Haut synthetisiert, unterstützt durch die Strahlung der Sonne. Je nach Hauttyp und Jahreszeit ist ein 30- bis 60-minütiger täglicher Aufenthalt im Freien ausreichend, um einen schweren Vitamin-D-Mangel zu vermeiden. Der individuelle Vitamin D-Spiegel kann durch eine Blutmessung bestimmt werden. Ist das Erreichen des täglichen Bedarfs über die Nahrung und Sonneneinstrahlung fraglich, ist eine Ergänzung von Vitamin D und gegebenenfalls auch Kalzium empfehlenswert. Insbesondere in den sonnenarmen Monaten Oktober bis April sowie in höherem Alter ist eine ausreichende Vitamin-D-Produktion in der Haut nicht gewährleistet, sodass eine leitliniengerechte Vitamin-D-Supplementation erfolgen sollte. Dabei ist die notwendige Kalziumzufuhr vorzugsweise durch kalziumreiche Nahrung und kalziumreiche Mineralwässer zu gewährleisten. Bei eingeschränkter Aufnahmemöglichkeit im Darm (zum Beispiel bei Mangel an Magensäure) können zusätzlich Kalziumpräparate verabreicht werden.

- ✔ Kalzium steht als Kautablette, Brausetablette oder Pulver zur Verfügung. Bei Vitamin D gibt es Präparate, die man täglich oder alle drei bis vier Wochen einnehmen kann. Weit verbreitet sind auch Kombinationspräparate von Kalzium plus Vitamin D.

- ✔ Eine Therapie mit Denosumab, Bisphosphonaten, Raloxifen und Parathormon sollte immer mit einer ausreichenden Versorgung von Kalzium und Vitamin D einhergehen.

- ✔ Bei einer Bisphosphonat-Therapie darf die Einnahme von Kalziumpräparaten frühestens 60 Minuten nach dem Bisphosphonat erfolgen.

- ✔ Bei einer Parathormon-Therapie ist ein Anstieg der Kalziumkonzentration im Blut möglich. Deshalb sollten regelmäßig ärztliche Kontrollen durchgeführt werden – gegebenenfalls muss die Kalzium- und Vitamin-D-Verabreichung reduziert werden.

- ✔ Bei Nierenfunktionsstörungen oder Nierensteinen sind Kalzium/Vitamin D-Präparate mit Vorsicht einzunehmen und der Arzt ist vorher zu befragen.

✔ Da Kalzium die Aufnahme von bestimmten Antibiotika (Tetrazyklin) vermindern kann, wird empfohlen, das Antibiotikum zwei Stunden vor beziehungsweise sechs Stunden nach dem Kalziumpräparat einzunehmen.

✔ Abführmittel und Medikamente zur Verringerung der Cholesterinaufnahme aus dem Magen-Darm-Trakt (Colestyramin) vermindern die Aufnahme von Vitamin D.

✔ Blutdrucksenkende Medikamente und Entwässerungsmittel vom Typ der Thiazid-Diuretika (Bezeichnung für Wirkstoffklassen) verringern die Kalziumausscheidung. Dies kann vor allem bei Patienten mit einer zu hohen Kalziumausscheidung vorteilhaft sein und verbessert die Kalziumbilanz.

✔ Kalzium/Vitamin D ist erstattungsfähig, wenn bereits ein Osteoporose-typischer Knochenbruch vorliegt.

✔ Kalzium/Vitamin D ist erstattungsfähig, wenn eine sechsmonatige Therapie mit mindestens 7,5 mg Prednisolon (Glucocorticoid/Kortison) erfolgt ist beziehungsweise durchgeführt wird.

# Die wichtigsten Medikamente im Überblick

Auf den nächsten Seiten erhalten Sie einen Überblick über die wichtigsten Osteoporose-Medikamente und deren Wirkweise. Sie erfahren Näheres darüber, wie Sie die Medikamente sinnvoll einnehmen und ob im Einzelfall eventuell Nebenwirkungen auftreten können.

## Bisphosphonate

Eine neue Ära der Behandlung von Knochenkrankheiten begann vor etwa 20 Jahren mit der Einführung der Bisphosphonate. Diese Substanzen reichern sich auf der Oberfläche des Knochens an und hemmen die Osteoklasten (knochenabbauende Zellen), ohne negativen Einfluss auf den Knochenaufbau. Für die Substanzklasse der Bisphosphonate ist wissenschaftlich belegt, dass sie für den Zeitraum der Einnahme die Häufigkeit von Knochenbrüchen verringern können. Nach der Einnahme werden Bisphosphonate rasch aus dem Blut in die Knochen aufgenommen, wo sie langfristig gebunden bleiben und ihre Wirkung entfalten.

Zu den derzeit bei Osteoporose zugelassenen Bisphosphonat-Präparaten gehören:

| Substanz | Darreichungsform |
| --- | --- |
| Alendronat/Fixkombination mit Vitamin D | tägliche oder wöchentliche Tablette |
| Risedronat/Fixkombination mit Kalzium und Vitamin D | tägliche oder wöchentliche Tablette |
| Ibandronat | Monatstablette/Dreimonatsspritze (intravenös) |
| Zoledronat | Jahresinfusion (intravenös) |

Tabelle 7.1: Bisphosphonat-Präparate

Bisphosphonate werden aus dem Darm schlecht aufgenommen. Sie sollen nicht mit kalziumhaltigem Mineralwasser eingenommen werden, da sie mit Kalzium unlösliche Verbindungen bilden. Als Nebenwirkungen der Bisphosphonate können Magen-Darm-Unverträglichkeiten und (trotz richtiger Einnahme) selten Entzündungen der Speiseröhre auftreten.

Damit Bisphosphonate optimal vom Blut aufgenommen werden können und die hauptsächliche Nebenwirkung, nämlich Reizungen der Schleimhäute (in Speiseröhre, Magen und Darm) nicht auftreten, müssen Osteoporose-Patienten bei der Einnahme in Tablettenform drei Regeln unbedingt befolgen:

✔ Die Tablette morgens und nüchtern einnehmen.

✔ Bei der Einnahme reichlich Leitungswasser trinken – mindestens ein großes Glas (kein Mineralwasser). Ausnahme: Falls das Leitungswasser in Ihrer Region sehr kalziumhaltig sein sollte, bitte auf ein anderes kalziumarmes Wasser ohne Kohlensäure zurückgreifen.

✔ Nach der Einnahme eine Stunde nichts essen und trinken und nicht hinlegen – sondern gehen, stehen oder aufrecht sitzen.

Bei den Bisphosphonaten, die intravenös verabreicht werden, entfällt die Magen-Darm-Passage, weshalb die Gefahr der genannten Nebenwirkungen entfällt. Nebenwirkungen bei intravenös verabreichten Bisphosphonaten sind grippeähnliche Symptome bei zehn bis 15 Prozent der Patienten, die jedoch durch eine begleitende Therapie zum Beispiel mit Paracetamol behandelt werden können.

## Raloxifen

Raloxifen gehört zur Substanzklasse der SERMS, der Selektiven Estrogenrezeptor-Modulatoren. Raloxifen vermindert bei Frauen nach den Wechseljahren das Auftreten von Wirbelkörperbrüchen und erhält die Knochenmasse.

Raloxifen steht als Tablette zur täglichen Einnahme (unabhängig von der Tageszeit und den Mahlzeiten) zur Verfügung. Raloxifen wird nur bei Frauen nach den Wechseljahren eingesetzt. Nachgewiesen sind eine Verringerung des Risikos von Wirbelkörperbrüchen sowie positive Wirkungen im Hinblick auf ein Brustkrebsrisiko. Unter der Einnahme von Raloxifen können gelegentlich Thrombosen und selten Schlaganfälle auftreten. Frauen, bei denen einmal eine Lungenembolie oder tiefe Beinvenenthrombose aufgetreten ist, sollten Raloxifen nicht einnehmen.

## Parathormon und Abkömmlinge

Das Parathormon ist ein Hormon, das in den Nebenschilddrüsen gebildet wird. Die Hauptfunktion des Parathormons ist die Erhöhung der Kalziumkonzentration im Blut. Teriparatid und Abaloparatid fördern den Knochenaufbau und die Bildung neuer Knochenstrukturen.

Das Medikament wird vom Patienten selbst täglich unter die Haut gespritzt.

Die Behandlungsdauer beträgt 18 (Abaloparatid) oder 24 Monate (Teriparatid) und wird danach in der Regel mit einem anderen antiresorptiv wirkenden Osteoporose-Medikament fortgesetzt.

Das Parathormon wird bei Frauen nach den Wechseljahren und bei Männern eingesetzt, die bereits mehr als einen Wirbelkörperbruch unter einer Therapie mit einem anderen Osteoporose-Medikament erlitten haben.

Teriparatid wurde 2007 auch für Männer zugelassen. Häufige unerwünschte Nebenwirkungen sind Gliederschmerzen, Übelkeit und Erhöhungen von Kalzium und der Harnsäure im Blut. Die Anwendung erfolgt über einen sogenannten PEN, der leicht zu handhaben ist.

## Denosumab

Denosumab ist ein menschlicher monoklonaler Antikörper (IgG2) und gehört damit zur Wirkstoffgruppe der Biologika. Wirkziel von Denosumab ist der RANKL (Receptor Activator for Nuclear Factor k B Ligand), ein Eiweiß, das eine zentrale Rolle im Knochenstoffwechsel spielt. RANKL aktiviert direkt die Bildung von knochenfressenden Zellen (Osteoklasten), den Gegenspielern der knochenaufbauenden Osteoblasten. Ein Übermaß an RANKL hat Knochenabbau und Osteoporose zur Folge. Denosumab kann man sich wie einen Bremsklotz vorstellen, der sich an das Eiweiß RANKL bindet. Damit kann RANKL nicht mehr an sein spezielles Bindungseiweiß (Rezeptor) RANK auf der Zelloberfläche der knochenfressenden Osteoklasten und ihrer Vorläuferzellen andocken. Die Unterbrechung der RANKL/RANK-Wechselwirkung verhindert die Bildung, die Funktion und das Überleben der knochenfressenden Zellen. Folglich wird der Knochenabbau sowohl an der Oberfläche der Knochen wie auch im Knochen selbst gebremst.

 Denosumab wird zweimal jährlich injiziert.

## Zusammenfassung und Ausblick

Mittel der ersten Wahl einer medikamentösen Osteoporose-Therapie mit dem Nachweis einer Verringerung des Risikos von Knochenbrüchen sind derzeit:

- ✔ Denosumab
- ✔ Bisphosphonate
- ✔ Raloxifen
- ✔ Parathormon (Teriparatid/Abaloparatid)

Basistherapie ist immer eine ausreichende Versorgung mit Kalzium und Vitamin D. Können die Mittel der ersten Wahl nicht eingesetzt werden, gibt es weitere alternative Medikamente.

Hierzu gehören Calcitonin, aktive Vitamin-D-Präparate, Fluoride und Etidronat (Bisphosphat der ersten Generation). Weitere wirksame Behandlungsprinzipien befinden sich in der präklinischen und klinischen Prüfung. Die Forschung auf dem Sektor der Osteoporose-Therapeutika ist weiterhin sehr intensiv.

## Hormone und Osteoporose

Östrogene werden bei der Frau vor den Wechseljahren in den Eierstöcken gebildet. Nach den Wechseljahren ist die Bildung von geringen Mengen Östrogen im Muskel- und Fettgewebe über Vorstufen möglich. Östrogene sind sehr wichtig für den Aufbau des Knochens bei jungen Mädchen und Frauen sowie für den Erhalt der Knochenmasse bei der erwachsenen Frau. Das Versiegen der Eierstockfunktion nach den Wechseljahren ist der Hauptgrund, warum Frauen in diesem Lebensabschnitt besonders häufig von Osteoporose betroffen sind.

Eine Behandlung mit Hormonen bei Frauen nach den Wechseljahren sollte bei vorhandener Gebärmutter immer in einer Kombination aus Östrogenen und Gestagenen liegen. Bei Frauen, bei denen eine Gebärmutterentfernung vorgenommen wurde, reicht eine Östrogenbehandlung.

Eine Hormonbehandlung ist außerordentlich wirksam zur Beseitigung von Wechseljahresbeschwerden. Entsprechende Studien haben jedoch gezeigt, dass eine Hormontherapie ebenfalls zu einer deutlichen Senkung des Risikos für Wirbelkörper- und Oberschenkelhalsbrüche führt.

Als Nebenwirkung einer Hormontherapie (HRT) zeigt sich ein leicht erhöhtes Risiko für Brustkrebs, für das Auftreten von Herzinfarkt und Schlaganfällen sowie Thrombose und Embolie, sodass eine Osteoporose-Behandlung mit Östrogenen in erster Linie nicht empfohlen werden kann.

Dieses Nutzen-Risiko-Verhältnis ist bei einer reinen Östrogenbehandlung günstiger, sodass hier eine Hormontherapie nach individueller Abwägung möglich erscheint. Derzeit sind Östrogenpräparate zur Vorbeugung einer Osteoporose bei einem hohen Risiko für Brüche nur dann verordnungsfähig, wenn andere Medikamente zur Vorbeugung einer Osteoporose nicht vertragen werden oder kontraindiziert sind. Wenn eine Hormontherapie in Frage kommt, sollte vor einer Therapieeinleitung in jedem Fall eine ausführliche Beratung mit einem niedergelassenen Frauenarzt erfolgen.

## Behandlungsziel und Behandlungsdauer

Jede Therapie ist hinsichtlich des Behandlungsziels und der Behandlungsdauer zu Beginn näher zu beschreiben. Was das im Hinblick auf die Osteoporose-Therapie bedeutet, erfahren Sie auf den folgenden Seiten.

## Behandlungsziel

Das Ziel der Osteoporose-Behandlung ist die Vermeidung von Knochenbrüchen. Zur Knochenfestigkeit tragen vier Faktoren bei:

✔ Knochendichte

✔ Knochenarchitektur

✔ Knochenumbau

✔ Knochenmaterial

Von diesen vier Faktoren ist derzeit nur die Knochendichte verlässlich messbar. Für die Beurteilung des Bruchrisikos und für eine Therapieentscheidung ist sie mittlerweile unentbehrlich geworden. In Einzelfällen kann von diesem Grundsatz dann abgewichen werden, wenn eine Therapieindikation alleine durch das Vorliegen typischer Frakturen gerechtfertigt ist.

Zu beachten ist, dass bei den meisten Osteoporose-Medikamenten von einem Therapieerfolg auch dann ausgegangen werden kann, wenn die Knochendichte nicht angestiegen ist, da die Medikamente vor allem qualitative Veränderungen des Knochens (Verbesserung der Knochenarchitektur) bewirken, die die Knochenfestigkeit unabhängig von der Knochendichte verbessern. Zur Kontrolle des Therapieerfolgs eignet sich die Knochendichte daher nur sehr begrenzt! Nur bei Abfall der Knochenmasse muss das Therapiekonzept kritisch überprüft werden.

Unter einer medikamentösen Therapie sollte die Knochendichte an der Wirbelsäule und der Hüfte mittels DEXA-Messung von wenigen Ausnahmen abgesehen in frühestens zweijährigen Abständen gemessen werden.

## Behandlungsdauer

Die Dauer der medikamentösen Therapie sollte in der Regel mindestens drei bis fünf Jahre betragen. Danach ist eine Neubeurteilung durch Ihren behandelnden Arzt erforderlich. Gemäß der Neubeurteilung wird die Behandlung entweder fortgesetzt, eine Therapiepause eingelegt oder die Therapie beendet.

Eine Osteoporose-Behandlung ist mit Ausnahme behebbarer Ursachen immer eine Langzeittherapie. Jedoch sind alle hier vorgestellten Medikamente nicht lebenslang einsetzbar. Alle drei bis fünf Jahre muss das Therapiekonzept gemeinsam mit dem behandelnden Arzt aktualisiert werden.

## Was bedeutet Compliance?

Der Begriff Compliance bedeutet Therapietreue, das heißt konsequente Einhaltung der Behandlungsvorschriften des Arztes. Dazu gehört insbesondere die richtige Einnahme der Medikamente. Untersuchungen bei vielen chronischen Krankheiten zeigen: Etwa die Hälfte aller Patienten nimmt die Medikamente spätestens nach Ablauf eines Jahres nicht mehr ein.

Dafür kann es verschiedene Gründe geben, zum Beispiel:

✔ Ich habe Angst vor Nebenwirkungen oder ich habe sie schon beobachtet.

✔ Heute geht es mir gut – ich nehme erst morgen wieder eine Tablette.

✔ Ich habe keine Beschwerden, dann kann ich meine Tablette auch halbieren.

✔ Nun nehme ich das Medikament schon so lange, das reicht für die nächsten Jahre.

✔ Oft vergesse ich die Einnahme, da sie nicht in meinen Tages-/Wochenplan passt.

✔ Ich nehme schon so viele Medikamente.

✔ Ich spüre gar keine Wirkung, da kann ich das Medikament auch weglassen.

Wenn Sie sich bei diesen Beispielen angesprochen fühlen, sollten Sie unbedingt das Gespräch mit Ihrem Arzt suchen. Setzen Sie Ihre Medikamente nicht leichtfertig ab! Gerade bei chronischen Erkrankungen wie der Osteoporose mit einer längeren Behandlungsdauer spielt die Einhaltung der medikamentösen Therapie eine entscheidende Rolle.

 Ungenügende Therapietreue erhöht das Knochenbruchrisiko. Therapietreue ist wichtig!

## Wissenswertes zu Arzneimitteln

Arzneimittel sind ein sehr komplexes Thema und deshalb erfahren Sie auf den nächsten Seiten Näheres zum richtigen Umgang mit Arzneimitteln und wie Sie mit Hinweisen zu Neben- oder Wechselwirkungen umgehen sollten.

### Umgang mit Arzneimitteln

Arzneimittel sollen kühl, dunkel und trocken, am besten in einem Schrank aufbewahrt werden. Der geeignete Platz für einen Arzneimittelschrank ist das Schlafzimmer oder ein ungeheizter Nebenraum. In den immer noch beliebtesten Orten Badezimmer und Küche kann es zu feucht sein.

### Nebenwirkungen von Arzneimitteln laut Beipackzettel

Folgende Angaben zu Nebenwirkungen finden Sie im Beipackzettel Ihrer Medikamente (siehe auch Abbildung 7.2):

✔ **Sehr selten:** Bei 10.000 Patienten treten bei weniger als einem Patienten oder nur in Einzelfällen Nebenwirkungen auf (< 0,01 Prozent).

✔ **Selten:** Bei einem von 10.000 Patienten treten Nebenwirkungen auf.

✔ **Gelegentlich:** Bei einem von 1000 Patienten treten Nebenwirkungen auf.

✔ **Häufig:** Bei einem von 100 Patienten treten Nebenwirkungen auf.

✔ **Sehr häufig:** Bei einem oder mehr von zehn Patienten treten Nebenwirkungen auf.

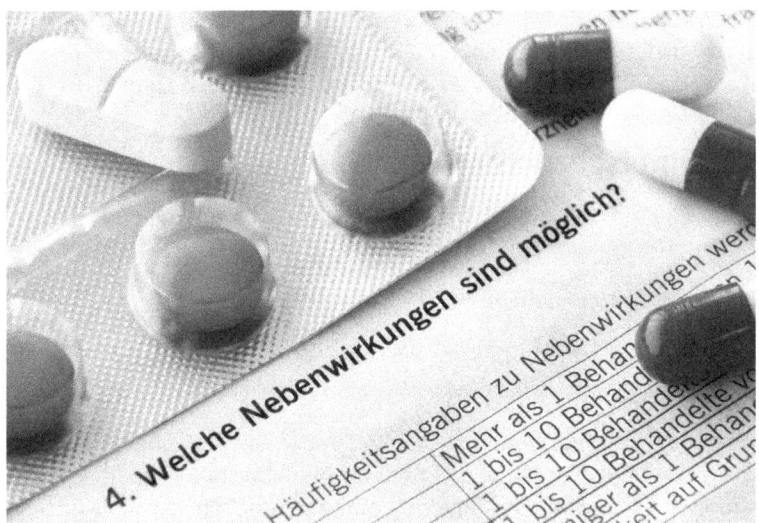

**Abbildung 7.2:** Beachten Sie immer mögliche Nebenwirkungen der eingenommenen Medikamente.
© PhotoSG – stock.adobe.com

## Beachtung der Einnahmevorschriften

Grundsätzlich sollten Sie bei der Einnahme eines Arzneimittels die Patienteninformationen der Packungsbeilage und die Anweisungen des Arztes oder Apothekers befolgen.

Die meisten Medikamente müssen regelmäßig in bestimmten Intervallen eingenommen werden, damit der Wirkstoff über den gesamten Zeitraum der Behandlung gleichmäßig im Körper verteilt wird.

✔ Vor dem Essen (v. d. E.): etwa eine halbe Stunde vor dem Essen

✔ Zum Essen: etwa zur Mitte der Mahlzeit

✔ Unmittelbar nach dem Essen: innerhalb der nächsten 30 Minuten nach dem Essen

✔ Nach dem Essen (n. d. E.): zwei Stunden nach der Mahlzeit

✔ Einmal täglich: Einnahme zur immer gleichen Zeit

✔ Zweimal täglich: Einnahme im Abstand von zwölf Stunden

✔ Dreimal täglich: Einnahme im Abstand von acht Stunden

✔ »1-0-1-0«: morgens eine (Tablette), mittags keine, abends eine, vor dem Schlafen keine

## Arzneimittelnebenwirkungen

Von Arzneimittelwechselwirkungen spricht man, wenn mehrere Arzneimittel gleichzeitig verordnet werden und es zu einer gegenseitigen Beeinflussung der Wirkstoffe kommt.

Sie sollten immer die Namen der Medikamente kennen, die Sie einnehmen. Schreiben Sie gegebenenfalls die Namen auf einen Zettel, den Sie immer bei sich tragen. Im Notfall können diese Informationen manchmal entscheidend sein. Denken Sie daran, dass auch rezeptfreie Medikamente oder Vitamintabletten Wechselwirkungen verursachen können.

## Wechselwirkungen mit Nahrungsmitteln

Diese Nahrungsmittel bewirken Wechselwirkungen mit folgenden Medikamenten beziehungsweise in Medikamenten enthaltenen Wirkstoffen:

- ✔ Alkohol: Die Wirkung vieler Medikamente wird erheblich verstärkt.

- ✔ Grapefruitsaft (Pampelmuse, Pomelo): Zusammen mit Grapefruit eingenommene Medikamente wirken um bis zu 30 Prozent stärker.

- ✔ Hochdosiertes Vitamin K (Erbsen, Bohnen, Brokkoli, Spinat, Spargel, Innereien, Eigelb, Sojaöl): Vitamin K kann die Wirkung von blutgerinnungsverhindernden Arzneien (Antikoagulantien), die Warfarin oder Phenprocoumon enthalten, je nach Konzentration vollständig aufheben. Die Folge: Thrombosen oder Schlaganfall.

- ✔ Milch, Milchprodukte (Käse, Joghurt, Quark): Bei Einnahme von Bisphosphonaten muss zwischen der Tabletteneinnahme und dem Verzehr von Milchprodukten mindestens eine Stunde liegen.

- ✔ Kalzium- oder stark magnesiumhaltige Mineralwässer: Bisphosphonate gehen mit Kalzium eine Verbindung ein, sodass sie nicht mehr vom Körper aufgenommen werden können. Trinken Sie am besten Leitungswasser. (Ausnahme: Falls das Leitungswasser in Ihrer Region sehr kalziumhaltig sein sollte, bevorzugen Sie mineralstoffarmes Wasser ohne Kohlensäure.)

> **IN DIESEM KAPITEL**
>
> Auswirkungen anderer Medikamente auf Ihre Knochengesundheit kennenlernen
>
> Von welchen Wirkstoffen ein negativer Einfluss auf die Knochenfestigkeit zu erwarten ist
>
> Mit welchen anderen Erkrankungen Sie besonders gefährdet sind, auch eine Osteoporose zu entwickeln

# Kapitel 8
# Medikamente die dem Knochen schaden

## Kortison – der Knochenfeind Nummer 1

Die Kortison-indizierte Osteoporose ist die bedeutendste Form einer durch Medikamente hervorgerufenen Osteoporose. Bereits nach wenigen Therapiemonaten ist mit einem verstärkten Knochenabbau zu rechnen. Der Knochen »schmilzt förmlich dahin«.

Unter einer Kortison-Langzeittherapie über mehrere Jahre erleiden circa die Hälfte aller Patienten eine manifeste Osteoporose mit einer Vielzahl von Knochenbrüchen. Besonders empfänglich dafür sind Kinder und Frauen nach der Menopause. In Einzelfällen kann es auch eine sogenannte »Kortison-Überempfindlichkeit« geben, die dann ebenfalls das Risiko einer Osteoporose begünstigt.

Diese durch Medikamente hervorgerufene Osteoporose weist folgende Besonderheiten auf:

✔ Sie tritt bei 50 Prozent der Patienten mit Glukokortikoid-Langzeitbehandlung auf.

✔ Besonders stark betroffen ist der sogenannte trabekuläre Knochen. Dabei handelt es sich um einen Knochen mit einem Gerüst von Knochenbälkchen. Daher treten Knochenbrüche bevorzugt im Bereich der Wirbelkörper, Rippen und Oberschenkel auf.

✔ Es tritt ein besonders starker Verlust an Knochendichte auf. Daher wird eine sogenannte antiresorptive Therapie (das heißt eine Therapie, die den Knochenabbau hemmt) bereits sehr frühzeitig empfohlen. Der Richtwert bei der DEXA-Messung liegt hier schon bei einem T-Score von < -1,0.

✔ Der Verlust an Knochenmasse ist in den ersten sechs bis zwölf Monaten besonders hoch. In der Spitze ist ein Rückgang von mehr als 20 Prozent festgestellt worden.

Die Wirkung des Kortisons auf den Knochen ist vielfältig und umfasst sowohl die Stimulation des Knochenabbaus als auch die Hemmung des Knochenaufbaus. Als Faustregel gilt, dass bei einer Therapiedauer von mehr als sechs Monaten und einer Dosis von mehr als 7,5 Milligramm Prednison-Äquivalent pro Tag ein deutlicher Verlust von Knochendichte zu erwarten ist. In diesem Fall ist eine frühzeitige Bisphosphonat-Therapie empfohlen, wobei die intravenöse Verabreichung dieses Medikamentes zu bevorzugen ist. Durch eine vorsorgliche Gabe eines intravenös zu verabreichenden Bisphosphonates in Verbindung mit Kalzium und Vitamin D kann jedoch auch bei regelmäßiger Einnahme von Kortison-Präparaten eine negative Knochenbilanz vermieden werden.

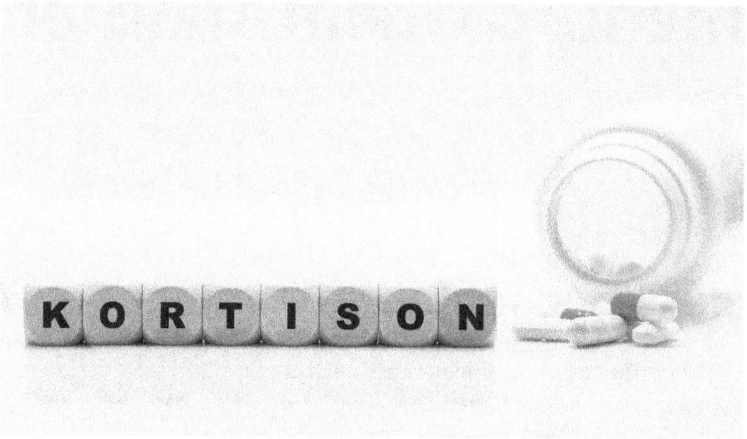

**Abbildung 8.1:** Kortison ist der größte Feind des Knochens. © p365.de - stock.adobe.com

# Osteoporose nach einer Transplantation

Die Transplantationszahlen von Organen wie Niere, Leber, Herz, Lunge und Bauchspeicheldrüse nehmen ständig zu. Wichtiger als die Zahl ist aber der deutliche Anstieg der Überlebenszeiten und die Verbesserung der Lebensqualität dieser Patienten: Die Einjahresüberlebenszeit beträgt heute 98 Prozent bei der Niere, 87 Prozent bei der Leber und 69 Prozent beim Herzen. Die Hälfte der transplantierten Patienten leidet aber später an manifester Osteoporose mit mehreren Frakturen, die die Lebensqualität deutlich einschränken – ein Zustand der durchaus vermeidbar wäre!

Die Ursache der Transplantationsosteoporose ist komplex und nur teilweise geklärt. Allgemeine Risikofaktoren (Inaktivität, Vitamin-D-Mangel, Menopause, Alkohol und Nikotin) und verschiedene Medikamente (Diuretika, Antikoagulanzien, Glukokortikoide) sind bei Kandidaten für Transplantationen häufig anzutreffen. Hinzukommt, dass das erkrankte Organ bereits vor der Transplantation den Knochen geschädigt hat.

Die entscheidende Rolle bei der Entstehung von Frakturen kommt aber der langjährigen Immunsuppression mit Glukokortikoiden, Cyclosporin A und Tacrolimus (FK506) zu. Vor allem im ersten Jahr nach der Transplantation ist der Knochenschwund erheblich und kann mit einem intravenösen Bisphosphonat verhindert werden (zum Beispiel eine Jahresinfusion Aclasta® 5 mg).

# Knochenschädigung durch Antiepileptika

Patienten mit Epilepsie, die mit bestimmten Antiepileptika (»Antikonvulsiva«, im Englischen auch »antiepileptic drug«, AED) behandelt werden, haben ein höheres Risiko für Knochenschwund und weisen vermehrt Mineralisationsstörungen und Frakturen auf. Substanz, Dosierung und Dauer der antiepileptischen Therapie bestimmen das Bild des Knochenschadens. Davon sind die Enzyminduktoren Phenytoin, Primidon, Phenobarbital und Carbamazepin besonders gründlich hinsichtlich des Vitamin-D-Stoffwechsels untersucht worden. Mischformen von Osteoporose und Osteomalazie sind besonders häufig zu beobachten und in der Therapie zu berücksichtigen. Noch nicht beantwortet ist die Frage, ob den modernen AED wie zum Beispiel Lamotrigin, Gabapentin oder Levetiracetam ein Osteoporose-Risiko zukommt.

Neben einer differenzierten und klar definierten Behandlung der Osteoporose muss bei Patienten mit Epilepsie besonders auf die Minimierung der Sturzneigung und der Anfälle geachtet werden.

# Depression und Antidepressiva

Die Depression ist eine der häufigsten Krankheiten, mit einer Häufigkeit von fünf bis zehn Prozent. In zahlreichen Studien wurde gezeigt, dass depressive Patienten deutlich häufiger an Osteoporose mit erhöhtem Frakturrisiko leiden. Der Einsatz von die Psyche beeinflussenden Medikamenten einschließlich der Antidepressiva ist mit einem höheren Fall- und damit Frakturrisiko verbunden. Neben vielfältigen Begleiterkrankungen sind auch bestimmte Antidepressiva für die Entstehung einer Osteoporose verantwortlich, die das Frakturrisiko erhöht. Einige Studien haben den direkten Effekt antidepressiver Medikamente auf den Knochenumbau untersucht und belegt. Daher gilt auch für den Knochen: Fröhlichkeit und Frohsinn sind die Basis für einen gesunden Körper! Wir alle haben schon den Kanon »Froh zu sein bedarf es wenig und wer froh ist, ist ein König« mitgesungen. Auch aus Sicht der Knochengesundheit sollten wir diesen Spruch beherzigen! Wir sollten daran denken, dass der Knochenumbau auch über das zentrale Nervensystem gesteuert wird.

# Tumortherapie

Oftmals entstehen bei der Krebsbehandlung auch Schäden am Knochen. Die Strahlentherapie führt über eine direkte Zellschädigung zu einer lokalen Atrophie des Knochens/Knochenmarksystems. Die systemische Chemo- und Hormontherapie führt dagegen zu einer

Ausdünnung des Gesamtskelettes, zur Osteoporose. Diese therapiebedingten Effekte können durch eine direkte Wirkung des Tumors selbst noch verstärkt werden.

## Ursachen für die Entstehung einer Osteoporose unter Tumortherapie

Folgende Ursachen kann es für die Entstehung einer Osteoporose unter einer Tumortherapie geben:

- ✔ Therapieinduzierter Hypogonadismus
- ✔ Hoch dosierte Glukokortikoide
- ✔ Vergiftungsanzeichen durch Zytostatika
- ✔ Strahlentherapie
- ✔ Immobilisation
- ✔ Mangelernährung
- ✔ Psychosomatische Effekte

Zytostatika können den Tumor zerstören, haben aber auch negativen Einfluss auf die Knochensubstanz.

## Sekundärer Hypogonadismus als Folge einer Chemotherapie

Jede Chemotherapie, die einen sekundären Hypogonadismus erzeugt, kann zu einer schweren Osteoporose führen.

Zwei Tumorgruppen werden unterschieden:

- ✔ Sexualhormonabhängige Tumore wie Brustkrebs: In diesen Fällen ist der Hypogonadismus Teil der Behandlungsstrategie, eine Substitutionstherapie verbietet sich daher.
- ✔ Sexualhormonunabhängige Tumore wie zum Beispiel Morbus Hodgkin und andere maligne Lymphome: In diesen Fällen ist der Hypogonadismus eine unerwünschte Nebenwirkung, eine spätere Substitution mit Sexualhormonen ist daher möglich.

## Hypogonadismus bei Brustkrebs

Prämenopausale Patientinnen mit Brustkrebs entwickeln eine irreversible Schädigung der Eierstöcke innerhalb des ersten Jahres der Chemotherapie. Innerhalb von zwei Jahren Chemotherapie nimmt die Knochendichte der Lendenwirbelsäule um acht bis zehn Prozent und der Hüfte um vier bis sechs Prozent ab. Bei gleichzeitiger Gabe moderner Bisphosphonate kann der Knochenschwund weitgehend vermieden werden. Bei hormon-empfindlichen Tumoren ist die

Ovarialinsuffizienz Teil der Behandlungsstrategie. Dies wird erreicht durch das Gonadotropin-Releasing-Hormon (GnRH), Aromatase-Hemmer und Östrogen-Antagonisten. Diese sogenannte Antihormontherapie beinhaltet ein hohes Osteoporose-Risiko.

Tamoxifen ist ein synthetisches Anti-Östrogen, das zur Therapie bei Brustkrebs angewandt wird. Dieses Medikament wirkt zwar knochenabbauhemmend, kann aber das Fehlen der Östrogenstimulation auf die Knochenneubildung nicht ausgleichen. Daher ist gerade bei Frauen vor der Menopause während der Therapie mit Tamoxifen ein deutlicher Knochenschwund zu verzeichnen.

Aromatase-Hemmer unterdrücken den Östrogenspiegel durch Hemmung der Aromatase, ein Enzym, das verantwortlich ist für die Synthese des Östrogens. Anders als Tamoxifen haben die meisten Aromatase-Hemmer keinen positiven Effekt auf den Knochen. Insbesondere die Aromatase-Hemmer der dritten Generation erzeugen ein hohes Osteoporose-Risiko. Grund dafür ist eine ausgeprägte Senkung des Östrogenspiegels im Blut.

Die Kurzzeitgabe des Aromatase-Hemmers Letrozol führte in Studien zu einer deutlichen Zunahme des Knochenabbaus. Die bei einer Krebsbehandlung oftmals unterstützend durchgeführte Therapie mit Anastrozol zeigte eine deutlich höhere Frakturrate als eine Therapie mit Tamoxifen. Der Aromatase-Hemmer Exemestan verhütet dagegen den Knochenschwund und erhöht die mechanische Belastbarkeit des Knochens.

Bei ungefähr 30 bis 60 Prozent der Frauen werden nach einer Strahlen- und intensiven Chemotherapie eine nicht heilbare Ovarialinsuffizienz und ein früherer Eintritt der Menopause festgestellt.

# Kiefernekrose

Bei einer sogenannten Kiefernekrose sterben Teile des Knochens oder der vollständige Knochen im Ober- oder Unterkiefer ab. Die länger andauernde Einnahme von Bisphosphonaten im Rahmen einer Osteoporose-Therapie wird mit einem erhöhten Risiko, an einer Kiefernekrose zu erkranken, in Verbindung gebracht.

Daher soll an dieser Stelle über die tatsächliche Gefahr aufgeklärt und mit einigen Missverständnissen aufgeräumt werden.

Fakt ist, dass Bisphosphonate und Denosumab bei Osteoporose-Betroffenen häufig als Medikation verabreicht werden, da die enthaltenen Wirkstoffe den Knochenabbau hemmen und Frakturen vermeiden. Damit steigt die Lebensqualität der Patienten an.

Fakt ist ebenfalls, dass Kiefernekrosen bei Osteoporose-Betroffenen, die mit Bisphosphonaten oder Denosumab behandelt werden, auftreten können.

Allerdings darf nicht übersehen werden, dass die sogenannte Prävalenz, das heißt die Häufigkeit der auftretenden Nebenwirkung, bei der Behandlung der Osteoporose gering ist. Dies hat mit der geringen Dosierung zu tun.

Osteoporose-Patienten entwickeln eine Kiefernekrose während der Behandlung mit Bisphosphonaten oder Denosumab nur sehr selten. Man geht von einem Verhältnis von 1:10.000 aus, das heißt, von 10.000 Osteoporose-Betroffenen, die eine Bisphosphonat- oder Denosumab-Therapie durchlaufen, erkrankt lediglich eine Person an einer Kiefernekrose.

Wenn man also berücksichtigt, dass derzeit kein nennenswertes Risiko für Osteoporose-Betroffene besteht, stellt sich die Frage, ob dieses bestehende Restrisiko durch andere Faktoren begünstigt wird beziehungsweise es umgekehrt Faktoren gibt, die zu einer weiteren Risikominimierung führen.

Diese Frage ist in beide Richtungen mit »Ja« zu beantworten.

Risikofaktoren, die die Entwicklung einer Kiefernekrose bei der Einnahme von Bisphosphonaten oder Denosumab erhöhen, sind:

- ✔ Tumorpatienten, die eine erhöhte Dosis an Bisphosphonaten erhalten und zudem aufgrund ihrer weiteren Erkrankung ein geschwächtes Immunsystem aufweisen
- ✔ Bereits bestehende Knochenmarksentzündung im Bereich des Kiefers/entzündliche Zahnerkrankungen
- ✔ Unzureichende Mundhygiene
- ✔ Chirurgische Eingriffe am Kiefer
- ✔ Gezogene Zähne
- ✔ Rauchen

Andererseits wird das Auftreten von Kiefernekrosen deutlich reduziert, wenn die Vorschriften zur Einnahme dieses Medikamentes genau befolgt werden.

**IN DIESEM KAPITEL**

Warum die Wechseljahre für Osteoporose sehr bedeutsam sind

Die verschiedenen Phasen der Wechseljahre entdecken

Den Einfluss der Wechseljahre auf das Osteoporose-Risiko kennenlernen

Welche Auswirkungen die Hormone auf den Knochenstoffwechsel haben

# Kapitel 9
# Osteoporose und Wechseljahre

Die Wechseljahre sind ein natürlicher Abschnitt im Leben einer Frau, auch wenn sie bei 50 bis 60 Prozent der Betroffenen zum Teil starken Beschwerden verursachen.

Im Durchschnitt kommen Frauen in Deutschland um das 52. Lebensjahr in die Menopause, das Ausbleiben der Regelblutung. Kommt es zu einer dauerhaften letzten Regelblutung vor dem 40. Lebensjahr, so spricht man von einer vorzeitigen (prämaturen) Menopause. Ein Ende nach oben wird nicht definiert.

Man unterscheidet »früh« auftretende Beschwerden wie Hitzewallungen, Schweißausbrüche, Schlafstörungen, Muskel- und Gelenkbeschwerden bis hin zu depressiven Verstimmungen von »späten« Beschwerden wie Herz-Kreislauf-Erkrankungen, Harninkontinenz und Osteoporose. Dabei ist zu beachten, dass die »frühen« Beschwerden nicht immer nur über einige wenige Jahre, sondern bis zu 15 Jahre nach Ausbleiben der letzten Regelblutung andauern können.

Folgt man der Begriffsbestimmung, so umfassen die Wechseljahre eine Zeitspanne von fünf bis zehn Jahren vor (Prämenopause) und nach (Postmenopause) der letzten Regelblutung, der Menopause. Während die Beschwerden in der Prämenopause meist durch ein Ungleichgewicht der Hormone bedingt sind und oft mit Blutungsstörungen durch eine verminderte Bildung des Gelbkörperhormons, Östrogenmangel beziehungsweise einem Östrogenüberschuss durch Eierstockzysten einhergehen, sind die Beschwerden in der Postmenopause meist Östrogenmangelbeschwerden, deren Auswirkungen über Jahre und Jahrzehnte fortbestehen können.

Die Deutschen werden erfreulicherweise immer älter. Das bedeutet aber auch, dass die Wechseljahre eher in der Mitte des Lebens liegen. Gerade weil die Lebenserwartung stetig steigt, sollten Frauen und auch Männer informiert sein, was die hormonellen Veränderungen während der Wechseljahre bewirken, welche Gesundheitsrisiken damit verbunden sind und wie diesen begegnet werden kann.

Im Folgenden soll der Einfluss der Menopause auf den Knochenstoffwechsel, die Knochendichte und das Knochenbruchrisiko erklärt werden. Denn gerade nach den Wechseljahren steigt das Risiko, an Osteoporose zu erkranken, deutlich.

Aktuelle Forschungsergebnisse zeigen, dass heute jede zweite bis dritte Frau nach der Menopause an einer Osteoporose erkrankt. Diese sogenannte »postmenopausale Osteoporose« ist die bei Weitem häufigste Form dieser Erkrankung und unterstreicht die fundamentale Bedeutung der Östrogene für die Knochengesundheit. Trotzdem: Der natürliche Abfall der Östrogenproduktion in den Eierstöcken führt nicht zwingend zur Osteoporose. Die ist zum einen abhängig von der Knochendichte, gemessen bei Eintritt in die Wechseljahre, sowie von der wahrscheinlich genetisch bedingten Geschwindigkeit des Knochenabbaus. Die beträgt normalerweise ein bis zwei Prozent in den ersten zehn Jahren nach der Menopause und wird mittels einer sogenannten DEXA-Messung an Oberschenkelknochen und Lendenwirbelsäule festgestellt. Weitere Risikofaktoren sind eventuell bestehende Begleiterkrankungen, medikamentöse Therapien, ungesunde Ernährung, unzureichende Vitamin-D-Versorgung, mangelnde Bewegung, fehlende Muskelkraft und vieles mehr.

Nach den Wechseljahren kommt es also nicht bei jeder Frau zur Osteoporose. Es ist aber wichtig, das jeweils vorliegende individuelle Risiko zu ermitteln, um effektiv Knochenbrüche zu verhindern.

Die genannten Risikofaktoren sind durchaus beeinflussbar, wenn nicht sogar vermeidbar – so zum Beispiel durch eine ausgewogene und kalziumreiche Ernährung sowie Vitamin D, geringeren Zigarettenkonsum, ausreichend Bewegung und damit die Vermeidung von Muskelschwund. Auch die unnötige oder überlange Einnahme von Medikamenten, wie etwa Kortison oder Aromatase-Hemmern (bei Brustkrebs) sollte überwacht werden. Eine ausführliche Beschreibung der Osteoporose-relevanten Risikofaktoren findet sich in den aktuellen DVO-S-III-Leitlinien unter https://www.dv-osteologie.org.

# Warum Frauen häufiger an Osteoporose erkranken als Männer

Frauen haben einen zarteren Knochenbau, meist weniger Muskulatur und speichern dadurch weniger Kalzium. Bei der Frau kommt der Östrogen-Abfall in den Wechseljahren hinzu, der bei circa jeder dritten Frau zu einem krankhaften Verlust an Knochenmasse führen kann.

Frauen erkranken mit 7,8 Prozent mehr als dreimal so häufig wie Männer (2,0 Prozent) an Osteoporose. Liegt das Erkrankungsrisiko sowohl bei Frauen als auch bei Männern vor dem 45. Lebensjahr noch bei unter ein Prozent, steigt es insbesondere bei Frauen nach den

Wechseljahren mit zunehmendem Alter an: Im Alter ab 65 Jahren sind 24 Prozent der Frauen von Osteoporose betroffen. Nach Angaben der Weltgesundheitsorganisation (WHO) gehört Osteoporose heute zu den häufigsten chronischen Erkrankungen. Da die Menschen immer älter werden, kann man davon ausgehen, dass die Erkrankung weiter an Bedeutung zunehmen wird.

# Wechseljahre und der Einfluss der Hormone

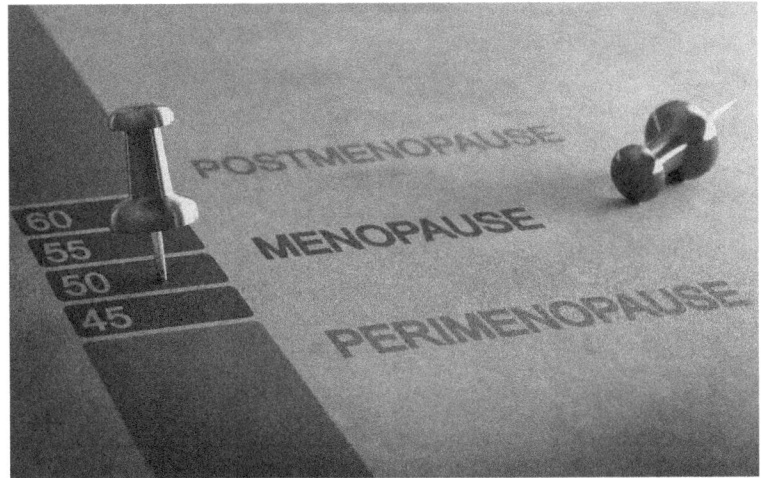

**Abbildung 9.1:** In den Wechseljahren ist die Gefahr, eine Osteoporose zu bekommen, deutlich erhöht. © Olivier Le Moal – stock.adobe.com

 Während der Wechseljahre kommt es zu verschiedenen hormonellen Veränderungen und schlussendlich zu einem Versiegen der Östrogenproduktion der Eierstöcke.

Östrogen ist das weibliche Geschlechtshormon. Östrogene werden, während die Eizellen heranreifen, in den Eibläschen der Eierstöcke aus männlichen Hormonen über das Enzym Aromatase gebildet, während einer Schwangerschaft in der Plazenta (Mutterkuchen) und in geringem Maße im Unterhautfettgewebe produziert und in das Blut abgegeben.

Östrogene haben im Körper unterschiedlichste Aufgaben. In ihrer Gesamtheit sind sie die Hormone, die den größten Beitrag zur körperlichen und psychischen Entwicklung sowie zum Lebensgefühl der Frau leisten. Beginnend in der Pubertät mit der Entwicklung der weiblichen Geschlechtsmerkmale (Brust- und Schamhaarentwicklung) über den monatlichen Zyklus bis hin zum Knochenauf- und -abbau. Auch beim Fettstoffwechsel, der Gelenkgesundheit und der Kollagenbildung zur Erhaltung der Hautelastizität spielen Östrogene eine entscheidende Rolle.

Die sechs Abschnitte der Wechseljahre sind:

| Menopause: | Zeitpunkt der letzten Periodenblutung |
| --- | --- |
| Vorzeitige Menopause: | Letzte Periodenblutung vor dem 40. Lebensjahr |
| Prämenopause: | Zeitraum circa fünf bis zehn Jahre vor der Menopause |
| Perimenopause: | Zeitraum circa fünf bis zehn Jahre vor und nach der Menopause |
| Postmenopause: | Zeitraum circa fünf bis zehn Jahre nach der Menopause |
| Senium: | Zeitraum circa zehn bis 15 Jahre nach der Menopause |

**Tabelle 9.1:** Die Wechseljahre lassen sich in sechs Abschnitte einteilen.

Der Begriff Menopause beschreibt die letzte Regelblutung. Das lässt sich nur rückwirkend berechnen, wenn ein Jahr lang die Monatsblutung ausgeblieben ist. Im deutschen Durchschnitt ist das mit 52 Jahren der Fall. Zur Bestätigung können die Hormone der Hirnanhangsdrüse FSH (Follikel-stimulierendes Hormon) und LH (Luteinisierendes Hormon) sowie der Östradiolspiegel im Blut bestimmt werden. Wenn im weiblichen Zyklus immer öfter der Eisprung ausbleibt, bildet sich auch immer seltener ein Gelbkörper aus. Dadurch entsteht immer wieder ein Mangel an Gelbkörperhormonen, was zu Blutungsstörungen führen kann. Gleichzeitig kann aber das Ausbleiben des Eisprungs zu einer Zunahme von Eierstockzysten und damit zu einem Östrogenüberschuss kommen. Bildlich gesprochen steht also manchmal ein Fuß auf dem Gaspedal, während der andere auf die Bremse tritt – das kann zu einem wahren Gefühlschaos führen.

# Knochenstoffwechsel

Während des gesamten Lebens wird Knochensubstanz auf- und abgebaut. Bis zu einem Alter von 20 bis 30 Jahren überwiegt der Knochenaufbau, das heißt, die Knochenmasse und Knochenarchitektur nehmen zu. Während dieser Lebensjahre entsteht die sogenannte »maximale Knochenmasse« (peak bone mass). Diese ist zum einen genetisch vorgegeben, hängt aber auch von Umweltfaktoren wie Ernährung, Bewegung, Vitamin-D-Versorgung und anderen ab. Ob ein Mensch also seine genetisch vorgegebene maximale Knochenmasse erreicht, kann er maßgeblich auch selbst beeinflussen. Ein verminderter Knochenaufbau in den ersten drei Lebensjahrzehnten kann die Entstehung einer späteren Osteoporose begünstigen, weil die individuell maximal mögliche Knochenmasse nicht erreicht wurde. Ab dem 30. Lebensjahr kommt es zu einem Gleichgewicht, Knochenauf- und -abbau halten sich die Waage – unter der schützenden Wirkung der Östrogene.

Erst nach den Wechseljahren kommt es durch den Wegfall der Östrogenproduktion zu einem natürlichen Abbau der Knochendichte von etwa ein bis zwei Prozent pro Jahr, gemessen an der Knochendichte und -architektur zum Zeitpunkt der Menopause. Abhängig von den genannten Umweltfaktoren sowie Begleiterkrankungen und medikamentösen

Therapien kann dann eine Osteoporose-Erkrankung entstehen. Östrogene beeinflussen den Knochenstoffwechsel, indem sie die Bildung und Wirkung der für den Knochenstoffwechsel wichtigen Hormone steuern. Sie regen den Knochenaufbau an.

Ein verminderter Knochenaufbau in den ersten drei Lebensjahrzehnten kann die Entstehung einer späteren Osteoporose begünstigen.

Trotz der erwiesenen Zusammenhänge zwischen Östrogenen und Osteoporose erkrankt nicht automatisch jede Frau nach den Wechseljahren an Osteoporose. Das liegt daran, dass Osteoporose eine Erkrankung ist, die unter vielfältigen Einflüssen entsteht. Fast immer müssen mehrere Faktoren zusammen und über eine längere Zeit auftreten, damit sich ein krankhafter Knochenschwund entwickelt. Allerdings ist bei etwa 30 Prozent der Frauen von einer Gefährdung durch den wechseljahresbedingten Abfall der Östrogene auszugehen.

Je früher die Wechseljahre eintreten, umso negativer wirkt sich dies auf die Verfassung des Knochens aus. Auch eine frühzeitige Entfernung der Eierstöcke bedeutet ein erhöhtes Risiko für Osteoporose, weil sie die Östrogenreduktion abrupt zum Stillstand bringt.

# Östrogenmangel

Durch den Östrogenmangel der Wechseljahre ist das Risiko, an einer Osteoporose zu erkranken, bereits erhöht. Doch eine Vielzahl zusätzlicher Faktoren steigert die Gefährdung für Osteoporose. Näheres zu den Risikofaktoren und deren Beurteilung finden Sie im Kapitel 14.

Zu den Risiken gehören ebenfalls chronische Darmerkrankungen wie Morbus Crohn, Colitis ulcerosa oder Zöliakie. Auch Autoimmunerkrankungen wie HIV oder systemische Lupus Erythematodes (SLE) gilt es zu beachten ebenso wie die Einnahme von Aromatase-Hemmern bei postmenopausalen Frauen.

Liegen einer oder mehrere der genannten Risikofaktoren bei Ihnen vor, sind Sie gemäß den Leitlinien des Dachverbandes Osteologie (DVO) besonders gefährdet, an Osteoporose zu erkranken!

**IN DIESEM KAPITEL**

Warum Osteoporose auch für Männer ein wichtiges Thema ist

Besonderheiten der männlichen Osteoporose kennenlernen

Krankheiten bestimmen, die die Entwicklung einer Osteoporose beim Mann begünstigen können

Spezielle Risikofaktoren bei Männern entdecken

# Kapitel 10
# Osteoporose beim Mann

Noch vor wenigen Jahren galt Osteoporose als eine typische Frauenkrankheit der Altersgruppe Ü 50. Tatsächlich sind Frauen deutlich häufiger von Osteoporose betroffen. Allerseits erkranken auch immer mehr Männer.

## Grundsätzliches zur Osteoporose bei Mann

In Deutschland wurde die Zahl der betroffenen Menschen im Alter von über 50 Jahren im Jahr 2015 mit 5,3 Millionen geschätzt. Davon waren 1,1 Millionen Männer und 4,2 Millionen Frauen (siehe Abbildung 10.1).

Aktuell geht man von mehr als sechs Millionen Betroffenen in Deutschland aus; das geschlechterspezifische Verhältnis der an Osteoporose erkrankten Menschen ist jedoch unverändert geblieben.

 Männer und Frauen sind nicht in gleicher Weise von Osteoporose betroffen. Auf vier erkrankte weibliche Personen kommt statistisch ein erkrankter Mann.

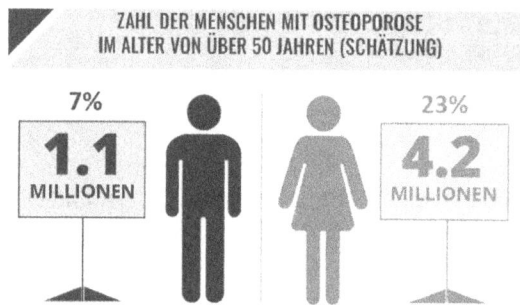

**Abbildung 10.1:** Osteoporose-Betroffenheit im Vergleich der Geschlechter

## Ursachen

Eine der wesentlichen Ursachen für die Osteoporose-Erkrankung bei Männern liegt in einem über einen längeren Zeitraum bestehenden Testosteronmangel. Circa 30 Prozent der betroffenen Männer haben aus diesem Grund eine Osteoporose entwickelt.

Zur Bestimmung des Testosteronspiegels ist eine Blutuntersuchung erforderlich.

Die Wirkung des Testosteronmangels bei Männern ist nicht mit dem Östrogenmangel der Frau zu vergleichen. Denn im Gegensatz zum Östrogenmangel, der in erster Linie den Knochenabbau beschleunigt, hemmt ein Testosteronmangel außerdem auch den Knochenaufbau. Das Ergebnis ist ein besonders starker Verlust an Knochenmasse.

## Frakturraten im Vergleich der Geschlechter

Wissenschaftliche Untersuchungen über Ort, Anlass und Häufigkeit von Frakturen bei Frauen und Männern zeigen, dass sich männliche Personen in der Kindheit und Jugend sehr viel häufiger Knochenbrüche zuziehen als Mädchen im vergleichbaren Zeitraum. Dieses Ergebnis ist wenig überraschend, vor allem wenn bedenkt, dass Jungen diese Verletzungen oftmals bei sportlichen Aktivitäten und hier insbesondere bei frakturgefährdeten Kontaktsportarten (Fußball, Handball usw.) erleiden.

Zwischen dem 35. und dem 60. Lebensjahr kehrt sich dieses Verhältnis um. In dieser Zeit nimmt die Häufigkeit der Frakturen bei Männern ab. Erst ab dem 70. Lebensjahr ist wieder ein Anstieg zu verzeichnen.

Berücksichtigt man nun, dass wir immer älter werden (siehe Abbildung 10.2), können wir ermessen, dass die Osteoporose beim Mann in den nächsten Jahrzehnten deutlich zunehmen wird.

Bei Frauen dagegen, die in jüngeren Jahren wesentlich seltener von Arm- und Beinbrüchen betroffen sind, steigen die Frakturzahlen ab dem 45. Lebensjahr, also ab der sogenannten Prämenopause, deutlich an. Wirbelkörperbrüche ereignen sich bei Frauen vermehrt ab dem 55. Lebensjahr.

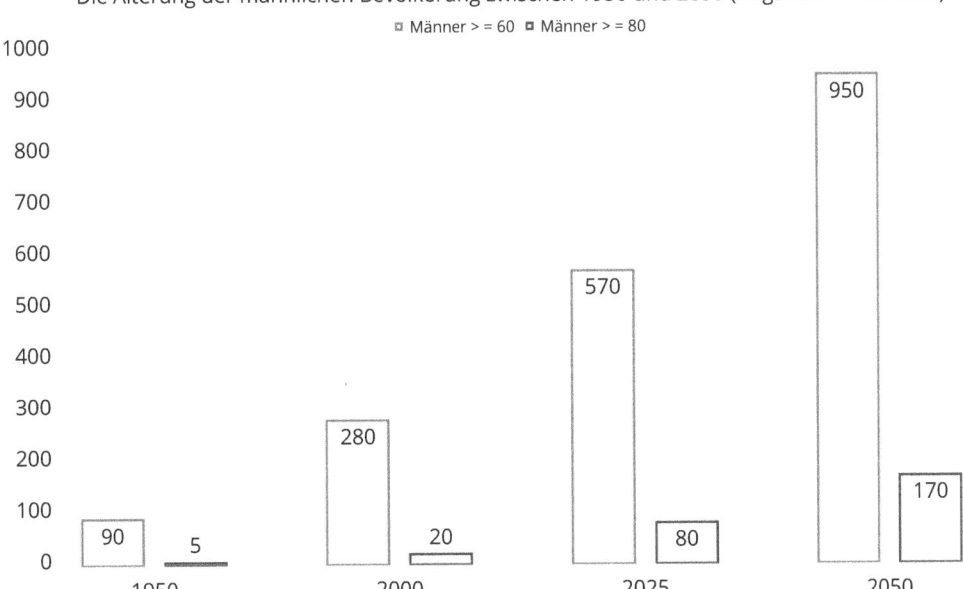

**Abbildung 10.2:** Die Alterung der männlichen Bevölkerung

# Knochenaufbau und Knochenabbau beim Mann

Der Knochenaufbau und Knochenabbau verläuft bei Männern in drei prägnanten Phasen ab, die Sie auf den folgenden Seiten im Einzelnen kennenlernen werden.

## Phase 1: Von der Kindheit bis zum jungen Erwachsenenalter

Unser ganzes Leben hindurch beeinflussen viele Faktoren den Knochenaufbau sowie den Erhalt der Knochenmasse. Wie in der folgenden Abbildung 10.3 zu sehen, erreichen sowohl Männer als auch Frauen die maximale Knochendichte im Alter von 20 bis 30 Jahren.

Bis zum Alter von zehn bis zwölf Jahren gibt es keine wesentlichen Unterschiede in der Knochenmasse zwischen Jungen und Mädchen. Mit dem Einsetzen der Pubertät hingegen nimmt die Knochenmasse bei Männern mehr zu.

Warum passiert das?

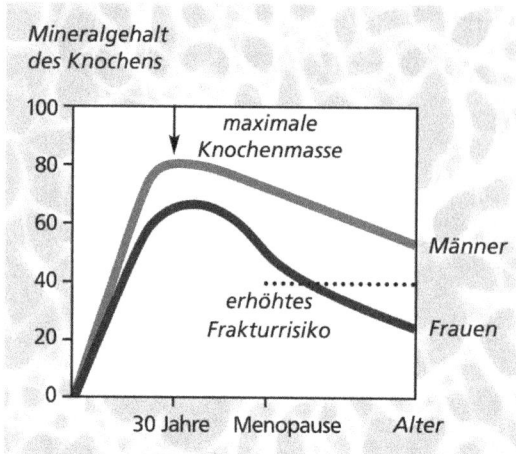

**Abbildung 10.3:** Entwicklung der maximalen Knochenmasse

Der Aufbau der Knochenmasse während der Kindheit und Jugend wird von Geschlechtshormonen und Wachstumshormonen des endokrinen Systems gesteuert. Eine Untersuchung an jungen Männern aus Göteborg versuchte herauszufinden, ob die Dicke des kortikalen Knochens – die »harte Außenhülle« des Knochens – durch Androgene zunimmt und ob Östrogen den gegenteiligen Effekt hat. Die Ergebnisse unterstützen die Auffassung, dass die Dicke des kortikalen Knochens durch Androgen zunimmt, während Östrogen sie reduziert. Infolgedessen entwickeln Jungen während der Pubertät größere Knochen als Mädchen und bauen so auch mehr Knochenmasse auf.

Die Größe von Knochen und die Dicke ihrer Rinde sind wichtig für die Knochenfestigkeit und dementsprechend haben Männer im Allgemeinen größere Knochen und eine stärkere Knochenfestigkeit als Frauen. Das primäre Ziel während dieser ersten Phase der Lebensdauer des Knochengerüsts ist es, im Laufe von Kindheit und Jugend das genetische Potenzial für die maximale Knochendichte zu wecken. Die Auswirkungen, wenn das nicht passiert, wurden anhand von Computermodellen dargestellt. Diese wurden entwickelt, um den jeweiligen Einfluss der maximalen Knochenmineraldichte (BMD), der Menopause und des altersbedingten Knochendichteverlusts auf die Entwicklung von Osteoporose bei Frauen vorherzusagen.

 Eine Zunahme der maximalen Knochendichte von zehn Prozent zögert laut Prognose die Entwicklung von Osteoporose um 13 Jahre hinaus.

Zu den wichtigen Einflüssen auf die maximale Knochendichte bei jungen Männern gehören:

## Bewegung

Es ist wissenschaftlich erwiesen, dass die Kindheit und Jugend das optimale Zeitfenster ist, in dem durch Bewegung die Knochenfestigkeit verbessert werden kann und man sich gegen Osteoporose und damit verbundene Fragilitätsfrakturen in höherem Lebensalter schützen kann.

Voraussetzung ist jedoch, dass die in dieser Zeit erreichten Ziele später im Leben beibehalten werden.

Untersuchungen ergaben einen positiven Effekt auf die maximale Knochendichte bei Kindern, die an mittleren bis hohen körperlichen Belastungsaktivitäten teilnehmen. Davon ausgehend lässt sich vermuten, dass ein höheres Fitnessniveau als Kind eine höhere maximale Knochendichte im Alter von 30 Jahren hervorbringt.

## Kalziumaufnahme

Etwa 40 Prozent der maximalen Knochendichte im Erwachsenenalter wird während der zwei Jahre um die Pubertät herum erlangt. Dementsprechend wichtig ist es, in dieser Wachstumsphase eine angemessene Kalziumzufuhr über die Ernährung sicherzustellen. Hier besteht allerdings derzeit noch »Luft nach oben«: Man schätzt, dass männliche Jugendliche in dieser Altersgruppe nur circa 60 Prozent des erforderlichen Kalziumbedarfs tatsächlich decken.

## Vitamin-D-Spiegel

Zwischen dem Vitamin-D-Spiegel und der Erkrankung Rachitis besteht ein unmittelbarer Zusammenhang, der bei genauerem Hinsehen auch nicht weiter verwundert. Darüber hinaus wirkt sich auch der Vitamin-D-Spiegel in der Kindheit auf die Knochengesundheit einer Bevölkerung aus. Deshalb wird ein zu geringer Vitamin-D-Spiegel bei Kindern rund um den Globus mit wachsender Sorge betrachtet.

## Proteinzufuhr

Proteine gelten als Bausteine zum Erhalt der Knochenfestigkeit. Eine nicht ausreichende Zufuhr von Proteinen kann umgekehrt zu einer Hemmung des Knochenwachstums führen und schließlich auch für eine niedrigere maximale Knochendichte verantwortlich sein.

Proteine können durch den in der Leber produzierten insulinähnlichen Wachstumsfaktor I (IGF-I) einen positiven Effekt auf Knochen und Muskeln haben. Dieser steigt von der Geburt bis zur Pubertät an. Zudem ist IGF-I für das Längswachstum des Knochens von Bedeutung, er stimuliert die Knorpelzellen aus der Wachstumsfuge und regt die Produktion der aktiven Form von Vitamin D in der Niere an. Proteine sind vor allem in Milchprodukten, Fisch, Fleisch, Nüssen und Hülsenfrüchten enthalten. Tierische und pflanzliche Eiweißquellen begünstigen feste Knochen gleichermaßen.

## Weitere Faktoren

Zudem gibt es weitere Faktoren, die sich ungünstig auf die maximale Knochendichte und die Knochenmineraldichte bei jungen Männern auswirken können. Man unterscheidet hierbei sogenannte »Lifestyle-Faktoren« wie Rauchen oder Alkoholkonsum und solche Faktoren, die auf persönliche, vor allem gesundheitliche, Ereignisse zurückzuführen sind. Hier sind eine verspätete Pubertät und verschiedene Erkrankungen im Kindesalter, wie zum Beispiel die akute lymphoblastische Leukämie zu nennen. Auch der negative Einfluss von Medikamenten wie Glukokortikoiden oder Antiepileptika ist von Bedeutung.

## Phase 2: Männer im Alter zwischen 20 und 60 Jahren

Die Hauptziele der erwachsenen Männer in diesem Lebensabschnitt sind die Verhinderung eines frühzeitigen Knochendichteverlustes und der Erhalt eines gesunden Knochengerüstes. Ein Hauptaugenmerk sollte dabei auf der Muskulatur liegen, die die stärksten mechanischen Reize für den Knochen setzt.

Für Männer zwischen 20 und 60 Jahren ist es besonders wichtig, dem Verlust von Muskelmasse – bekannt als Sarkopenie – vorzubeugen. Gerade jüngere Männer sollten sich daher regelmäßig bewegen und Krafttraining durchführen.

✔ Nutzen Sie bei Ihren körperlichen Aktivitäten auch Ihr eigenes Körpergewicht (sogenanntes »High-Impact-Training«), zum Beispiel durch Sprünge, oder bevorzugen Sie ähnliche Belastungssportarten. Diese Trainingsart wählen Sie an drei bis fünf Tagen in der Woche für circa 30 Minuten.

✔ An zwei Tagen pro Woche sollten auch Übungen absolviert werden, die den Muskel stärken. Den größten Nutzen erreichen Sie dabei, wenn Sie eine hohe Intensität wählen (die Empfehlung lautet 60 bis 80 Prozent Ihrer persönlichen Spitzenbelastung) und diese an Ihr (steigendes) Leistungsniveau anpassen.

✔ Denken Sie besonders daran, die wichtigsten Muskeln an Hüfte und Wirbelsäule zu beanspruchen.

Bei jungen Männern beginnt der Knochendichteverlust offensichtlich bereits kurz nachdem sie die maximale Knochendichte erreicht haben. Dazu wurden in Schweden die Veränderungen bei der Knochendichte im Alterszeitraum zwischen 17 bis 26 Jahren untersucht. Geht man davon aus, dass die maximale Knochendichte mit 19 Jahren erreicht wird, so wurde bereits in den Folgejahren ein überdurchschnittlicher Knochendichteverlust an der Hüfte festgestellt. Ein Vergleich mit den Vätern der jungen Männer legt dann weiter den Schluss nahe, dass in den ersten 50 Lebensjahren an der Hüfte ein Knochendichteverlust von 25 Prozent eintreten kann und der Knochenumbau an der Hüfte möglicherweise anders vonstattengeht als im übrigen Körper.

Ein weiterer männerspezifischer Aspekt ist der Mechanismus, aufgrund dessen sich ein altersbedingter trabekulärer Knochenverlust ereignet. Bei Männern entsteht eine trabekuläre Ausdünnung wohl durch eine Abnahme des IGF-1 (siehe oben). Bei Frauen dagegen ist der Abbau und Verlust von Knochenbälkchen, vor allem der horizontalen Knochenbälkchen, auf einen Östrogenmangel während und nach der Menopause zurückzuführen und erklärt die öfter auftretende Brüchigkeit von Knochen bei Frauen.

## Phase 3: Männer ab 70 Jahren

Bei Männern ab dem 70. Lebensjahr steht die Prävention und Behandlung der Osteoporose im Vordergrund. Insbesondere sollen sogenannte Fragilitätsfrakturen vermieden werden, die drohen, weil der Verlust an Knochendichte im inneren Markraum des Knochens nicht mehr durch Knochenanlagerung ausgeglichen wird. Dies führt unmittelbar zu einem Verlust an kortikalem Knochen. Studien haben ergeben, dass die Wahrscheinlichkeit einer Fragilitätsfraktur bei Männern über 70 Jahren 50 Prozent höher liegt als bei jungen Männern.

# Warum sich das Frakturgeschehen bei Männern und Frauen unterscheidet

Zwei Faktoren, die die Knochensituation von Männern und Frauen maßgeblich beeinflussen, sind für das unterschiedliche Frakturgeschehen verantwortlich.

## Höhere maximale Knochendichte und niedrigere Verlustrate

Beim Mann liegt die größere maximale Knochenmasse, die sogenannte »peak bone mass«, um circa 25 Prozent höher als bei Frauen. Auch der bei allen Menschen zwischen dem 30. und 35. Lebensjahr beginnende sogenannte altersbedingte Knochenschwund verläuft bei Männern langsamer als bei Frauen: Verliert eine männliche Person 0,3 Prozent pro Jahr, sind es bei weiblichen Personen 0,8 Prozent pro Jahr.

Dies bedeutet, dass Männer zum einen durch höhere maximale Knochenmasse und zum anderen durch einen späteren und vor allem geringeren Knochenabbau besser vor Brüchen geschützt sind als Frauen.

## Kein hormonell bedingter Abbau in der Menopause

Durch die hormonelle Umstellung während der Wechseljahre verlieren Frauen in kurzer Zeit stark an Knochensubstanz. Beim Mann fällt der Testosteronspiegel mit zunehmendem Alter nur langsam, eine »männliche Menopause« gibt es nicht.

# »Männliche« und »weibliche« Osteoporose

In den folgenden Abschnitten erfahren Sie mehr über geschlechtsspezifische Besonderheiten bei der Osteoporose.

## Altersunterschied

Wir haben oben schon gesehen, dass die Männer in puncto Knochenstabilität eigentlich klar im Vorteil sind. Dennoch gehen Wissenschaftler davon aus, dass heute jeder zehnte Mann über 65 Jahren unter einer Osteoporose leidet.

Da der Knochenabbau bei Männern eher langsam und schleichend verläuft, kommt es bei ihnen auch erst sehr viel später zu osteoporotisch bedingten Knochenbrüchen. Weil die Betroffenen dann aber oftmals schon sehr alt sind, treten bei der Behandlung häufiger Komplikationen auf.

So haben Studien belegt, dass ein Drittel der Männer nach einer osteoporotisch bedingten Hüftfraktur innerhalb eines Jahres nach diesem Ereignis verstirbt, viele andere bleiben anschließend ein Pflegefall.

## Anteil der sekundären Osteoporose

Ein weiterer Unterschied zur »weiblichen« Osteoporose liegt darin, dass Männer in circa 60 Prozent aller Fälle an einer sogenannten sekundären Osteoporose erkranken. Der Anteil der Frauen dagegen liegt zwischen zehn und 15 Prozent. Frauen entwickeln vornehmlich die sogenannte primäre Osteoporose, die auf altersbedingten Knochenabbau und/oder massiven Verlust an Knochensubstanz nach der Menopause zurückzuführen ist.

Was ist eine sekundäre Osteoporose? Von einer sekundären Osteoporose spricht man, wenn der Knochenschwund durch eine andere Erkrankung oder deren Behandlung mit knochenschädigenden Medikamenten herbeigeführt wurde.

## Krankheiten, die eine Osteoporose beim Mann begünstigen können

Es gibt einige Erkrankungen, die vornehmlich männliche Personen betreffen und einen negativen Einfluss auf die Knochengesundheit haben können. Welche das sind, erfahren Sie hier.

### Morbus Crohn

Bei etwa bei 40 Prozent aller Morbus-Crohn-Patienten treten Probleme mit den Knochen auf. Zum einen ist die Therapie mit Steroiden hier ein möglicher Auslöser von Osteoporose, zum anderen kann die Entzündungsreaktion der chronisch-entzündlichen Darmerkrankung dazu beitragen. Ist die Darmerkrankung selbst die Ursache, liegt das hauptsächlich an der verminderten Aufnahme von Mineralstoffen und Vitaminen.

### Rheumatisch-entzündliche Erkrankungen

Auch hier kann die Entzündung selbst oder deren Behandlung mit Steroiden (hier Kortison) der Grund für eine sekundäre Osteoporose sein. Da eine Therapie mit Medikamenten oft über mehrere Monate oder Jahre erfolgen muss, ist das Risiko eines Knochenschwundes entsprechend hoch. Daher wird in diesen Fällen oft zusätzlich Kalzium sowie Vitamin D verordnet, um das Knochenbruchrisiko zu senken.

### Diabetes mellitus

Zwischen der Zuckerkrankheit und Osteoporose wurde in den letzten Jahren ebenfalls ein Zusammenhang festgestellt. Der Einfluss von Diabetes auf den Knochenstoffwechsel kann zu einer Abnahme der Knochenmasse führen.

### Erkrankungen der Schilddrüse

Die Schilddrüsenhormone spielen eine zentrale Rolle beim Auf- und Abbau von Knochensubstanz. Sobald zu viel dieser Hormone produziert wird – man spricht dann von einer Schilddrüsenüberfunktion –, kommt es zu einer Beschleunigung des gesamten Stoffwechsels im Körper, der eine nicht mehr ausreichende Kalziumverwertung und im weiteren Verlauf einen Rückgang der Knochenmasse zur Folge hat.

## Prostatakrebs

Die sogenannte ADT-Therapie wird zur Behandlung von Prostatakrebs eingesetzt, nachdem sich bereits Metastasen gebildet haben. Sie ist ein wesentlicher Risikofaktor für Osteoporose bei älteren Männern. Der Knochendichteverlust bei Männern, die so therapiert wurden, ist sehr stark ausgeprägt und bewegt sich im ersten Jahr der Behandlung an der Lendenwirbelsäule und an der Hüfte in einer Größenordnung von zwei bis vier Prozent. Fast 20 Prozent der Männer, die ADT einnahmen, hatten eine Fraktur; die Quote lag bei den Männern, die kein ADT bekamen, bei etwas über zehn Prozent.

Auch im Hinblick auf die Gesamtsterblichkeit bei Männern zeigen sich Unterschiede. Männer, die zur Behandlung von Prostatakrebs ADT einnahmen, verstarben häufiger als Männer mit Prostatakrebs, die kein ADT einnahmen, oder Männer ohne Prostatakrebs.

 Wird eine Osteoporose diagnostiziert, sollte immer die Schilddrüse als möglicher Grund in die Überlegungen einbezogen werden. Es ist daher von Bedeutung, wenn der Patient im Gespräch mit seinem Arzt eine bereits behandelte Schilddrüsenüberfunktion erwähnt. Außerdem sollte die Schilddrüse regelmäßig untersucht werden. Die frühzeitige Therapie einer Überfunktion der Schilddrüse ist auch für die Knochengesundheit sehr wichtig.

# Risikofaktoren bei Männern

Folgende Risikofaktoren bei Männern sind zu beachten:

- ✔ Erniedrigte männliche Geschlechtshormone (Hypogonadismus)
- ✔ Glucocorticoid-Langzeittherapie, zum Beispiel bei Asthma oder rheumatoiden Erkrankungen
- ✔ Alkoholmissbrauch
- ✔ Erkrankungen der Hypophyse mit erhöhtem Prolaktinspiegel
- ✔ Erkrankungen der Hypophyse oder Nebenniere mit erhöhtem Cortisolspiegel
- ✔ Überfunktion der Schilddrüse
- ✔ Überfunktion der Nebenschilddrüse
- ✔ Erkrankung der Niere mit erhöhter Kalziumausscheidung oder Vitamin-D-Stoffwechselstörung
- ✔ Kalziummangel, zum Beispiel durch Malabsorptionssyndrom bei chronisch-entzündlichen Darmerkrankungen wie Morbus Crohn oder Colitis ulcerosa, Sprue sowie Zustand nach Magen- oder Dickdarmentfernung
- ✔ Kalziummangel durch Fehlernährung oder Milchunverträglichkeit
- ✔ Morbus Parkinson

- ✔ Epilepsie
- ✔ Multiples Myelom
- ✔ Andere bösartige Erkrankungen
- ✔ Zustand nach Chemotherapie
- ✔ Zustand nach Transplantation
- ✔ Systemische Mastozytose
- ✔ Bewegungsmangel
- ✔ Niedriges Körpergewicht, BMI < 20
- ✔ Abnahme der Körpergröße um mehr als vier Zentimeter
- ✔ Hohes Alter (über 75 Jahre) mit Verminderung von Muskel- und Fettmasse, Geh- und Sehbehinderung (Sturzgefahr), Medikamenteneinnahme (Schlaf- und Beruhigungsmittel, Blutdrucksenker)

Täglicher Alkoholkonsum von zwei oder weniger Einheiten erhöht das Frakturrisiko in der Regel nicht. Stärkerer Alkoholgenuss erhöht das Risiko für eine beliebige Fragilitätsfraktur um 38 Prozent und das Risiko, eine Hüftfraktur zu erleiden, um 68 Prozent.

Es gilt der Grundsatz: Alkohol nur in Maßen

Rauchen schadet der Knochengesundheit. Vergleicht man Nichtraucher mit regelmäßigen Rauchern, so ist das Risiko für eine Fragilitätsfraktur um 29 Prozent erhöht. Zudem besteht ein um 84 Prozent erhöhtes Risiko, eine Hüftfraktur zu erleiden.

Es gilt der Grundsatz: Rauchen sollte vermieden werden, da es negativen Einfluss auf die Knochengesundheit hat und auch andere Organe wie zum Beispiel Herz, Lunge oder Gehirn, geschädigt werden können.

# Osteoporose beim Mann – warum es einen Wandel braucht

Es ist ein weit verbreitetes Missverständnis, dass Osteoporose nur Frauen betrifft. Sie betrifft auch Millionen von Männern auf der ganzen Welt mit verheerenden Folgen.

Die Fakten:

- ✔ Osteoporose betrifft auch Männer.
- ✔ Die Frakturraten bei Männern nehmen rapide zu.

- ✔ Die Wahrscheinlichkeit, infolge von Osteoporose eine Behinderung davonzutragen oder zu sterben, ist bei Männern höher als bei Frauen.
- ✔ Frakturen bei Männern sind teuer für die Gesundheitssysteme.
- ✔ Frakturen führen zu einem Verlust an Arbeitstagen.
- ✔ Schlechter Lebensstil von Jungen und Männern wirken sich auf ihr zukünftiges Osteoporose-Risiko aus.
- ✔ Männer erhalten oftmals keine Osteoporose-Diagnose und -behandlung.
- ✔ Männer können Maßnahmen ergreifen, um starke Knochen aufzubauen.

Osteoporose und damit verbundene Frakturen stellen für die Gesundheit und das Wohlbefinden von Männern weltweit eine ernsthafte und wachsende Bedrohung dar. Die IOF vereint nationale Patientenorganisationen und medizinische Organisationen weltweit mit der Forderung, gemeinsame Anstrengungen seitens der Regierungen und Gesundheitsexperten zu unternehmen, um die Osteoporose-bedingten Belastungen der männlichen Bevölkerung zu reduzieren. Es müssen Maßnahmen ergriffen werden, um ...

- ✔ ein zunehmendes Bewusstsein für das Osteoporose-Risiko bei Männern zu fördern und zu unterstützen,
- ✔ das Wissen der Gesundheitsexperten zu erhöhen, sodass risikogefährdete Männer ermittelt und behandelt werden,
- ✔ die Entwicklung und Veröffentlichung von Osteoporose-Leitlinien für Männer zu fördern,
- ✔ die Forschung in Sachen Osteoporose des Mannes voranzutreiben,
- ✔ die Kostenrückerstattung von Osteoporose-Untersuchung und -Behandlung bei Männern mit Risiko zu ermöglichen,
- ✔ Versorgungssysteme zu implementieren, die sekundäre Fragilitätsfrakturen verhindern, indem Männer, die bereits eine Fraktur erlitten haben, rasch ermittelt und behandelt werden.

### Bericht eines Betroffenen:

»Und immer daran denken, Sie sind keine 20 mehr« ... Das waren die ersten Worte, die ich zu hören bekam, als ich mich damals um eine Kur bemüht hatte.

Ich war 62 Jahre alt und hatte mittlerweile Schmerzen, die kaum noch erträglich waren. Vor allem der Rücken machte mir zu schaffen; mein Bewegungsradius war total eingeschränkt, obwohl ich mich meist gesund ernährt und regelmäßig Sport getrieben hatte.

Musste ich das mit 62 so hinnehmen? Na ja ich war ja wirklich keine 20 mehr, aber trotzdem ...

Aber ich bekam schließlich meine Kur und ich dachte in dem Augenblick noch nicht, dass es jetzt erst richtig losgehen würde.

Frohen Mutes machte ich mich auf in die Klinik und erhoffte mir natürlich Besserung meiner Beschwerden. Das sagte ich so auch der Ärztin, die bei mir die Eingangsuntersuchung durchführte. Alles wurde notiert, der Blutdruck wurde gemessen, ich wurde gewogen und meine Körpergröße wurde bestimmt.

Dann kam auch gleich der erste Aha-Effekt und weitere sollten folgen. Blutdruck soweit ok … Haken dran; Gewicht 86 Kilogramm, na ja, etwas zugelegt … aber auch Haken dran; Körpergröße 1,78 Meter … Moment, das musste ein Irrtum sein, unter 1,82 Meter war ich seit mehr als 40 Jahren nicht mehr. Dachte ich! Aber: Die Messung war richtig und ich erstaunt, ich hatte seit der letzten Messung meiner Körpergröße vier Zentimeter an Größe verloren. Die letzte Messung war natürlich mehrere Jahre her, aber warum bin ich denn offensichtlich geschrumpft? Und dann direkt um vier Zentimeter.

Der zweite Aha-Effekt stellte sich dann bei der Ärztin ein! Starke Rückenschmerzen, Verlust an Körpergröße – sollte sie tatsächlich eine männliche Person vor sich haben, die an einer Osteoporose leidet?

Tatsächlich kam ihr dieser Gedanke in den Sinn und ich bin ihr heute noch sehr dankbar dafür. Der nächste Gang war dann der zur Knochendichtemessung, die die Befürchtung bestätigte: Osteoporose!

Der nächste Aha-Effekt war dann eigentlich gar keiner; ich fragte mich eher, was das jetzt sei. Osteoporose war mir kein Begriff, ich kannte Knochenschwund nur aus Erzählungen meiner Frau. Das Thema hatte ich aber immer mit Frauen und nie mit Männern und schon überhaupt gar nicht mir in Verbindung gebracht.

Und jetzt sollte ich Osteoporose haben? Ich war auch nach der Knochendichtemessung weiter skeptisch, befasste mich aber zwangsläufig jetzt mit dem Thema, weil die nächsten Tage meines Kuraufenthaltes so ganz anders verliefen als geplant.

Ich besuchte verschiedene andere Ärzte und dann stand fest: Ich habe eindeutig eine Osteoporose und weiß jetzt auch, worauf sie zurückzuführen ist. Bei mir wurde eine erhöhte Ausscheidung von Kalzium über die Niere festgestellt. Ich verlor also zu viel Kalzium, das eigentlich für die Festigkeit meiner Knochen bestimmt war, diesen Job aber jetzt nicht mehr ausführen konnte.

So weit so schlecht, dachte ich und begann zu recherchieren. Gab es noch mehr Männer, die Osteoporose haben oder bin ich etwa der einzige?

Nein! Ich fand erste Hilfsangebote und Informationen, was ich tun könnte: gesunde Ernährung und viel Bewegung – leichter gesagt als getan bei den Schmerzen.

Mein Hausarzt outete sich dann nicht gerade als Osteoporose-Spezialist und verwies mich an einen Facharzt. Ich fühlte mich dort gut aufgehoben, bekam Medikamente und wieder den Hinweis: Ernährung und Bewegung! Basistherapie bei Osteoporose.

Ich begann, noch bewusster auf meinen Lebensstil zu achten mit kalziumreichen Mahlzeiten und viel Bewegung. Und mein so lieb gewonnenes Abendbierchen? Das habe ich beibehalten, kaufe jetzt die kleinen Flaschen mit 0,33 Liter anstatt die großen 0,5er-Flaschen und genieße nur noch an zwei Tagen die Woche.

Die nächste Frage, die mich umtrieb, war: Bewegung kann ja alles Mögliche sein, aber ist alles Mögliche auch gut gegen Osteoporose? Da hatte dann mein Facharzt eine Idee, die mein Leben wieder einmal nachhaltig verändern sollte. Er empfahl Funktionstraining! Funktionstraining ist eine spezielle Gymnastik unter Anleitung versierter Therapeuten, die man im Wasser und an Land machen kann.

Er verschrieb mir Trockengymnastik und ich suchte eine Gruppe in meiner Nähe, die Funktionstraining anbot.

Ich fand eine Selbsthilfegruppe und nahm mit der Leiterin der Selbsthilfegruppe Kontakt auf und schwupps ... Das erste Schnuppertraining sollte schon zwei Tage später stattfinden.

Voller Vorfreude begab ich mich zur Trainingsstätte – unsere örtliche Sporthalle, in der ich vor 25 Jahren Volleyball gespielt hatte. Obwohl schon 25 Jahre verstrichen waren, kam mir die Halle irgendwie bekannt vor und je mehr ich mich umsah, umso mehr vertraute Details nahm ich wahr. Hier hatte sich nicht viel verändert, nur war alles etwas in die Jahre gekommen.

Eine wirklich einschneidende Veränderung nahm ich aber wahr, als ich die Halle betrat. Ein wilder Haufen gut gelaunter Damen im reiferen Alter wartete vor Beginn des Trainings auf die Therapeutin und irgendwie schienen die Damen auch auf mich zu warten ...

Offensichtlich hatte die Gruppenleiterin schon vorgewarnt: Es hatte sich eine besondere Spezies für diesen Nachmittag angekündigt ... ein Mann!

Beim Betreten der Halle kam ich mir etwas verloren vor, mein Blick schweifte suchend durch den Raum, aber ich wurde nicht fündig. Kein weiterer Mann gehörte zu der Funktionstrainingsgruppe.

Ich stürzte mich also ins Getümmel, machte mich bekannt und wurde auch gleich mit großem Hallo aufgenommen. Wann hat denn hier wohl zum letzten Mal ein Mann teilgenommen?

Jedenfalls fühlte ich mich direkt wohl und gut aufgenommen. Meine anfängliche Scheu war verflogen. Das Training verging wie im Flug.

Was soll ich sagen: Das war meine erste Bekanntschaft mit der Osteoporose-Selbsthilfegruppe und das war vor zehn Jahren. Seitdem habe ich nur selten ein Training ausgelassen und auch die gemeinsamen Aktivitäten der Gruppe wie gemütliches Beisammensein, Arztvorträge, Ausflüge und vieles mehr sehr genossen.

Wir sind ein eingeschworener Haufen und haben gelernt, mit unserer chronischen Erkrankung gut umzugehen. Die Erkrankung hat nicht die Oberhand gewonnen, sondern vielmehr das gemeinsame Miteinander und die gegenseitige Unterstützung im Alltag.

Seit drei Jahren leite ich nun selbst ehrenamtlich unsere Osteoporose-Selbsthilfegruppe und ich versuche, die Dinge, die ich vor allem in puncto Lebensqualität hinzugewonnen habe, auch anderen Menschen zu vermitteln und damit etwas von dem zurückzugeben, was mir durch die Gruppe geschenkt wurde.

Meine Knochendichte hat sich in den letzten zehn Jahren nicht verschlechtert, im Gegenteil geben die aktuellen Messergebnisse Anlass zur Freude und sind weitere Motivation für mich.

Mittlerweile bin ich auch nicht mehr der einzige Mann in unserer Selbsthilfegruppe. Wir sind jetzt zu dritt und machen viele Aktivtäten gemeinsam. So verabreden wir uns seit circa sechs Monaten regelmäßig zum Skatspielen.

Wir sind schon ganz gespannt, wann wir die Skatkarten gegen Doppelkopfkarten austauschen müssen ...

> **IN DIESEM KAPITEL**
>
> Warum Schmerz bei Osteoporose eine besondere Rolle spielt
>
> Wie Schmerz festgestellt wird
>
> Einen bestmöglichen Umgang mit Ihrem persönlichen Schmerz erlernen
>
> Schmerztherapien kennenlernen
>
> Näheres zu operativen Methoden der Schmerzlinderung erfahren

# Kapitel 11
# Osteoporose und Schmerz

## Vorbemerkung

Schmerzen können oft als Kopfschmerz, aber auch im Rücken oder in den Knochen auftreten.

Der Schmerz kann weniger stark ausgeprägt sein, nur ab und an, aber auch ständig auftreten, mal dumpf, mal stechend, ist aber immer eine Beeinträchtigung des Wohlbefindens, sei es am Tag oder in der Nacht, wenn man keinen Schlaf findet.

Schmerz bei Osteoporose ist jedenfalls ein Thema, dem häufig nicht der Stellenwert beigemessen wird, den die Betroffenen selbst ihm zuschreiben.

Denn wie schon gesagt – die persönlichen Einschränkungen durch den Schmerz sind immer erheblich und auch für Osteoporose-Patienten ein Dauerbrenner und das aus folgendem Grund:

Solange die Osteoporose noch nicht festgestellt ist, sind es vielfach regelmäßig und dauerhaft auftretende Schmerzen, die dazu führen, dass die Betroffenen den Arzt aufsuchen.

Bei diesem Arztbesuch werden viele Gründe für den Schmerz näher betrachtet, Osteoporose wird dabei jedoch oft vergessen.

Dass dies nicht so bleibt; dazu möchte ich in diesem Kapitel beitragen!

Denn tatsächlich ist es so, dass Osteoporose-Betroffene bereits eine lange Odyssee hinter sich gebracht haben, bis zum Beispiel osteoporotisch bedingte Wirbelkörperbrüche als Ursache der Schmerzen festgestellt werden.

Denken Sie immer daran, dass Schmerzen im Rückenbereich oft auch auf osteoporotisch bedingte Wirbelkörperfrakturen zurückzuführen sind und lassen Sie diese mögliche Ursache immer abklären.

Aber selbst wenn dann (endlich) die richtige Diagnose gestellt ist, heißt das leider immer noch nicht, dass eine adäquate Behandlung der Osteoporose begonnen wird. Denn dazu gehört in jedem Fall auch eine angemessene Schmerztherapie!

Denken Sie immer daran, dass Sie vorhandene Schmerzen keineswegs ertragen müssen. Schmerzen sind nicht unverzichtbarer Teil des Älterwerdens und schon gar nicht Ihr Schicksal! Sprechen Sie Ihren Arzt immer auch auf eine Schmerztherapie als wesentlicher Baustein der Osteoporose-Behandlung an!

Schmerzen müssen behandelt werden! Ansonsten besteht die Gefahr, dass sich chronischer Schmerz einstellt. Diese Situation ist gerade für Osteoporose-Betroffene besonders kritisch, denn je stärker der Schmerz, desto geringer die Neigung, sich zu bewegen. Dies führt in einen Teufelskreis aus Schmerz, mangelnder Bewegung und weiterem Knochenabbau. Am Ende steht häufig völlige Bewegungsarmut. Osteoporose-Patienten verlassen die eigene Wohnung nicht mehr und sind dadurch auch sozial isoliert.

Ein wesentliches Ziel der Osteoporose-Behandlung muss sein, die Chronifizierung der Schmerzen zu vermeiden.

Und dieses Ziel kann erreicht werden!

Dazu möchte ich zunächst mit Ihnen darauf schauen, wie Schmerzen überhaupt entstehen.

# Wie entstehen Schmerzen?

Schmerzen werden durch einen äußeren Reiz ausgelöst. Dieser Reiz kann ganz unterschiedliche Ursachen haben, zum Beispiel äußere Reize wie Temperatur, Dehnung, Druck oder Verletzungen. Auch innere Reize durch krankhafte Prozesse im Körper sind häufig.

Allen Schmerzreizen ist gemein, dass sie von schmerzempfindlichen Nervenempfängern (sogenannten Schmerzrezeptoren) aufgenommen werden. Diese Schmerzrezeptoren befinden sich an den Enden der Nervenfasern. Sie sind über den ganzen Körper verteilt; meist in der Haut aber auch an allen anderen menschlichen Organen.

## Meldung des Schmerzreizes

Die Schmerzrezeptoren geben in kurzer Zeit über die Nervenbahnen ein Schmerzsignal an das Rückenmark und danach an das Gehirn. Je nachdem, wie schnell dieser Prozess abläuft, äußert sich die Art und Intensität des Schmerzes. Wird das Schmerzsignal sehr schnell transportiert, empfindet man einen intensiven Sofortschmerz. Erfolgt die Weiterleitung eher langsam, äußert sich dies meist in einem dumpfen, länger andauernden Schmerz.

## Schaltzentrale zentrales Nervensystem (ZNS)

Das Rückenmark und das Gehirn bilden gemeinsam das zentrale Nervensystem.

Wie schon gezeigt, ist die erste Station des Schmerzimpulses auf dem Weg zum Gehirn das Rückenmark. Man bezeichnet das Rückenmark auch als eine Art erste Schaltstelle für den Schmerzimpuls, denn von hier aus erfolgt nicht nur eine Weiterleitung an das Gehirn – im Rückenmark entsteht auch eine »normale« Reaktion des menschlichen Körpers bei Empfinden des Schmerzes: der sogenannte Abwehrreflex. Dieser Reflex wird zum Beispiel in Gang gesetzt, wenn man einen zu heißen Gegenstand anfasst – man lässt den Gegenstand »quasi automatisch« fallen.

Die zweite Schaltstelle für das Schmerzempfinden ist dann das Gehirn. Auch das Gehirn »verarbeitet« den Schmerz. Dafür ist der sogenannte Thalamus zuständig, der inmitten des Gehirns die zentrale Sammelstelle für Sinneseinflüsse ist. Vom Thalamus aus geht es weiter zur Großhirnrinde; dort kommt es dann zur eindeutigen Lokalisierung des Schmerzes und dort wird der Schmerz dann auch bewusst wahrgenommen.

# Schmerzlinderung

Sobald ein Schmerzimpuls erzeugt wurde, kommt es zu einer unmittelbaren Reaktion des Rückenmarks und des Gehirns. Beide arbeiten daran, die negative Empfindung des Schmerzes abzumildern. Es kommt zu einer sogenannten Gegenbewegung, das heißt, es werden schmerzempfindungshemmende Impulse in umgekehrter Richtung an das Rückenmark geschickt. Zudem kommt es zu einer Ausschüttung von körpereigenen Schmerzmitteln.

Der Körper ist in der Lage, körpereigene Schmerzmittel zu produzieren, die genauso wie zugeführte Medikamente den Schmerz dämpfen sollen. Diese körpereigenen Schmerzmittel nennt man Endorphine.

# Wodurch der Schmerz bei Osteoporose-Betroffenen entsteht

Typischerweise leiden Osteoporose-Betroffene – insbesondere dann, wenn die Erkrankung bereits fortgeschritten ist – unter Rückenschmerzen. Grund für diese Beschwerden sind meist noch nicht festgestellte Wirbelkörperbrüche.

Diese Wirbelkörperbrüche führen dazu, dass die Knochen sich gegeneinander reiben – die Folge sind starke Schmerzen genau an diesen Bruchstellen.

Oftmals halten die Schmerzen auch nach dem Ausheilen der Frakturen an. Dafür ist meist eine veränderte Statik der Wirbelsäule verantwortlich.

Dabei ist die richtige Statik der Wirbelsäule von besonderer Bedeutung.

Nur eine gesunde Wirbelsäule im Zusammenspiel mit einer starken Rückenmuskulatur ermöglicht es uns auf Dauer, eine aufrechte Körperhaltung einzunehmen.

Regelmäßige Falschbelastungen der Wirbelsäule führen langfristig zu Verschleiß und damit zu Rückenschmerzen. Die Hauptursachen für Falschbelastungen und daraus resultierenden Fehlhaltungen sind:

✔ Schwere körperliche Belastung

✔ Sitzende Tätigkeit

✔ Wirbelkörperbrüche

✔ Schwache Muskulatur an Rücken und/oder Bauch

✔ Wenig Bewegung

✔ Übergewicht

Wie stelle ich eine Fehlhaltung beziehungsweise eine Haltungsschwäche fest?

Eine Haltungsschwäche liegt vor, wenn eine Person die Wirbelsäule im Stehen und mit gerade nach vorne ausgestreckten Armen weniger als 30 Sekunden aufrechthalten kann.

Bei Haltungsschäden sind gezieltes Muskeltraining durch Krankengymnastik oder Funktionstraining erforderlich. Dadurch wird es möglich, bestehende muskuläre Defizite auszugleichen und die nicht ausreichend entwickelte Muskulatur zu stärken. Außerdem kann durch Dehnübungen eine bestehende Verspannung der Muskulatur beseitigt werden.

Häufig kommt es darüber hinaus bei Osteoporose-Patienten zu Veränderungen an der Wirbelsäule.

In gesundem Zustand hat die Wirbelsäule eine leicht S-förmige Krümmung. Bei Personen mit Wirbelkörperfrakturen krümmt sich die Wirbelsäule immer stärker.

Abbildung 11.1 zeigt die Entwicklung einer normal gekrümmten Wirbelsäule zu einer osteoporotischen Wirbelsäule.

Der auf der Wirbelsäule lastende Druck wird dabei kontinuierlich von einem Wirbelkörper zum nächsten – und zwar immer von oben nach unten – weitergegeben. Diese Zusammenarbeit erleichtert der Rückenmuskulatur die Arbeit deutlich. Umso schlimmer ist es, wenn dieses System zum Beispiel durch einen gebrochenen Wirbelkörper gestört wird: Akute Schmerzzustände sind die Folge.

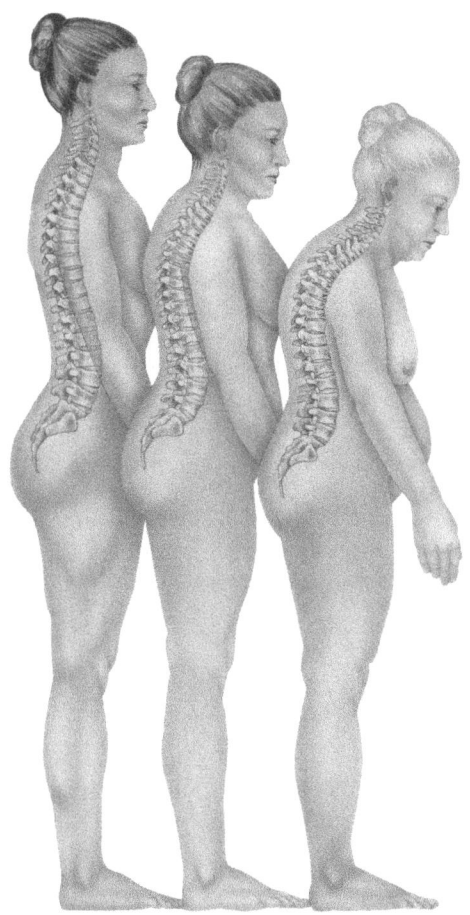

**Abbildung 11.1:** Verstärkte Krümmung der Wirbelsäule bei Osteoporose-Betroffenen © Judith – stock.adobe.com

Kommt es nach einem Wirbelkörperbruch zu einer Fehlhaltung, kann das zu einer Chronifizierung der Schmerzen führen.

# Der persönliche Umgang mit dem Schmerz

Um den persönlichen Umgang mit dem Schmerz besser einschätzen und beurteilen zu können, ist es wichtig zu verstehen, dass der Schmerz ein komplexes Phänomen ist und je nach Person unterschiedlich gravierend wahrgenommen wird.

Die bei Osteoporose häufig auftretenden Wirbelkörperbrüche sind dafür ein gutes Beispiel. Manchmal gehen solche Wirbelkörperbrüche mit nur geringen akuten Schmerzen einher. Dies kann ab und an sogar so weit gehen, dass eine osteoporotisch bedingte Wirbelkörperfraktur unerkannt bleibt. Trotzdem kann diese später chronische Schmerzen verursachen. Grund dafür ist, dass unser Schmerz-Nervensystem sehr anpassungsfähig ist; dies führt jedoch oftmals auch zu nicht wünschenswerten Auswirkungen.

Menschen, die in ihrer frühen Kindheit starke Schmerzen erlitten haben, können im Erwachsenenalter eine erhöhte Schmerzempfindlichkeit entwickeln.

Jeder Mensch empfindet Schmerzen anders; Schmerz ist individuell und daher nur schwer messbar.

Auch emotionale und psychische Faktoren spielen bei chronischem Schmerz eine wichtige Rolle und müssen bei der Behandlung berücksichtigt werden.

Schmerzen darf man nicht einfach »aushalten«; man muss dagegen angehen. Dies gilt insbesondere, wenn die Beweglichkeit darunter leidet.

Daher auch an dieser Stelle der Hinweis: Gerade Osteoporose-Patienten müssen beweglich bleiben. Bewegung gehört zur Basistherapie bei Osteoporose und stärkt die so wichtige Knochenfestigkeit (siehe hierzu auch die Ausführungen in Kapitel 4 »Osteoporose und Bewegung« und in Kapitel 12 »Sturzprophylaxe«).

Denn wenn starke Schmerzen nicht rechtzeitig und richtig behandelt werden, kann es zu einer Veränderung bestimmter Nervenzellen kommen. Diese melden dann dem Gehirn Schmerzsignale, obwohl gar kein Schmerz aufgetreten ist; das Gehirn nimmt den Reiz trotzdem als Schmerz wahr.

Wenn sich also Nervenzellen und ihre Reaktionen auf Reize dauerhaft verändern, liegt die sogenannte Schmerzkrankheit vor, die als eigenständiges Krankheitsbild individuell behandelt werden muss.

Zu dieser Veränderung der Nervenzellen muss es jedoch nicht kommen. Sie können diesem Krankheitsbild wirksam begegnen, einfach indem Sie sich sofort kümmern.

Treten bei Ihnen plötzlich Rückenschmerzen auf, halten Sie diese nicht aus, sondern gehen Sie sofort zum Arzt. Lassen Sie die Ursache der Rückenschmerzen vom Arzt abklären und fragen Sie ihn auch, ob eventuell eine Osteoporose vorliegen könnte.

Falls bei Ihnen akute Rückenschmerzen auftreten, fragen Sie Ihren Arzt immer auch danach, ob Osteoporose die Ursache sein könnte.

Die Osteoporose wird als Auslöser der Schmerzen oft vergessen, dabei kann sich bereits in diesem Zeitpunkt eine erste osteoporotisch bedingte Fraktur ereignet haben.

Ist dies der Fall, so besteht ein deutlich erhöhtes Risiko für einen weiteren Knochenbruch.

Bei akuten Rückenschmerzen nicht sofort zum Arzt zu gehen und erstmal »auf die Zähne zu beißen«, ist auch deshalb keine gute Idee, weil sich ein chronisches Schmerzleiden entwickeln kann, wenn der akute Schmerz nicht innerhalb einer Woche nach dem erstmaligen Auftreten wirksam bekämpft wird.

# Spezifische Schmerzen bei Osteoporose

Der (Rücken-)Schmerz bei Osteoporose-Betroffenen setzt meist sehr plötzlich ein. Ursache ist oftmals ein Wirbelkörperbruch. Typischerweise lässt sich dabei ein schmerzhafter Druckpunkt dort feststellen, wo sich die Fraktur des Wirbelkörpers ereignet hat. Häufig ist zudem die Rückenmuskulatur verspannt; auch dort besteht eine Druckschmerzempfindlichkeit.

Bitte beachten Sie, dass unmittelbar nach dem Frakturereignis dieser Bruch auf einem Röntgenbild noch gar nicht erkennbar ist. Dies wird immer dann der Fall sein, wenn die Knochenbruchstücke noch nicht gegeneinander verschoben sind. Dann kann man erst durch weitere Abklärungen (zum Beispiel MRT) endgültige Gewissheit bekommen.

Nach einem einzelnen Wirbelkörperbruch kommt es zu einer Reizung der die Bruchstelle umgebenden Bänder, Gelenkkapseln, Knochenhaut und Muskulatur.

Die Fraktur mehrerer Wirbelkörper führt regelmäßig zu einer Abnahme der Körpergröße. Diese kann bis zu zehn Zentimeter betragen. Folgen sind zudem ein gesteigertes Ungleichgewicht zwischen den Knochen und der Muskulatur beziehungsweise den Bändern und ein zunehmendes Schmerzempfinden.

Viele Patienten haben einen langen und steinigen Weg hinter sich, bis tatsächlich eine Wirbelkörperfraktur als Ursache ihrer Schmerzen erkannt und die Diagnose Osteoporose gestellt wird. Bei Patienten über 50 Jahren mit akuten Rückenbeschwerden sollte man grundsätzlich Osteoporose als Ursache des Knochenbruchs in Betracht ziehen und entsprechende Abklärungsuntersuchungen durchführen (zum Beispiel Röntgen der Wirbelsäule oder DEXA-Messung).

# Schmerzbehandlung bei Osteoporose-Patienten

Auf den nächsten Seiten lernen Sie mehr über die spezifische Behandlung von Schmerzen bei Osteoporose-Betroffenen und wie diese abläuft.

## Schmerzdiagnose

Vor jeder Schmerzbehandlung von Wirbelkörperbrüchen steht zunächst die Schmerzdiagnose. Diese erfolgt durch den Arzt mit der sogenannten Anamnese. Der Arzt versucht zunächst im Gespräch mit der betroffenen Person folgende Umstände zu klären:

✔ Aktuelle Beschwerden

✔ Krankheitsgeschichte

✔ Andere Erkrankungen

✔ Medikamenteneinnahme

✔ Besondere individuelle Gegebenheiten

Diese Erhebungen sind insbesondere deshalb notwendig, weil der Arzt nur schwer einzuschätzen vermag, wie stark die Schmerzen im Einzelfall sind. Denn Schmerzen sind subjektiv, werden von jeder Person unterschiedlich wahrgenommen und sind daher für den Arzt schwierig zu beurteilen.

Es kommt daher als Hilfsmittel ein standardisierter Fragebogen zum Einsatz, mit dem die betroffene Person ihren persönlichen Schmerz möglichst zutreffend beschreiben kann.

Ein Schmerz-Fragebogen sieht folgendermaßen aus:

✔ Seit wann haben Sie die Schmerzen schon?

✔ Schränkt der Schmerz Sie in Ihren Alltagsaktivitäten ein?

✔ Beruhen die Schmerzen auf einer bestimmten Verletzung oder einem operativen Eingriff?

✔ Nehmen Sie tagsüber Schmerzmittel ein?

✔ Werden Sie nachts von den Schmerzen wach?

✔ Worin sehen Sie die Ursache für Ihre Schmerzen?

✔ Welche Maßnahmen der Schmerzlinderung haben Sie bisher ausprobiert (nichtmedikamentös und/oder medikamentös)?

✔ Was scheint die Schmerzen zu lindern?

✔ Was verschlimmert die Schmerzen?

✔ Wie fühlen sich die Schmerzen an (zum Beispiel dumpf, brennend, stechend)?

Weiterhin erfragt der Arzt Informationen zum sozialen Umfeld und der psychischen Verfassung des Patienten.

Abgeschlossen wird die Schmerzdiagnose durch eine vollständige körperliche Untersuchung sowie eventuell die Bestimmung von Blut- und anderen Laborwerten.

Ein weiteres Hilfsmittel zur Bestimmung des Schmerzes und insbesondere der Schmerzintensität ist die sogenannte Schmerzskala.

Dabei spielt eine wesentliche Rolle, dass die Intensität des persönlichen Schmerzgefühls niemand so genau bestimmen kann wie die betroffene Person selbst. Mit der Schmerzskala haben Ärzte die Möglichkeit, die individuell empfundene Stärke des Schmerzes auf einem

Schieber zwischen den Punkten »Kein Schmerz« (0 Punkte) und »Stärkster Schmerz« (10 Punkte) zu ermitteln und festzuhalten (siehe Abbildung 11.2). Die Einstellung erfolgt durch den Patienten selbst und bringt damit zum Ausdruck, wie stark er seinen Schmerz empfindet. Die Schmerzskala ist insbesondere im Verlauf einer Behandlung sinnvoll, um den Erfolg einer Therapie einschätzen zu können.

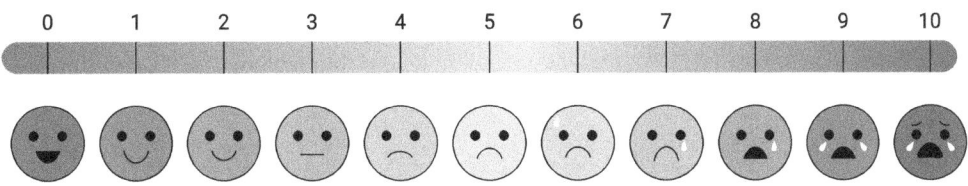

**Abbildung 11.2:** Skala des Schmerzempfindens © Yanka – stock.adobe.com

Dabei bedeutet

- 0: keine Schmerzen
- 1: sanfte Schmerzen
- 2: geringe Schmerzen
- 3: unbequeme Schmerzen
- 4: mittelgradige Schmerzen
- 5: ablenkende Schmerzen
- 6: quälende Schmerzen
- 7: starke Schmerzen
- 8: hochgradige Schmerzen
- 9: unerträgliche Schmerzen
- 10: stärkste Schmerzen

## Akute Schmerztherapie

Nach erfolgter Schmerzdiagnose leitet der Arzt dann die individuelle Schmerztherapie ein.

Diese beginnt zunächst als sogenannte konservative Therapie mit Schmerzmitteln, Physiotherapie und geeigneten Hilfsmitteln (zum Beispiel einer Rückenorthese).

Bei der Gabe von Schmerzmitteln zur Milderung des Osteoporose-Schmerzes sollte das von der WHO aufgestellte Stufenschema der Schmerztherapie Berücksichtigung finden:

- ✔ Stufe I: Nichtopioidanalgetika (die bekanntesten sind Ibuprofen, Diclofenac, Paracetamol)

- ✔ Stufe II: Schwach wirkende Opioide (zum Beispiel Codein, Tramadol, Tilidin)

    Diese Präparate werden, wenn dies vonseiten der Verträglichkeit möglich ist, mit einem Medikament der Stufe I kombiniert.

- ✔ Stufe III: Stark wirkende Opioide

    Diese Präparate werden, wenn dies vonseiten der Verträglichkeit möglich ist, mit einem Medikament der Stufe I kombiniert.

Die meisten Präparate der Stufe I wirken entzündungshemmend. Sie wirken beim Schmerz, der durch einen Knochenbruch verursacht wurde, besser als solche Medikamente, die nicht antientzündlich wirken (wie zum Beispiel Paracetamol). Sie eignen sich aber ausschließlich zur Behandlung akuter Schmerzen und sollten aufgrund ihrer Nebenwirkungen auf den Magen-Darm-Trakt nicht über einen längeren Zeitraum eingenommen werden.

## Exkurs: Rückenorthese

Zur Schmerzlinderung im Rahmen einer konservativen Therapie kommen auch orthopädische Hilfsmittel wie beispielsweise eine Rückenorthese in Betracht (siehe Abbildung 11.3).

Das Ziel eines solchen Hilfsmittels ist jedoch nicht in erster Linie die Stützung, sondern vielmehr die Unterstützung eines geraden Gangbildes zur Vermeidung des sogenannten »Witwenbuckels«.

Mittlerweile konnte gezeigt werden, dass mit einer Rückenorthese kein negativer Einfluss auf die Rückenmuskulatur verbunden ist; im Gegenteil konnte nachgewiesen werden, dass moderne Rückenorthesen gleichermaßen für Aufrichtung, Schmerzlinderung und Kräftigung der Rückenmuskulatur sorgen können.

Sofern der Schmerz mit diesem Stufenplan nicht in den Griff zu bekommen ist, sollte der die Osteoporose behandelnde Arzt gemeinsam mit einem Schmerzspezialisten einen individuellen Behandlungsplan erarbeiten.

Dabei sollte aber von der Gabe müde machender Medikamente abgesehen werden, da diese das Sturzrisiko und damit die Gefahr weiterer Frakturen erhöhen (siehe auch Kapitel 12 »Sturzprophylaxe«).

Wichtig zu berücksichtigen ist, dass zusammen mit der Schmerztherapie ein Plan zur medikamentösen Behandlung der Osteoporose entwickelt wird.

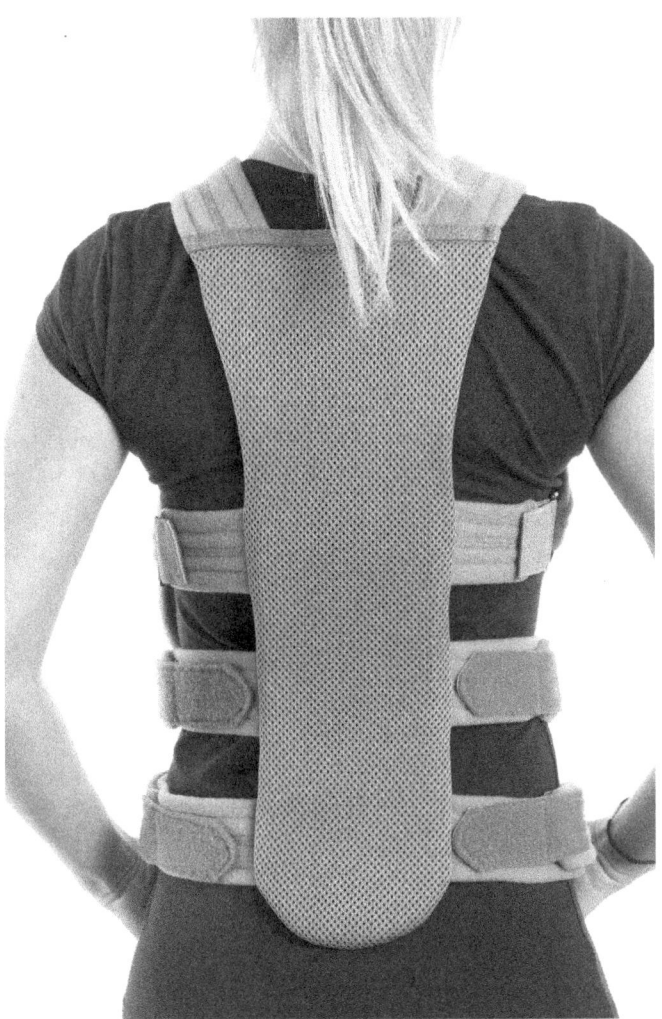

**Abbildung 11.3:** Rückenorthese zur Unterstützung eines geraden Gangbilds © belahoche – stock.adobe.com

# Operative Methoden der Schmerzlinderung

Ist die konservative Therapie nicht erfolgreich und ein starker Schmerz dauert weiter an, so besteht auch die Möglichkeit, operative Methoden anzuwenden. Diese haben gegenüber einer medikamentösen Therapie mit Osteoporose-Medikamenten den Vorteil, dass sie unmittelbare Schmerzlinderung erreichen und kein Risiko von Nebenwirkungen – wie bei Medikamenten jedenfalls nicht ausgeschlossen – gegeben ist.

Daher möchte ich im Folgenden näher auf die zwei heute gängigen operativen Methoden eingehen, da sie durchaus eine Alternative in der Schmerzbehandlung darstellen können.

Die eine Methode ist die Vertebroplastie, die andere die Ballonkyphoplastie.

Beiden Verfahren ist gemeinsam, dass die gebrochenen Wirbelkörper durch das Einbringen von Knochenzement stabilisiert werden.

Zunächst wird ein Bohrkanal gelegt und darüber der gebrochene Wirbelkörper mit einer Nadel punktiert.

Bei der Vertebroplastie wird anschließend flüssiger Knochenzement in den Wirbelkörper eingespritzt, um ihn von innen zu festigen.

Bei der Ballonkyphoplastie dagegen wird in dem gebrochenen Wirbelkörper zunächst ein Ballon aufgeblasen, um den Wirbelkörper möglichst in seine ursprüngliche Form zurückzuversetzen. Anschließend wird ein etwas dickflüssigerer Knochenzement in den gebrochenen Wirbelkörper eingebracht.

Mittlerweile ist durch viele Studien gesichert, dass beide Methoden zu sofortiger und vollständiger Beseitigung des Schmerzes führen. Dabei gilt die Ballonkyphoplastie als etwas sicherer, sie ist aber auch deutlich teurer.

Beide Verfahren werden operativ in lokaler Betäubung oder kurzer Vollnarkose durchgeführt.

## Weitere Schmerztherapie

Nach der akuten Phase der Schmerztherapie und mit fortschreitender Abheilung der Frakturen kommt es gewöhnlich zu einer Abnahme des akuten Schmerzes. Stattdessen stellt sich häufig ein chronischer Schmerz ein, der durch die Deformierung des Skelettes nach Wirbelkörperbrüchen entsteht (siehe Abbildung 11.1). Hinzukommen oftmals muskuläre Probleme.

Dieser kann wiederum Schlaflosigkeit und psychische Probleme wie Angst und Depressionen auslösen, was wiederum das persönliche Schmerzempfinden weiter steigert. Man spricht dann von der sogenannten »Schmerzspirale«, die möglichst schnell durchbrochen werden sollte.

Welche Maßnahmen bieten sich dazu an?

Ist der akute Schmerz abgeklungen, stehen zwei Maßnahmen im Vordergrund. Die eine ist die allgemeine Wiedermobilisierung des Patienten, die andere ist die Stärkung der Rückenmuskulatur.

Zentrales Element ist die Entwicklung eines individuellen Bewegungsprogramms mit physiotherapeutischer Unterstützung. In Betracht kommen hier beispielsweise Bewegungsbäder in warmem Wasser, die aufgrund des gewichtsentlastenden Auftriebs im Wasser zur Lockerung der Muskulatur und zur weiteren Linderung der Beschwerdesymptomatik führen.

Wenn es der Beschwerdeverlauf erlaubt, kann die Krankengymnastik nach und nach durch sporttherapeutische Maßnahmen abgelöst werden.

Dabei ist darauf zu achten, dass die Übungen regelmäßig mindestens ein- bis zweimal wöchentlich stattfinden und die individuelle Leistungsfähigkeit der Teilnehmenden berücksichtigen (Beweglichkeit, Kondition, weitere Erkrankungen, Alter). Das Training sollte von erfahrenen Therapeuten angeleitet und konsequent über einen längeren Zeitraum fortgeführt werden.

 Osteoporose-Selbsthilfegruppen des Bundesselbsthilfeverbandes für Osteoporose e. V. bieten wöchentlich stattfindendes Funktionstraining an. Diese spezielle Osteoporose-Gymnastik wird als Trocken- oder Wassergymnastik durchgeführt und von speziell für die Behandlung von Osteoporose-Betroffenen fortgebildeten Therapeuten geleitet. Die Teilnahme kann auf ärztliche Verordnung von den gesetzlichen Krankenkassen unterstützt werden (siehe Kapitel 16).

# Körperliche Schonung bei Schmerzen

Für uns ist es nichts Neues und jeder kennt das Phänomen: Sobald uns eine bestimmte Bewegung Schmerzen bereitet, bewegen wir uns weniger oder gar nicht mehr oder nehmen zumindest eine Schonhaltung ein, immer mit dem Ziel, das Schmerzempfinden herabzumindern.

Stattdessen erreichen wir das Gegenteil: Es kommt zu einseitiger Belastung, Fehlhaltung und im Anschluss zu Veränderungen an Knochen, Muskeln, Bändern und Sehnen. Folge sind noch stärkere Schmerzen! Jede Bewegung schmerzt; wir können unseren Alltag nicht mehr bewältigen und finden nachts keinen Schlaf.

Dadurch setzt sich ein Teufelskreis in Bewegung, der insbesondere für Osteoporose-Patienten fatal ist, denn gerade Osteoporose-Betroffene sind auf Bewegung dringend angewiesen.

Bewegung gehört nicht umsonst zur Basistherapie bei Osteoporose: Denn nur durch regelmäßige und ausreichende Bewegung werden die Knochen und Muskeln zur Aktivierung des Knochenumbauprozesses angeregt und nur so kann eine Steigerung der Knochendichte und eine Kräftigung der Muskulatur erreicht werden.

Mangelnde Bewegung führt bei Osteoporose-Patienten zu einem Fortschreiten des bereits begonnenen Knochenabbaus.

Daher ist es vor allem für Osteoporose-Betroffene von besonderer Bedeutung, so früh wie möglich mit einer nachhaltigen Schmerzbehandlung zu beginnen. Denn nur wenn die Schmerzen zurückgedrängt werden können, besteht Aussicht darauf, dass man sich wieder ausreichend bewegt. Dies wiederum ist Voraussetzung dafür, dass die von dem Arzt verordnete Bewegungstherapie durchgeführt wird und eine Kräftigung der Schwachpunkte am Bewegungsapparat eintreten kann.

Durch zielgerichtete schmerztherapeutische Maßnahmen besteht also die Chance, die Osteoporose-Patienten aus dem beschriebenen Teufelskreis herauszuholen oder noch besser, sie erst gar nicht in diesen Teufelskreis hereingeraten zu lassen.

# Entspannungsübungen gegen den Schmerz

Schmerz ist ein häufiges Phänomen im Alter. Dies gilt besonders für Osteoporose-Betroffene. Die gute Nachricht: Sie können etwas dagegen tun!

Um möglichst schnell Ihre alte Beweglichkeit wiederherzustellen, sollte Ihr Schmerz so schnell wie möglich gelindert werden. Reden Sie mit Ihrem Arzt darüber.

Ein wichtiger Teil der Therapie sind Entspannungsübungen: Lassen Sie solche Übungen zum Teil Ihres Alltags werden und planen Sie Ihren Alltag so, dass der Schmerz Sie möglichst wenig einschränkt:

- ✔ Bleiben Sie in Bewegung. Nutzen Sie Bewegungsangebote wie zum Beispiel Funktionstraining. Halten Sie sich fit!

- ✔ Nehmen Sie regelmäßig die empfohlenen Schmerzmedikamente, aber nur so lange wie wirklich notwendig.

- ✔ Reden Sie mit Freunden, Verwandten und Bekannten offen über Ihre Erkrankung; beziehen Sie diese Vertrauenspersonen in Ihren Alltag ein und lassen Sie sich wenn nötig helfen.

- ✔ Sprechen Sie offen mit Ihrem Arzt. Nur mit richtigen und detaillierten Informationen kann er die für Sie bestmögliche Behandlung sicherstellen.

> **IN DIESEM KAPITEL**
>
> Warum die Vermeidung von Stürzen bei Osteoporose wichtig ist
>
> Ursachen für Stürze erkennen und vermeiden
>
> Dem Teufelskreis »Sturz« entgehen
>
> Ihr individuelles Sturzrisiko ermitteln
>
> Gezielt Übungen zur Sturzprophylaxe erlernen

# Kapitel 12
# Sturzprophylaxe

## Der Begriff »Sturz«

Unter Sturzprophylaxe versteht man therapeutische, pflegerische und praktische Maßnahmen zur Vermeidung von Stürzen.

Zunächst wollen wir wissen, was die Medizin überhaupt unter einem Sturz versteht: Der Sturz wird in der Medizin als ein Unfallereignis bezeichnet, das durch den Verlust des Gleichgewichtes gekennzeichnet ist. Dieser kann sowohl im Stehen als auch aus der Bewegung heraus entstehen. Dabei ist charakteristisch, dass die Körperachse sich aus der senkrechten in eine waagerechte Position verändert.

Wie wir Abbildung 12.1 entnehmen können, steigt die Gefahr eines Sturzes mit zunehmendem Alter. Dabei spielt es zunächst keine Rolle, ob eine Person an Osteoporose erkrankt ist, an einer anderen Erkrankung leidet oder gesund ist.

Der Unterschied liegt vor allem in den Sturzfolgen, die gerade bei Osteoporose-Betroffenen sehr einschneidend und gefährlich sein können. Gerade aus diesem Grund lohnt es sich, das Thema Sturz und insbesondere die Vermeidung von Stürzen ausführlich zu besprechen.

Wenn wir also davon ausgehen, dass bereits im Alter zwischen 65 und 74 Jahren die Wahrscheinlichkeit eines Sturzereignisses bei fast 60 Prozent liegt und die Quote mit zunehmendem Alter deutlich steigt, können wir ermessen, dass der Vermeidung von Stürzen gerade im Alter eine besonders hohe Bedeutung zukommt.

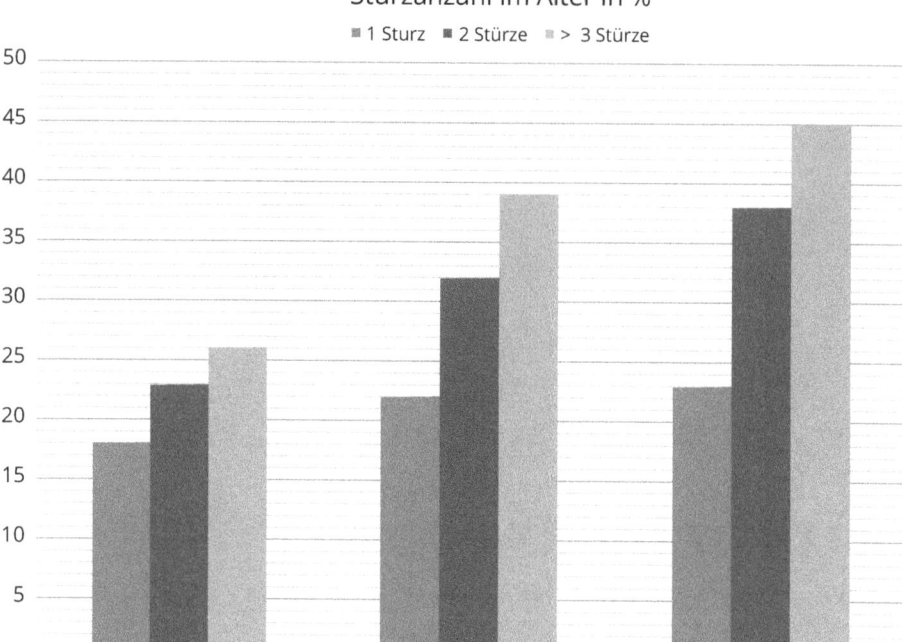

**Abbildung 12.1:** Anzahl der Stürze in Abhängigkeit vom Lebensalter

Wenn man dann weiter berücksichtigt, dass wissenschaftliche Erkenntnisse vorliegen, wonach mit zunehmendem Alter die Wahrscheinlichkeit für einen Knochenbruch als Folge eines Sturzereignisses drastisch ansteigt, dann macht das deutlich, wie wichtig das Thema Sturzprophylaxe im Allgemeinen und für Osteoporose-Betroffene im Besonderen ist.

- ✔ Osteoporose-Patienten stürzen häufiger als gesunde Menschen.
- ✔ Osteoporose erhöht die Sturzwahrscheinlichkeit.
- ✔ 50 Prozent der Patienten mit Hüftknochenbrüchen haben Osteoporose.
- ✔ Stürze sind eine der häufigsten Ursachen für die Pflegebedürftigkeit älterer Menschen.

## Ursachen für Stürze

Der Sturz ist immer ein komplexes Ereignis und das Ergebnis des Zusammentreffens verschiedener Einzelfaktoren. Diese Einzelfaktoren führen in ihrer Gesamtheit zum Sturz.

Dabei unterscheidet man die Faktoren, die in der Person des Patienten liegen (dann spricht man von sogenannten intrinsischen Faktoren), und die in der Umwelt begründet sind (dann spricht man von sogenannten extrinsischen Faktoren).

## Intrinsische Faktoren

Folgende intrinsischen Faktoren für Stürze gibt es:

✔ Plötzlich auftretende Erkrankungen wie zum Beispiel Herzinfarkt, Schlaganfall, Bewusstlosigkeit

✔ Muskelschwäche, Einschränkungen im Bewegungsapparat

✔ Störungen in der Körperhaltung als Folge von degenerativen Veränderungen zum Beispiel an der Bandscheibe oder den Knien, Arthrose

✔ Eingeschränkter Balancereflex als Ausgleichsbewegung nach dem Stolpern

✔ Orientierungsverlust aufgrund von neurologischen Erkrankungen (zum Beispiel Demenz)

✔ Sehstörungen

✔ Depression, Unruhe

✔ Sturzangst

✔ Zustand nach Medikamenteneinnahme (Benommenheit, Unruhe)

## Extrinsische Faktoren

Extrinsische Faktoren sind:

✔ Umgebungsgefahren (Stolperfallen wie umherliegende Kabel, schlecht erkennbare Stufen, Teppiche, nasser Fußboden)

✔ Schlechte Lichtverhältnisse (nicht ausreichende Beleuchtung, blendendes beziehungsweise schattenwerfendes Licht)

✔ Fehlende Haltemöglichkeiten (Geländer, Haltegriffe)

✔ Falsche Kleidung (die über den Boden schleift)

✔ Unpassendes Schuhwerk (das den Gang verändert oder zu Unsicherheit führt)

✔ Unpassende Hilfsmittel (falsche Brillenglasstärke, Gehstock und so weiter)

✔ Beschaffenheit von Gehwegen im Außenbereich

# Sturzprophylaxe

Wir haben bereits gesehen, dass gerade für ältere Menschen und im Besonderen für Osteoporose-Betroffene jeder Sturz ein dramatisches Ereignis sein kann.

Diese gesundheitlichen Folgen führen oft zu einem Teufelskreis (Abbildung 12.2), der physische und auch psychische Einschränkungen mit sich bringen kann, die in totaler Isolation enden.

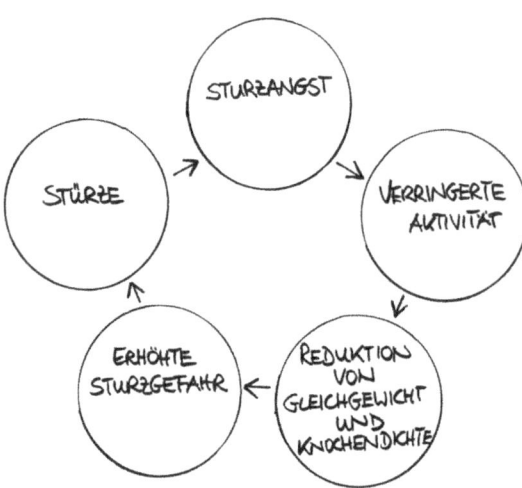

**Abbildung 12.2:** Die gravierenden Folgen von Stürzen

Damit es erst gar nicht zu diesen sehr einschneidenden und lebensverändernden Ereignissen kommt, schauen wir uns im Folgenden an, was wir zur Vermeidung von Stürzen (Sturzprophylaxe) tun können.

Dabei sind Balancetraining, das Vermeiden von Schwindel, gutes Hören und Sehen, die Überprüfung Ihres Wohnumfeldes und Ihrer Kleidung und die Kenntnis über die Wirkungsweise der von Ihnen eingenommenen Medikamente von besonderer Bedeutung.

## Balancetraining

Der Erhalt beziehungsweise die Verbesserung von Balance und Beweglichkeit wird mit zunehmendem Alter immer wichtiger. Eine gute Balance und Körperkoordination erleichtert es Ihnen, mobil und selbstständig zu bleiben und Ihren Lebensalltag selbstbestimmt zu gestalten.

Dabei ist eine gute Balance für viele alltägliche Situationen sehr hilfreich. Sie stehen sicher von einem Stuhl auf, können gefahrlos Treppen steigen und herabgehen und bleiben auch außerhalb Ihrer vier Wände aktiv.

Und durch eine verbesserte Körperhaltung, Körperkoordination und einen starken Gleichgewichtssinn vermindern Sie natürlich auch Ihr Sturzrisiko deutlich. Schauen Sie sich die Übungen in Tabelle 12.1 an.

## Gutes Hören und Vermeiden von Schwindel

Oftmals vergehen Jahre, bis Hörprobleme oder Schwindel bei Ihrem Hausarzt zum Thema werden. Dabei treten Hörverlust und eine Störung des Gleichgewichtsorganes im Innenohr im Alter häufiger auf. Diese Probleme können Ihren Gleichgewichtssinn negativ beeinflussen und führen in der Folge zu einer größeren Sturzanfälligkeit.

| Übungsziel | Beschreibung | Beispiel |
|---|---|---|
| Förderung von Gang und Balance und weiteren motorischen Funktionen | Training des Gangs durch Übungen zur Anpassung von Gehtechnik, Schritttempo und -richtung | • Gehen auf der Ferse oder den Zehen<br>• Vor-, Rück- oder Seitwärtslaufen<br>• Treppensteigen |
| | Übungen zur Stärkung des Gleichgewichtssinns, der Integration sensorischer Impulse und koordinatorischer Fähigkeiten | • Vestibuläres Training (Cawthorne-Cooksey-Übungen)<br>• Training der Reaktionszeit und der Reaktionssicherheit, beispielsweise durch Übungen mit Veränderungen im Schritttempo, in der Bodenebene, in der Kopf- und der Blickrichtung, durch Laufen und Hindernisparcours, durch Ball- oder andere Reaktionsspiele<br>• Stehen auf einem Bein oder auf einer schwankenden Oberfläche oder Gehen auf einer Linie |
| Stärkung der Muskelkraft | Übungen, bei denen Muskelarbeit gegen einen zusätzlichen Widerstand verrichtet wird | • Tragen von externen Gewichten, zum Beispiel am Knöchel<br>• Übungen mit dem Theraband<br>• Spezielle Geräteübungen |
| Erhalt oder Verbesserung der Gelenkigkeit | Übungen zum Erhalt oder zur Verbesserung des Bewegungsradius von motorisch wichtigen Gelenken | • Yoga<br>• Statisches Stretching |
| Förderung komplexer Bewegungen im dreidimensionalen Raum | Kontrollierte, konstante, fließende und sich wiederholende Bewegungen durch den dreidimensionalen Raum | • Thai Chi<br>• Tanzen |
| Allgemeine Steigerung der körperlichen Aktivität und des Energieverbrauchs | Generelle Tätigkeiten zur Erhöhung der Arbeit der Skelettmuskulatur und mit günstigen Auswirkungen auf das körperliche, psychische und soziale Befinden | • Wandern<br>• Walking<br>• Schwimmen<br>• Fahrradfahren<br>• Gartenarbeit |
| Förderung der Ausdauer | Körperliche Übungen im anaeroben Stoffwechselbereich zur Förderung der kardiovaskulären Funktionen | • Walking<br>• Laufen auf dem Laufband<br>• Fahrradfahren auf dem Ergometer |

**Tabelle 12.1:** Übungen zum Erhalt der Motorik (*Quelle*: 249. Prevention of Falls Network Europe. Manual for the fall prevention classification system. Version 1. www.profane.eu.org/profane_do cuments/Falls_Taxonomy.pdf (11.08.2008))

Sollten Sie Probleme mit dem Hören und dem Gleichgewichtssinn feststellen, so kann dies Ihre Balance und Mobilität stark einschränken und Stürze begünstigen. Lassen Sie es nicht so weit kommen und vereinbaren Sie bei ersten Anzeichen einen Termin bei Ihrem Hausarzt, einem Hals-Nasen-Ohren-Arzt oder bei einem Neurologen.

Das sollten Sie bei Schwindel auf jeden Fall beachten:

- ✔ Vermeiden Sie die Benutzung von Leitern oder Tritten, wenn Sie sich dabei unsicher fühlen und zu Schwindel neigen.
- ✔ Unterlassen Sie Aktivitäten wie zum Beispiel Fenster putzen oder Glühbirnen tauschen. Lassen Sie sich im Zweifel von anderen helfen.
- ✔ Schnelles Hinsetzen oder Aufstehen begünstigt den Schwindel. Nehmen Sie sich Zeit fürs Aufstehen und stabilisieren Sie Ihre Körperhaltung, bevor Sie loslaufen.
- ✔ Spannen Sie Ihre Arme und Beine einige Male an, bevor Sie vom Stuhl oder der Bettkante aufstehen. Lassen Sie sich Zeit

## Sehen

Das Auge ist für die Balance und die Mobilität von besonderer Bedeutung.

Viele ältere Menschen leiden unter Sehproblemen. Damit ist nicht nur die altersbedingte Weitsichtigkeit gemeint; viele weitere Erkrankungen an den Augen haben negativen Einfluss auf Ihre Gangsicherheit und erhöhen die Gefahr von Stürzen.

Häufig kommen der graue und der grüne Star, Makuladegenerationen und gefäßbedingte Schäden vor. Die meisten Augenkrankheiten können behandelt werden. Daher ist es auch unter dem Gesichtspunkt der Sturzvermeidung sehr wichtig, regelmäßig Vorsorge zu betreiben.

Die Kosten der Untersuchung durch einen Augenarzt werden von der gesetzlichen Krankenkasse getragen, wenn diese medizinisch notwendig ist. Als Empfänger von Bürgergeld oder falls Sie von der Rezeptgebühr befreit sind, können Sie mit einer Erstattung der Kosten für neue Brillengläser rechnen. Falls Sie aus gesundheitlichen Gründen nicht in der Lage sind, einen Augenarzt in der Praxis aufzusuchen, gibt es auch Optiker, die Hausbesuche anbieten.

Bifokalgläser und Gleitsichtlinsen lassen Gegenstände näher erscheinen, als sie in Wirklichkeit sind. Dies kann dazu führen, dass Sie ins Stolpern geraten oder Ihr Gleichgewicht verlieren und dadurch stürzen.

## Überprüfen des Wohnumfeldes

Das Wohnumfeld ist besonders wichtig, wenn es um die Frage der Sturzprävention geht. Die meisten Stürze ereignen sich im eigenen Haushalt und es lassen sich durch eine Vielzahl von Maßnahmen die Sturzgefahren in den eigenen vier Wänden reduzieren.

Hierauf sollten Sie achten:

✔ Hindernisse und Stolperfallen vermeiden (zum Beispiel Teppiche, Türschwellen, Möbel, Stromkabel)

✔ Optimale Beleuchtungsverhältnisse gewährleisten (zum Beispiel Vermeidung von Blendeffekten, für gute Erreichbarkeit der Lichtschalter sorgen)

✔ An sturzträchtigen Stellen der Wohnung Haltegriffe anbringen (Bad, Toilette, Schlafzimmer)

✔ Geeignete Hilfsmittel bereitstellen, die immer der Körpergröße anzupassen sind (Treppenlift, Toilettenerhöhung)

## Anpassung der Kleidung

Anhaltspunkte für die richtige Kleidung sind insbesondere:

✔ Bequeme Kleidung tragen, die nicht einengend ist

✔ Gutes Schuhwerk mit Fußbett und genügend Platz

✔ Gegebenenfalls Antirutschsohlen oder orthopädische Schuheinlagen

✔ Kleidung, die im Liegen und Sitzen leicht angezogen werden kann

✔ Körpernahe und nicht zu große Kleidung nutzen, um nicht hängen zu bleiben

✔ Wärmeregulierende Kleidung verwenden, um eine Unterkühlung der Muskulatur zu vermeiden

✔ Kleidung zum »über den Kopf ziehen« vermeiden

## Medikamente und Sturzgefahr

Manche Arzneimittel erhöhen allein oder in Kombination mit anderen Präparaten die Sturzgefahr. Zu diesen Medikamenten gehören vor allem:

✔ Beruhigungs- oder Schlafmittel

✔ Entwässernde und blutdrucksenkende Medikamente

✔ Antiepeleptika

✔ Opioide

✔ Verschiedene Diabetes-Medikamente

Die Auswahl Ihrer Medikamente, deren Dosierung und Einnahmedauer sollten regelmäßig überprüft werden. Vor allem, wenn Medikamente von verschiedenen Ärzten verordnet werden, ist es hilfreich, einen sogenannten Medikationsplan (Abbildung 12.3) zu führen.

# 166 TEIL III Osteoporose behandeln

| Medikationsplan Seite 1 von 1 | für: Anton Beispiel | | | | | | | geb. am: 01.01.1940 | 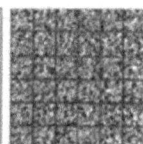 |
|---|---|---|---|---|---|---|---|---|---|
| | ausgedruckt von: Beispiel-Apotheke Musterweg 1, 01662 Meißen Tel: 03521-1234567 beispiel-apotheke@meissen.de | | | | | | | ausgedruckt am: 01.05.2016 | |

| Wirkstoff | Handelsname | Stärke | Form | Morgens | Mittags | Abends | Zur Nacht | Einheit | Hinweise | Grund |
|---|---|---|---|---|---|---|---|---|---|---|
| Insulin, normal | ACTRAPID PENFILL ZAM | 300 I.E. | Amp | 10 | 6 | 8 | 0 | IE | vor den Mahlzeiten, nach Messergebnis | Diabetes mellitus |
| Insulin glargin | LANTUS 100E/ML SOLOSTAR FS | 300 E. | Spritze | Siehe Hinweis | | | | IE | Abends 18-30 I.E. nach Messergebnis | Diabetes mellitus |
| Metformin | METFORMIN LICH 1000 MG | 1000 mg | Tabl | 1 | 0 | 1 | 0 | Stück | zu oder unmittelbar nach den Mahlzeiten | Diabetes mellitus |
| Levothyroxin | L THYROX HEXAL 100 | 0,097 mg | Tabl | ½ | 0 | 1 | 0 | Stück | 30 min vor dem Frühstück | Schilddrüsenunterfunktion |
| Torasemid | TORASEMID AL 10MG TABL | 10 mg | Tabl | 1 | 0 | 0 | 0 | Stück | | Wassereinlagerung Beine |
| Ramipril Hydrochlorothiazid | RAMIPRIL COMP ABZ 5/25MG | 5 mg 25 mg | Tabl | 1 | 0 | 0 | 0 | Stück | ggf. bei weiter niedrigem Blutdruck früh nur 0,5 | Bluthochdruck |
| Bisoprolol | BISOPROLOL ABZ 5MG | 5 mg | Tabl | 1 | 0 | 0 | 0 | Stück | | Bluthochdruck |
| **Bedarfsmedikation** | | | | | | | | | | |
| Diclofenac | DICLO 50 1A PHARMA | 50 mg | Tabl | bei Bedarf 1 Tabl | | | | Stück | nur im Bedarfsfall | Schmerzen |
| Metamizol | NOVAMINSULFON 500 MG LICHT | 500 mg | Tropfen | 30 | 30 | 30 | 0 | Tropfen | nur im Bedarfsfall | Schmerzen |

"Medikationsplan-Factory" Ihr EDV-Partner

**Abbildung 12.3:** Beispiel eines Medikationsplans

 Patienten haben Anspruch auf den bundeseinheitlichen Medikationsplan, wenn sie mindestens drei zulasten der gesetzlichen Krankenkassen verordnete, systemisch wirkende Arzneimittel gleichzeitig einnehmen oder anwenden. Die Anwendung muss dauerhaft – für mindestens 28 Tage – vorgesehen sein.

Zudem muss der Medikationsplan auf der elektronischen Gesundheitskarte gespeichert werden, wenn der Patient dies wünscht und er Zugriff auf die Dateien gewährt. Die elektronische Speicherung der Medikationsdaten ist für den Versicherten freiwillig – Anspruch auf eine Papierversion hat er weiterhin.

Der Medikationsplan soll alle verschreibungspflichtigen Arzneimittel enthalten, die der Patient einnimmt, sowie die Selbstmedikation. Dazu werden unter anderem Wirkstoff, Dosierung, Einnahmegrund und sonstige Hinweise zur Einnahme aufgeführt. Der elektronische Medikationsplan enthält zusätzlich Kommentarfelder und ermöglicht es, historische Daten zu speichern.

# Individuelles Sturzrisiko

Bestimmen Sie Ihr individuelles Sturzrisiko anhand der nachfolgenden Sturzrisiko-Skala in Tabelle 12.2.

| Parameter | 4 Punkte | 3 Punkte | 2 Punkte | 1 Punkte | Punkte |
|---|---|---|---|---|---|
| Alter | | 80 + | 70–79 | 60–69 | |
| Mentaler Zustand | Zeitweise verwirrt/ desorientiert | | Verwirrt/ desorientiert | | |
| Ausscheidung | Harn- und Stuhlinkontinenz | Kontinent/ braucht jedoch Hilfe | | Blasenverweilkatheter/ Enterostoma | |
| Stürze in der Vorgeschichte | Bereits mehr als dreimal gestürzt | | Bereits ein- oder zweimal gestürzt | | |
| Aktivitäten | Beschränkt auf Bett und Stuhl | Aufstehen aus Bett mit Hilfe | | Selbstständig/ benutzt Bad und Toilette | |
| Gang und Gleichgewicht | Ungleichmäßig/ instabil, kann im Stehen kaum die Balance halten | Orthostatische Störung/ Kreislaufprobleme beim Aufstehen und Gehen | Gehbehinderung/ eventuell Gehen mit Gehhilfe oder Stütze | | |
| Medikamente (auch zukünftige sowie die der letzten sieben Tage) | Drei oder mehr Medikamente | Zwei Medikamente | Ein Medikament | | |
| Alkohol (auch Melissengeist, Pepsin, Wein oder Ähnliches) | Regelmäßig | | Gelegentlich | | |
| Punkte gesamt: | | | | | |

**Tabelle 12.2:** Sturzrisiko-Skala (*Quelle*: Abington Memorial Hospital Department of Nursery, Pennsylvania, USA 1998, Huhn, Siegfried, Forum Sozialstation Bonn 10/200)

Auswertung der Tabelle:

✔ Bis 4 Punkte: Geringes Sturzrisiko

✔ Ab 4 Punkte: Maßnahmen zur Sturzverhütung einleiten

✔ 5 bis 10 Punkte: Hohes Sturzrisiko

✔ 11 bis 24 Punkte: Sehr hohes Sturzrisiko

# Übungen zur Sturzprophylaxe

In diesem Abschnitt lernen Sie Übungen zur Sturzprophylaxe kennen.

**Balance zur Seite – seitlicher Wiegeschritt in den Einbeinstand (Abbildung 12.4):**

- ✔ Ausgangsstellung: Aufrecht in leichter Grätschstellung. Die Füße stehen mehr als schulterbreit auseinander.

- ✔ Seitliche Verlagerung des Körpergewichts auf ein Standbein, das andere »Spielbein« wird angehoben. Der Einbeinstand wird vier Sekunden eingehalten.

- ✔ Dann verlagern Sie Ihr Gewicht mit breitem Schritt zur Seite auf das andere Bein und halten dort ebenfalls vier Sekunden den Einbeinstand ein (Abbildung 12.5).

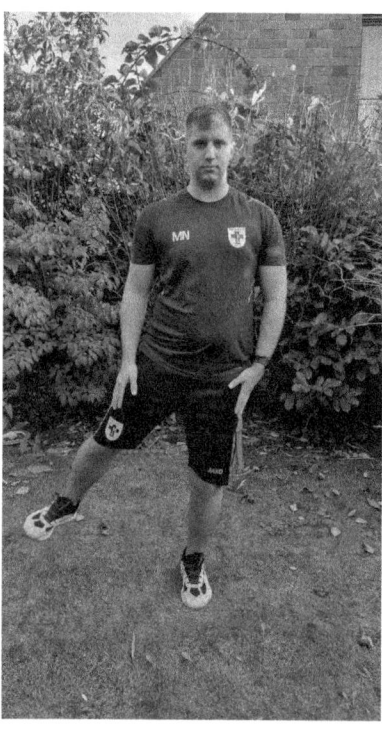
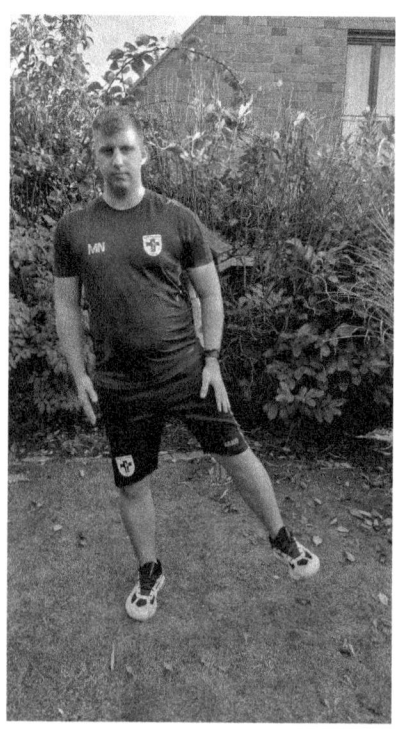

**Abbildung 12.4:** Wiegeschritt linkes Standbein   **Abbildung 12.5:** Wiegeschritt rechtes Standbein

Führen Sie die Übung jeden Tag fünfmal eine Minute lang aus, das ist wirkungsvoller als einmal fünf Minuten.

Entscheidend ist: Die Fliehkraft des Körpers zur Seite wird aufgefangen. Versuchen Sie unbedingt, jeweils vier Sekunden lang stehen zu bleiben.

**Modifizierter Liegestütz – Kraft von Armen und Rumpf (Abbildung 12.6):**

✔ Ausgang: Stellen Sie einen Stuhl, eine Kiste oder einen Tisch rutschfest vor eine Wand.

Führen Sie den Liegestütz entsprechend den Regeln für Kraftaufbau durch, das heißt langsam vier Sekunden runter und vier Sekunden hoch. Lassen Sie den Rumpf dabei gerade, also den Körper gestreckt.

Wiederholen Sie den Liegestütz anfangs fünfmal, später zehnmal. Mit zunehmender Fitness führen Sie die Übung zweimal mit zehn Wiederholungen durch mit drei bis fünf Minuten Pause dazwischen.

Entscheidend ist: Die Muskeln sollen bei jeder Serie ins »Brennen« kommen.

**In Zeitlupe aufstehen – die Kraft der hüftumgebenden Muskeln verbessert die Knochenfestigkeit:**

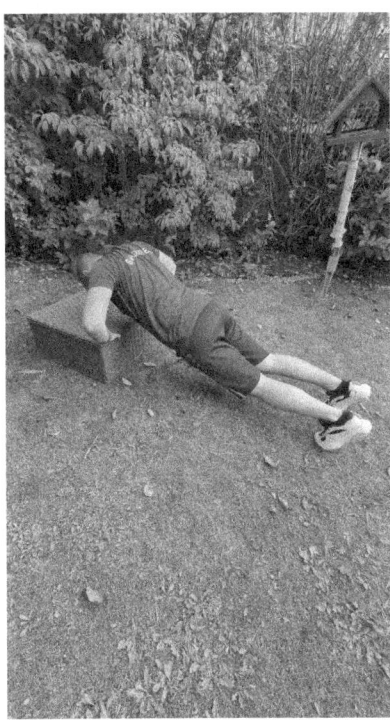

**Abbildung 12.6:** Liegestütz Bild 1

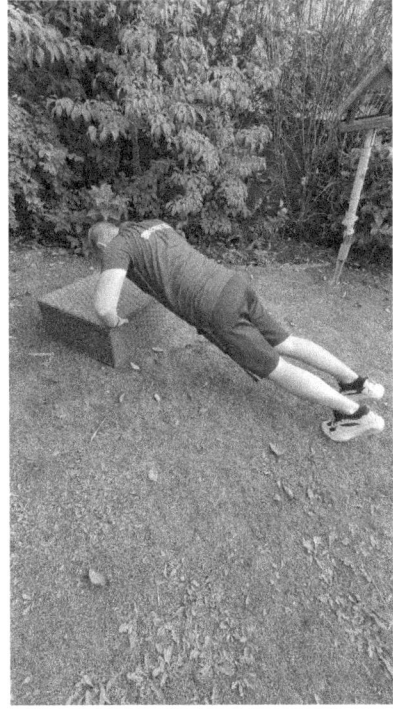

**Abbildung 12.7:** Liegestütz Bild 2

- ✔ Ausgang: Sie sitzen vorn auf der Kante eines Stuhls, eines Hockers oder einer Kiste, die Arme sind vorgestreckt oder auf der Brust gekreuzt (Abbildung 12.8).

- ✔ Stehen Sie ganz langsam über vier Sekunden ohne Armeinsatz auf, aber nur bis zur halben Höhe (!), dann setzen Sie sich ebenso langsam wieder hin (Abbildung 12.9 und Abbildung 12.10).

- ✔ Berühren Sie die Sitzfläche kurz und strecken Sie das Gesäß so weit wie möglich nach hinten, wiederholen Sie dieses Aufstehen und Hinsetzen fünf- bis zehnmal.

Führen Sie diese Serie à fünf bis zehn Wiederholungen ein zweites Mal durch mit fünf Minuten Pause dazwischen.

Entscheidend ist: Die Muskeln sollten bei jeder Serie circa 40 Sekunden lang brennen, ohne diese leichten Schmerzen gibt es kein Muskelwachstum.

 Wichtig: Führen Sie diese Übungen jeden zweiten Tag durch.

**Effektive Beinübungen und Balancetraining – flatternde Beine (Abbildung 12.11 ):**

- ✔ Bewegen Sie beide Beine in ausgestreckter Haltung abwechselnd nach oben und unten. Dabei sind die Zehen leicht nach vorn geneigt, was die Stabilität auf dem Sitz fördert und die Beine zusätzlich gestreckt hält.

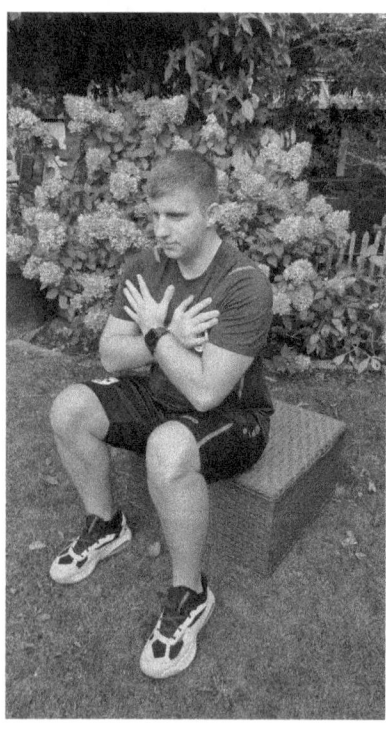

**Abbildung 12.8:** Aufstehübung Bild 1

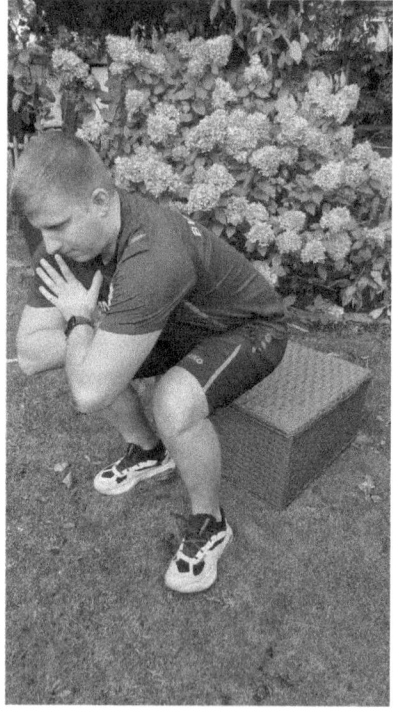

**Abbildung 12.9:** Aufstehübung Bild 2

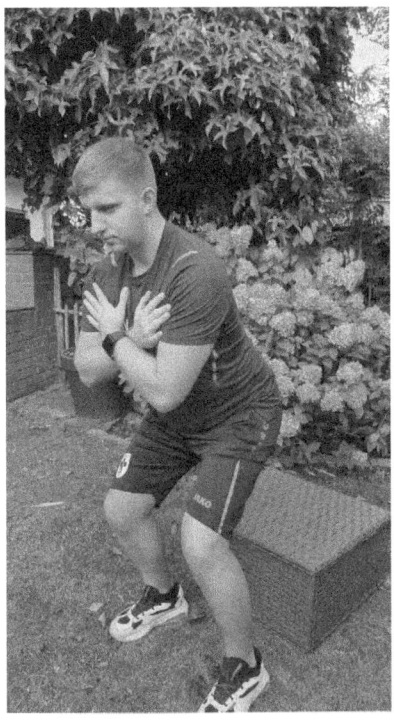

**Abbildung 12.10:** Aufstehübung Bild 3

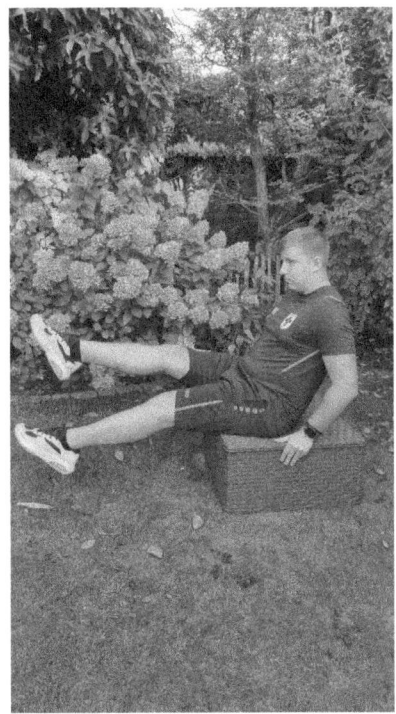

**Abbildung 12.11:** Flatternde Beine

Wiederholen Sie diese Übung viermal.

**Beinmuskulatur stärken und Balancetraining – Fersen-Zehen-Stand (Abbildung 12.12):**

✔ Stellen Sie sich aufrecht hin, heben Sie die Fersen langsam an und verlagern Sie das Gewicht auf die Zehen.

✔ Halten Sie kurz an und senken Sie die Ferse langsam wieder ab.

Wiederholen Sie die Übung viermal, sie kann mehrmals am Tag durchgeführt werden.

Mit dieser Übung trainieren Sie Ihre Beinmuskulatur und Ihren Gleichgewichtssinn.

 Die Übung lässt sich einfach in den Alltag einbauen, zum Beispiel wenn Sie etwas aus einem oberen Fach im Schrank holen.

Eine bekannte Übung zur Ermittlung Ihres individuellen Sturzrisikos ist auch der sogenannte »Chair-Rising-Test«:

Bei diesem Test sollten Sie möglichst schnell und ohne Einsatz der Arme fünfmal vom Stuhl aufstehen und sich wieder hinsetzen. Schaffen Sie diese Aufgabe nicht oder benötigen Sie dazu mehr als zehn Sekunden, besteht auch bei Ihnen ein erhöhtes Sturzrisiko.

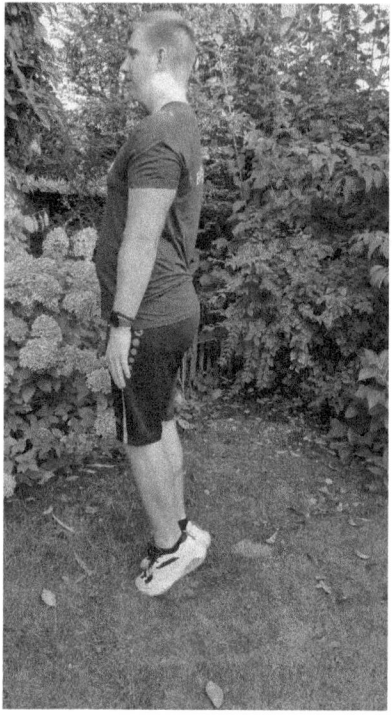

**Abbildung 12.12:** Fersen-Zehen-Stand

> **IN DIESEM KAPITEL**
>
> Warum es neue und moderne Behandlungsmethoden braucht
>
> Weshalb Sie sich als Patient für besondere Osteoporose-Behandlungsprogramme interessieren sollten
>
> Wie Sie aktiv Ihre Versorgungssituation verbessern können
>
> Ansätze zur Vermeidung von Folgefrakturen kennenlernen

# Kapitel 13
# Ansätze zur Verbesserung der Versorgung

## Disease-Management-Programme

Ein aktueller Ansatz zur Verbesserung der Versorgungssituation bei Osteoporose-Betroffenen ist ein sogenanntes Disease-Management-Programm. Was darunter zu verstehen ist und wie Sie davon profitieren können, erfahren Sie hier.

### Was Disease-Management-Programme sind

Disease-Management-Programme (DMP) sind strukturierte Behandlungsprogramme für chronisch kranke Menschen. Patienten, die an einer bestimmten chronischen Erkrankung leiden, können sich bei ihrer Krankenkasse für die Teilnahme an einem solchen Programm einschreiben. Durch die Teilnahme an einem DMP soll für die Betroffenen gewährleistet werden, dass sie sowohl im ambulanten als auch im stationären Bereich entsprechend dem aktuellen medizinischen Forschungsstand behandelt werden. Außerdem soll der Übergang zwischen den beiden Bereichen reibungslos gestaltet werden. Das koordinierte Vorgehen soll dazu beitragen, unnötige Komplikationen, Krankenhausaufenthalte und Folgeschäden zu vermeiden.

Dem Gemeinsamen Bundesausschuss (G-BA) obliegt die Aufgabe, solche chronischen Erkrankungen auszuwählen, die sich für ein DMP eignen. Darüber hinaus bestimmt der G-BA auch die inhaltlichen Anforderungen an ein DMP entsprechend dem aktuellen Stand der Wissenschaft.

So hat der G-BA im Januar 2020 dann auch ein Disease-Management-Programm für Osteoporose beschlossen, das zum 1. Juli 2020 in Kraft getreten ist.

Träger der DMPs sind die gesetzlichen Krankenkassen. Sie schließen dazu meist auf der Ebene der Bundesländer Verträge mit den Vertragsärzten oder Krankenhäusern und bieten ihren chronisch kranken Versicherten die Teilnahme an.

DMPs sind in der Regel hausarztzentriert ausgelegt, das heißt, üblicherweise nehmen ausschließlich Hausärzte an diesem Programm teil. Beim DMP Osteoporose ist man jedoch von diesem Grundsatz abgewichen; hier sind auch Fachärzte – insbesondere Orthopäden beziehungsweise DVO-Osteologen – dabei.

Leider ist die Umsetzung des G-BA-Beschlusses nur sehr zögerlich erfolgt. Noch immer (Stand April 2025) gibt es nicht in allen Bundesländern Verträge über ein DMP Osteoporose. Man kann jedoch guter Hoffnung sein, dass in näherer Zukunft flächendeckend Versorgungsverträge abgeschlossen werden – denn immerhin handelt es sich um einen gesetzlichen Auftrag, der bereits seit Juni 2020 existiert!

## Vorteile für Patienten

Die Teilnahme an einem DMP bietet eine Reihe von Vorteilen:

- ✔ Der für Sie als Patient wichtigste Grund ist, dass Sie mit Ihrer chronischen Erkrankung immer auf Basis neuester und wissenschaftlich fundierter Erkenntnisse behandelt werden. Die Mediziner im DMP orientieren sich bei der Behandlung an den aktuellen wissenschaftlichen Leitlinien, nehmen aber dennoch Rücksicht auf Ihre individuellen Bedürfnisse.

- ✔ Eine Veränderung in Ihrem Krankheitsverlauf kann sofort erkannt und behandelt werden, da im Rahmen des DMPs in genau festgelegten Abständen bestimmte Kontrolluntersuchungen erfolgen und erforderliche Werte ermittelt werden (zum Beispiel DEXA-Messung).

- ✔ Im DMP wird es keine für Sie belastenden unnötigen oder doppelten Untersuchungen geben, da Ihr betreuender Arzt die einzelnen Behandlungsschritte koordiniert und dokumentiert.

- ✔ Außerdem werden qualifizierte Schulungsmaßnahmen angeboten, in der Sie verlässliche und immer aktuelle Informationen zu Ihrem Krankheitsbild erhalten und so lernen, besser mit Ihrer Erkrankung umzugehen und aktiv an Ihrer Therapie mitzuwirken.

## Wie Sie an einem DMP Osteoporose teilnehmen können

Falls Sie Interesse an einer Teilnahme am DMP Osteoporose haben, dann wenden Sie sich an Ihren Hausarzt. Er klärt mit Ihnen, ob Sie die Voraussetzungen für eine Teilnahme am DMP Osteoporose erfüllen und wie das Anmeldeverfahren abläuft.

Die Teilnahme an einem DMP ist für Sie immer kostenlos!

Teilnahmeberechtigt am DMP Osteoporose sind:

✔ Frauen ab 50 Jahren

✔ Männer ab 60 Jahren

Außerdem muss eine medikamentös behandlungsbedürftige Osteoporose gesichert diagnostiziert sein.

Weiterführende Informationen über bestehende DMP-Osteoporose-Verträge in Ihrem Bundesland erhalten Sie auch über Ihre Krankenkasse. Dort erfahren Sie auch, welcher Arzt in Ihrer Nähe an dem DMP Osteoporose teilnimmt.

## Fracture Liaison Service (FLS)

Fracture Liaison Service (FLS) ist ein Versorgungsinstrument zur Vermeidung Osteoporose-bedingter Folgefrakturen. Schwerpunkt ist eine Verbesserung der Patientenversorgung an der Schnittstelle zwischen stationärem und ambulantem Sektor.

Aktuell handelt es sich noch um eine Studie des LMU Klinikums München. Mit dieser Studie soll gezeigt werden, dass FLS-Maßnahmen für Betroffene nach einer Osteoporose-bedingten Hüftfraktur positive Auswirkungen auf die Lebensqualität haben und helfen, weiteren Frakturen vorzubeugen.

Dies soll insbesondere durch folgende Maßnahmen erreicht werden:

✔ Intensive Betreuung von Patienten, die nach einem hüftgelenksnahen Oberschenkelbruch aus der Klinik entlassen werden, über einen Zeitraum von zwei Jahren

✔ Regelmäßiger Kontakt mit speziell aus- und fortgebildetem Personal drei, zwölf und 24 Monate nach der ersten Fraktur.

Nähere Informationen zum FLS-Programm finden Sie unter der Webadresse www.fls-care.de. Dort gibt es auch weiterführende Links zu teilnehmenden Kliniken und Krankenkassen.

> **IN DIESEM KAPITEL**
>
> Welche Wissenschaftler sich mit der Osteoporose beschäftigen
>
> Warum eine Behandlungsleitlinie wichtig ist
>
> Warum es eine Patientenleitlinie gibt
>
> Die wichtigsten Inhalte der Leitlinie kennenlernen

# Kapitel 14
# Die wissenschaftliche Sichtweise

## Hinweise zur Patientenleitlinie

Die Patientenleitlinie Osteoporose hat zum Ziel, Ihnen die wichtigsten Informationen und neuesten Erkenntnisse der aktuellen Leitlinie Osteoporose (S3-Leitlinie des Dachverbands der Deutschsprachigen Wissenschaftlichen Osteologischen Gesellschaften e. V., 2023) in verständlicher Weise nahezubringen. Sie bietet Ihnen Hinweise zu empfohlenen Untersuchungen und Behandlungsmöglichkeiten bei Osteoporose und möchte Sie dabei unterstützen, bevorstehende Entscheidungen sorgfältig abzuwägen und gemeinsam mit Ihrem Behandlungsteam zu treffen. Und sie möchte Sie dazu ermutigen, aktiv etwas für Ihre Knochengesundheit zu tun – etwa durch regelmäßige Bewegung, eine ausgewogene Ernährung und Maßnahmen zur Vermeidung von Stürzen.

## Was Leitlinien sind

Medizinische Leitlinien sind systematisch entwickelte Empfehlungen für Ärzte zu bestimmten Krankheiten oder Behandlungssituationen. Sie beruhen auf dem neuesten Wissensstand und berücksichtigen Methoden, die sich in der Praxis bewährt haben.

Leitlinien bieten Orientierung und unterstützen Ärzte dabei, die richtigen Entscheidungen für die Behandlung zu treffen. Und sie tragen wesentlich dazu bei, die Qualität der medizinischen Versorgung zu sichern.

## An wen sich die Patientenleitlinie Osteoporose richtet

Die Informationen der Patientenleitlinie Osteoporose richten sich an Personen, die ein erhöhtes Osteoporose-Risiko haben oder bereits daran erkrankt sind. Der spezielle Schwerpunkt liegt auf Risikofaktoren bei Frauen nach der Menopause – also etwa ein Jahr nach der letzten Monatsblutung – sowie bei Männern ab 50 Jahren. Die Leitlinie Osteoporose gibt Hinweise zur Vorbeugung, Erkennung und Behandlung von Osteoporose in dieser Personengruppe. Selbstverständlich können auch Angehörige, Interessierte und Fachkreise davon profitieren.

## Basis der Patientenleitlinie Osteoporose

Leitlinien werden in der Regel von einer Expertengruppe im Auftrag einer oder mehrerer medizinischer Fachgesellschaften erstellt. Die aktuelle Leitlinie zur Osteoporose wurde 2023 vom Dachverband Osteologie e. V. gemeinsam mit über 20 weiteren Fachgesellschaften herausgeben, die überwiegend Mitglied der AWMF sind (Arbeitsgemeinschaft der Wissenschaftlichen Medizinischen Fachgesellschaften e. V.). Diese Leitlinie dient als Grundlage für die aktuelle Patientenleitlinie Osteoporose. Entwickelt wurde sie unter der Federführung folgender Gesellschaften:

- ✔ Dachverband Osteologie (DVO e. V.)
- ✔ Bundesselbsthilfeverband für Osteoporose e. V. (BfO e. V.)

Die Patientenleitlinie wurde von einem unabhängigen Team zusammen mit dem Vorsitzenden des DVO und dem Geschäftsführer des BfO erstellt. Eine erweiterte Expertengruppe hat sie geprüft. Schließlich wurde die Patientenleitlinie von einem Expertenteam des DVO, der sogenannten Leitlinienkommission, freigegeben.

## Was die Patientenleitlinie Osteoporose aussagt

Die Empfehlungen der Leitlinie Osteoporose beruhen auf den neuesten wissenschaftlichen Erkenntnissen. Diese werden von der Expertenrunde genau überprüft und nach ihrer Evidenz bewertet, also der nachweisbaren Basis – zum Beispiel über Studienergebnisse. Die wissenschaftliche Aussagekraft dieser Ergebnisse kann unterschiedlich stark sein. Daher verwendet die Leitlinie sogenannte Empfehlungsgrade, die auch in der Patientenleitlinie Osteoporose übernommen wurden:

- ✔ Eine starke Empfehlung der Experten ist im Text an der Formulierung »soll« beziehungsweise »soll nicht« erkennbar.
- ✔ Eine Empfehlung wird mit der Formulierung »sollte« beziehungsweise »sollte nicht« ausgedrückt.
- ✔ Eine offene Empfehlung ist an der Formulierung »kann« zu erkennen (zum Beispiel »… kann erwogen/kann verzichtet werden«).

# Osteoporose: Was wichtig ist

Osteoporose, auch als Knochenschwund bekannt, ist eine systemische Erkrankung der Knochen, betrifft also das gesamte Knochenskelett. Sie führt zu einer geringeren Knochendichte und einem höheren Risiko für Knochenbrüche (Frakturen). Osteoporose entwickelt sich oft langsam und verläuft chronisch, also über einen langen Zeitraum. Zunächst kann sie völlig unbemerkt bleiben. Im späteren Verlauf können jedoch frakturbedingt Schmerzen und Bewegungseinschränkungen auftreten, die die Lebensqualität erheblich beeinträchtigen können.

## Wie häufig Osteoporose vorkommt

In Deutschland sind circa sechs Prozent der Gesamtbevölkerung von Osteoporose betroffen. Bei Personen jenseits von 50 Jahren liegt eine bestätigte Osteoporose bei etwa 23 Prozent der Frauen und sieben Prozent der Männer vor.

Das Risiko für eine Osteoporose nimmt mit dem Alter zu: Die Wahrscheinlichkeit, im Laufe des Lebens osteoporotische Knochenbrüche zu entwickeln (das sogenannte Lebenszeitrisiko), liegt in Europa jenseits von 50 Jahren für Frauen bei 33 Prozent und für Männer bei 20 Prozent.

Da die Gesamtbevölkerung statistisch gesehen immer älter wird, ist davon auszugehen, dass auch die Anzahl der Osteoporose-Neuerkrankungen weiter zunehmen wird. Dieser Trend zeigt sich schon länger: Beispielsweise nahmen Frakturen des Oberschenkelhalses zwischen 2009 und 2019 um 23 Prozent zu.

## Sozioökonomische Auswirkungen

Die zunehmende Zahl von Osteoporose-Erkrankungen hat erhebliche sozioökonomische Auswirkungen. So geht es nicht nur um die Behandlungskosten für neue oder bestehende Knochenbrüche, sondern auch um die gesamte medizinische Versorgung, einschließlich Rehabilitation und Pflege. Zudem haben krankheitsbedingte Ausfälle im Arbeitsleben gesamtwirtschaftliche Konsequenzen. In Deutschland verursachen diese Faktoren geschätzt fast 14 Milliarden Euro pro Jahr.

Auch für die Betroffenen kann eine unerkannte oder unbehandelte Osteoporose schwerwiegende individuelle Folgen haben:

- ✔ Bei Frauen über 45 Jahren führen osteoporotische Frakturen zu längeren Krankenhaus- und Reha-Aufenthalten als andere Krankheiten wie Diabetes, Herzinfarkt und Brustkrebs.

- ✔ Patienten mit Hüftfrakturen verlieren oft ihre Unabhängigkeit: 40 Prozent können nicht mehr selbstständig gehen und 60 Prozent benötigen ein Jahr später Hilfe. 80 Prozent sind in alltäglichen Aktivitäten wie Autofahren und Einkaufen eingeschränkt.

- ✔ Frakturen beeinträchtigen die Lebensqualität erheblich und können zu Depressionen und sozialer Isolation führen, da die Betroffenen weniger soziale Kontakte pflegen oder weniger aktiv sind.

✔ Der Verlust der Erwerbsfähigkeit kann finanzielle Einbußen und fehlende Altersvorsorge zur Folge haben.

✔ Der langfristige Verlust von Unabhängigkeit und Mobilität belastet nicht nur die Betroffenen, sondern auch Angehörige und Freunde physisch, emotional und finanziell.

Osteoporose soll rechtzeitig vorgebeugt, erkannt und behandelt werden. Denn ihre Auswirkungen können enorm sein: Sie beeinflussen nicht nur das persönliche Wohlbefinden, sondern haben auch weitreichende gesellschaftliche Folgen.

## Was bei Osteoporose passiert

Ein gesunder Knochen besitzt eine dichte, kompakte Außenschicht und im Inneren eine Struktur aus schwammartig miteinander verbundenen Knochenbälkchen – die sogenannte Spongiosa.

Im Knochengewebe finden ständig Prozesse des Auf- und Abbaus statt. Bei Osteoporose gerät dieses Gleichgewicht aus den Fugen, wodurch sich die komplexe Knochenstruktur zurückbildet. Dies führt zu einer Abnahme der Knochendichte und -masse. Auch die Mikroarchitektur des Knochengewebes verschlechtert sich. Durch diese Veränderungen verringert sich die Widerstandsfähigkeit der Knochen: Sie werden zunehmend instabil, porös und brüchig, was das Risiko für Frakturen schon bei geringer Belastung erhöht.

## Welche Knochen häufig betroffen sind

Typische Frakturorte für Knochenbrüche sind

✔ Die Wirbelkörper, also die knöchernen Elemente der Wirbelsäule (vertebrale Frakturen)

✔ Die Oberschenkelhalsknochen (Frakturen des proximalen Femur)

✔ Der obere Teil des Oberarmknochens (Frakturen des proximalen Humerus)

✔ Der untere Teil des Speichenknochens im Unterarm nahe am Handgelenk (Frakturen des distalen Radius)

✔ Das knöcherne Becken (Pelvisfrakturen)

Besonders bei Brüchen der Wirbelkörper im Bereich der Lendenwirbelsäule (LWK) oder Brustwirbelsäule (BWK) sowie der Oberschenkelhalsknochen ist das Risiko für erneute Knochenbrüche besonders hoch, vor allem in den ersten Jahren nach der Fraktur.

Dagegen heilen die ebenfalls oft vorkommenden Brüche von Ober- und Unterarm in der Regel schnell und ohne bleibende Folgen.

Das imminente Frakturrisiko bedeutet, dass die Wahrscheinlichkeit für einen weiteren Bruch sehr hoch ist. Dieses Risiko entsteht durch einen neuen, starken Risikofaktor.

Ein hohes imminentes Frakturrisiko besteht bei:

✔ Wirbelkörperfraktur innerhalb der letzten zwölf Monate

✔ Schenkelhalsfraktur innerhalb der letzten zwölf Monate

✔ Zwei Stürzen und mehr innerhalb der letzten zwölf Monate

✔ Einnahme von mehr als fünf Milligramm Prednisolon oder einem vergleichbaren Kortison-Medikament für länger als drei Monate, mit Beginn innerhalb der letzten zwölf Monate

# Risikofaktoren bei Osteoporose

Zahlreiche Faktoren erhöhen das Risiko für Knochenbrüche bei Osteoporose und können den Krankheitsverlauf beeinflussen. Daher erstellt man für jeden Patienten ein individuelles Risikoprofil, um das persönliche Risiko weiterer osteoporotischer Brüche besser einschätzen zu können.

Wie hoch ist das Risiko für einen Knochenbruch?

Das Dreijahresfrakturrisiko gibt an, wie wahrscheinlich es ist, dass innerhalb von drei Jahren ein Bruch eines Wirbelkörpers oder des Oberschenkelhalses auftritt. Zur Bewertung dieses Risikos wird ein vom Dachverband Osteologie entwickeltes Frakturrisikomodell verwendet. Dieses Modell basiert auf zahlreichen Daten zu Brüchen in den Wirbelkörpern und im Oberschenkelhals. Die gesammelten Daten fließen in eine Risikofaktorentabelle ein, die neben Brüchen auch andere Risikofaktoren für Osteoporose berücksichtigt. Die ausgefüllte Tabelle hilft Ärzten, das individuelle Frakturrisiko einzuschätzen und vorherzusagen. Sie dient auch dazu, Entscheidungen zu diagnostischen und therapeutischen Maßnahmen zu treffen.

Daneben enthält die Risikotabelle sogenannte Risikoindikatoren. Das sind Faktoren, die in Studien zwar ein erhöhtes Risiko für Knochenbrüche zeigen, aber nicht eindeutig oder nicht ausschließlich für die in der Leitlinie erwähnte Personengruppe nachgewiesen sind. Beispiele dafür sind chronisch-entzündliche Darmerkrankungen oder Zöliakie.

## Stürze als Auslöser von Frakturen

Besonders im fortgeschrittenen Alter steigt die Wahrscheinlichkeit zu stürzen. Bei bestehender Osteoporose erhöht ein Sturz das Risiko für Knochenbrüche erheblich – vor allem, wenn bereits Frakturen durch Osteoporose vorhanden sind (siehe imminentes Frakturrisiko).

Stürze können sowohl aus der Bewegung heraus als auch aus dem Stand oder sogar beim Aufstehen vom Stuhl oder beim Verlassen des Bettes passieren. Zu Stürzen tragen altersbedingte Verluste von Muskelmasse und Muskelkraft bei, ebenso wie nachlassende Koordination oder Sehkraft. Darüber hinaus können bestimmte Krankheiten wie Morbus Parkinson sowie einige Medikamente oder deren Nebenwirkungen das Sturzrisiko zusätzlich verstärken, beispielsweise Schwindelanfälle, kognitive Beeinträchtigungen oder häufiger nächtlicher Harndrang, der zu mehreren Toilettengängen im Dunkeln führt.

Besonders wichtig ist die Sturzvermeidung. Die meisten Knochenbrüche bei Osteoporose entstehen durch Stürze. Deshalb kommt der Vermeidung von Stürzen (Sturzprävention) zentrale Bedeutung zu. Das können Sie selbst tun: Werden Sie aktiv, indem Sie Ihre körperliche Fitness stärken und insbesondere Kraft, Balance und Koordination trainieren. Achten Sie darauf, Stolperfallen zu beseitigen und für gute Beleuchtung zu sorgen. Weitere Informationen finden Sie in Kapitel 12.

Vorfälle, Krankheiten und Medikamente, die das Sturzrisiko erhöhen, sind die die folgenden:

- ✔ Sturz in den letzten zwölf Monaten
- ✔ Demenz/Morbus Alzheimer
- ✔ Depression beziehungsweise Einnahme von Antidepressiva
- ✔ Schlaganfall in der Vorgeschichte
- ✔ Multiple Sklerose
- ✔ Morbus Parkinson
- ✔ Epilepsie beziehungsweise Einnahme von Epilepsiemedikamenten
- ✔ Einnahme von opioidhaltigen Schmerzmedikamenten
- ✔ Chronische Hyponatriämie (dauerhaft zu niedriger Natriumspiegel im Blut)

Falls Sie Medikamente einnehmen, die bei längerer Anwendung das Sturzrisiko erhöhen können, wird Ihr Arzt regelmäßig gemeinsam mit Ihnen die Vor- und Nachteile der Behandlung abwägen. Zögern Sie nicht nachzufragen, wenn Sie sich unsicher fühlen.

Auch wenn Sie mit einem Medikament beginnen, kann das Sturzrisiko ansteigen. Daher sollte beispielsweise die Blutdruckeinstellung behutsam erfolgen.

## Klinische Risikofaktoren

Zu den klinischen Risikofaktoren für Osteoporose gehören bestimmte Krankheiten oder Krankheitszeichen (Symptome), Lebensumstände oder Medikamente, die das Risiko für osteoporotische Knochenbrüche erhöhen. Diese Faktoren können ohne labormedizinische Untersuchungen oder bildgebende Verfahren festgestellt werden. Einige dieser Faktoren lassen sich nicht beeinflussen, andere hingegen schon.

Unveränderbare Faktoren sind:

- ✔ Alter: Grundsätzlich gilt, dass sich das Risiko erhöht, je älter man wird. Die Häufigkeit von Oberschenkelhalsfrakturen nimmt ab dem 50. Lebensjahr alle zehn Jahre um etwa das Anderthalb- bis Dreifache zu.

- ✔ Geschlecht: Frauen nach der Menopause – also etwa ein Jahr nach ihrer letzten monatlichen Menstruation – sind besonders gefährdet.

- ✔ Erbliche Faktoren: Eine familiäre Vorbelastung, besonders eine Oberschenkelhalsfraktur eines Elternteils, erhöht das Risiko.

Beeinflussbare Faktoren (Lebensstil) sind:

- ✔ Untergewicht: BMI (Body-Mass-Index) unter 20 kg/m²
- ✔ erheblicher Alkoholkonsum
- ✔ Zigarettenkonsum
- ✔ Mangelnde körperliche Aktivität
- ✔ Kalzium- und/oder Vitamin-D-Mangel

Diese Krankheiten können den Knochen schädigen:

- ✔ Diabetes mellitus Typ 1 und Typ 2
- ✔ Primärer Hyperparathyreoidismus (Überfunktion der Nebenschilddrüse)
- ✔ Cushing-Syndrom (körpereigene Überproduktion von Kortison)
- ✔ Hyperthyreose (Überfunktion der Schilddrüse) oder hohe Dosierung von Schilddrüsenhormonen
- ✔ Testosteronmangel beim Mann
- ✔ Wachstumshormonmangel
- ✔ MGUS (monoklonale Gammopathie unbestimmter Signifikanz: Eine meist gutartige Entartung der Antikörper-produzierenden Zellen des Knochenmarks
- ✔ Chronische Herzinsuffizienz (Herzschwäche)
- ✔ Chronische Niereninsuffizienz (Nierenschwäche)
- ✔ Axiale Spondyloarthritis (Morbus Bechterew)
- ✔ Rheumatoide Arthritis
- ✔ Systemischer Lupus erythematodes (Autoimmunerkrankung)

- ✔ COPD (Lungenkrankheit, bei der sich die Atemwege entzünden und anhaltend verengen, sogenannte Obstruktion)
- ✔ HIV-Infektion
- ✔ Magenresektion/Magenverkleinerung
- ✔ Zöliakie (Autoimmunreaktion auf Gluten)
- ✔ Chronisch-entzündliche Darmerkrankungen (abgekürzt CED; Morbus Crohn und Colitis ulcerosa)

Folgende Medikamente schädigen den Knochen:

- ✔ Glukokortikoide (Kortison-Präparate), vor allem als Langzeitbehandlung (länger als drei Monate)
- ✔ Protonenpumpeninhibitoren (spezielle Magenschutz-Präparate)
- ✔ Aromatase-Inhibitoren (Antihormon-Präparate, beispielsweise in Langzeitanwendung zur Behandlung von Brustkrebs)

Was empfiehlt die Leitlinie?

Glukokortikoide (Kortison-Präparate) erhöhen das Risiko für Knochenbrüche. Daher wird empfohlen, dass Patienten mit einer entsprechenden Grunderkrankung diese Medikamente nur so kurz und so niedrig dosiert wie möglich einnehmen und dass gleichzeitig versucht wird, die Grunderkrankung bestmöglich in den Griff zu bekommen.

# Wie Osteoporose festgestellt wird

Wenn der Verdacht auf Osteoporose besteht, sollten zunächst die jeweils individuellen Risikofaktoren bestimmt werden. Diese Faktoren zeigen, wie hoch das Risiko für zukünftige Knochenbrüche ist. Je nach Risiko werden dann die passenden Untersuchungen, Behandlungen oder vorbeugenden (prophylaktischen) Maßnahmen festgelegt.

## Was zur Basisdiagnostik gehört

Die sogenannte Basisdiagnostik gibt Aufschluss über das individuelle Knochenbruchrisiko und ermöglicht festzustellen, ob schon eine Osteoporose vorliegt.

Was empfiehlt die Leitlinie?

Die empfohlene Basisdiagnostik bei Verdacht auf eine behandlungsbedürftige Osteoporose soll folgende Maßnahmen umfassen:

✔ Die Anamnese, also das Erfragen der bisherigen Krankheitsgeschichte, und die körperliche Untersuchung zur Erfassung von Frakturrisikofaktoren

✔ Eine DEXA-Knochendichtemessung

✔ Das sogenannte Basislabor, das bestimmte Parameter im Blut untersucht

✔ Gegebenenfalls eine bildgebende Diagnostik (wie Röntgenaufnahmen) bei klinischen Hinweisen auf bereits vorhandene osteoporotische Wirbelkörperfrakturen

Klinische Anzeichen für solche Frakturen, die mittels Bildgebung überprüft werden sollten, sind beispielsweise

✔ akute, neu aufgetretene, starke und/oder über Tage hinweg unverändert anhaltende umschriebene Rückenschmerzen,

✔ chronische, bisher nicht abgeklärte Rückenschmerzen,

✔ auffällige klinische Befunde an der Wirbelsäule

bei

✔ hohem Lebensalter,

✔ einem auffällig hohen Verlust der Körpergröße,

✔ niedrigen Knochendichtewerten und/oder

✔ mehreren Vorfrakturen.

An wen können Sie sich wenden?

Sollten bei Ihnen Rückenschmerzen zum ersten Mal oder sehr plötzlich auftreten, länger als sechs Wochen anhalten oder schlimmer werden, suchen Sie auf jeden Fall ärztlichen Rat.

Dabei ist in der Regel Ihre Hausarztpraxis die erste Anlaufstelle. Sollte es notwendig sein, überweist man Sie an Spezialisten, etwa an eine osteologische Fachpraxis. Die Osteologie (Knochenheilkunde) ist ein Fachgebiet, das sich mit der medizinischen Behandlung von Knochenerkrankungen befasst. Sie ist eine Zusatzqualifikation für Ärzte verschiedener Disziplinen wie Innere Medizin, Radiologie oder Orthopädie.

Der Dachverband Osteologie (DVO e. V.) stellt eine interaktive Landkarte bereit, die zertifizierte osteologische Schwerpunktzentren in Deutschland, Österreich und der Schweiz zeigt (www.dv-osteologie.org/zentrum-dvo). Auch der Bundesselbsthilfeverband für Osteoporose e. V. unterstützt und informiert auf der Suche nach Fachspezialisten (www.osteoporose-deutschland.de).

Was empfiehlt die Leitlinie?

Eine Basisdiagnostik sollte durchgeführt werden, wenn Sie die Menopause hinter sich haben und/oder älter als 50 Jahre sind und gleichzeitig bei Ihnen vom Arzt als wesentlich eingeschätzte Risiken für Osteoporose vorliegen. Besonders wichtig ist dies, wenn

- ✔ Sie kürzlich einen Knochenbruch an einer typischen Stelle für Osteoporose erlitten haben oder
- ✔ wenn Sie aus dem Stand oder Sitzen gestürzt sind,
- ✔ wenn Sie über 70 Jahre alt sind.

## Was die Knochendichte aussagt

Bei der Messung der Knochendichte, auch BMD-Messung genannt (auf Englisch Bone Mineral Density), wird am häufigsten die sogenannte DEXA-Methode verwendet. Diese spezielle Röntgentechnik misst den Mineralgehalt an Stellen, die häufig von Brüchen betroffen sind – wie zum Beispiel an Oberschenkelhalsknochen und an den Lendenwirbeln. Besondere Bedeutung hat dabei der T-Wert (auf Englisch T-Score). Ein niedrigerer T-Wert bedeutet eine geringere Knochendichte – und damit ein höheres Risiko für Knochenbrüche.

Was ist der T-Wert oder T-Score?

Der T-Wert ist ein diagnostischer Wert zur Bestimmung der Knochendichte. Er wird in sogenannten Standardabweichungen (SD) angegeben. Das ist eine Methode aus der Statistik, die angibt, wie stark ein gemessener Wert – bei der DEXA-Methode also die Knochendichte – von der Knochendichte junger, gesunder Erwachsener abweicht.

## Grenzen der Knochendichtemessung

Die Knochendichte wird also ermittelt, um das Risiko und den Schweregrad einer Osteoporose zu bestimmen. Die DEXA-Messung eignet sich jedoch nicht, um Knochenbrüche nachzuweisen. Besonders bei älteren Menschen können die Ergebnisse falsch ausfallen, weil Abnutzungen der Knochen den Wert verfälschen. Das bedeutet, dass auch bei »guten« oder »normalen« Messergebnissen eine schwere Osteoporose vorliegen kann.

Die DEXA-Messung erfasst zudem keine Änderungen in der Mikroarchitektur des Knochengewebes. Eine beeinträchtigte Mikroarchitektur erhöht jedoch – unabhängig von der Knochendichte – das Risiko für Knochenbrüche. Deshalb ist es wichtig, alle Risikofaktoren vollständig zu erfassen, um das Frakturrisiko und mikroarchitektonische Veränderungen richtig einschätzen zu können.

Was empfiehlt die Leitlinie?

Neben der DEXA-Knochendichtemessung sollen immer auch die klinischen Risikofaktoren berücksichtigt werden, um den Schweregrad einer Osteoporose und das Frakturrisiko zu beurteilen.

Außerdem soll – vor allem bei auffälligen Befunden – im Rahmen einer Diagnose immer abgeklärt werden, ob andere Ursachen oder Erkrankungen vorliegen, die den Knochen schädigen können (Differenzialdiagnostik).

# Wie Osteoporose behandelt werden kann

Der Schweregrad einer Osteoporose kann von Person zu Person stark variieren. Er hängt unter anderem vom individuellen Frakturrisiko und von den bestehenden oder fehlenden Knochenbrüchen ab. Daher sind auch die Therapieziele individuell unterschiedlich.

Die Behandlung von Osteoporose basiert auf mehreren Säulen, die individuell kombiniert werden können. Dabei wird grundsätzlich zwischen einer nichtmedikamentösen Basistherapie beziehungsweise Basisempfehlungen und einer Osteoporose-spezifischen medikamentösen Therapie unterschieden. Ein weiterer wichtiger Bestandteil ist die Behandlung von Schmerzen und funktionellen Einschränkungen.

## Was eine Basistherapie bei Osteoporose beinhaltet

Falls eine Osteoporose diagnostiziert wird, sollte eine Basistherapie begonnen werden. Diese umfasst neben präventiven Maßnahmen zur Osteoporose auch die ausreichende Versorgung mit Kalzium und verschiedenen Vitaminen.

Was empfiehlt die Leitlinie?

✔ Im Rahmen einer Basistherapie sollen beeinflussbare Risikofaktoren nach Möglichkeit reduziert werden.

✔ Über die Ernährung sollen mindestens 1000 Milligramm Kalzium täglich aufgenommen werden. Sollte dies nicht durch Ernährung allein möglich sein, sollten Kalziumpräparate eingenommen werden. Der Kalziumrechner des Instituts für Qualität und Wirtschaftlichkeit im Gesundheitswesen (IQWIG) kann dabei unterstützen, die tägliche Kalziumzufuhr zu berechnen.

✔ Vitamin D soll in einer empfohlenen Tagesdosis von 800 bis 1000 IE (internationale Einheiten) aufgenommen werden.

✔ Für eine ausreichende Versorgung mit Vitamin K, Vitamin B und Folsäure ist zu sorgen. Eventuelle Mängel dieser Vitamine sollten erst nach ärztlicher Diagnose durch entsprechende Nahrungsergänzungsmittel ausgeglichen werden und ausschließlich auf ärztliche Anweisung eingenommen werden.

Nach einem Sturz oder Knochenbruch ist die Angst vor weiteren Einschränkungen und Stürzen oft groß. In solchen Fällen kann eine psychosoziale Betreuung hilfreich sein. Ebenso kann es unterstützen, die Fähigkeiten in den Lebensbereichen zu trainieren, die einem persönlich schwerfallen. Zudem ist es empfehlenswert, sich an qualifizierte Selbsthilfegruppen zu wenden.

## Wann eine medikamentöse Behandlung notwendig ist

Bei der ärztlichen Entscheidung, wie Osteoporose behandelt werden soll, gibt es bestimmte allgemeine Empfehlungen, wann grundsätzlich immer eine medikamentöse Therapie erforderlich ist:

✔ Bei einer osteoporotischen Wirbelkörperfraktur,

✔ Bei einer osteoporotischen Oberschenkelhalsfraktur

✔ Bei einer Behandlung mit hoch dosiertem Kortison für mehr als drei Monate aufgrund einer anderen Erkrankung

Welches Medikament in diesen Fällen empfohlen wird, hängt vom individuellen Frakturrisiko, ab, das mithilfe des Frakturrisikomodells bestimmt wird.

Auch in anderen Situationen orientiert sich die Wahl der Behandlung in erster Linie an diesem Frakturrisikomodell. Dabei werden sogenannte Therapieschwellenwerte ermittelt, die sich auf das Risiko von Knochenbrüchen innerhalb von drei Jahren beziehen (Dreijahresfrakturrisiko).

## Welche Medikamente werden bei einer Osteoporose-Therapie eingesetzt?

Die Behandlung von Osteoporose mit Medikamenten ist als Langzeittherapie ausgelegt. Dafür gibt es verschiedene Medikamente, die sich in ihren Wirkmechanismen teilweise unterscheiden.

Was empfiehlt die Leitlinie?

Nur Medikamente, die nachweislich das Risiko von Knochenbrüchen mindern, sollen zur Behandlung von Osteoporose verwendet werden.

In Deutschland sind folgende Wirkstoffe für die medikamentöse Osteoporose-Behandlung zugelassen und erfüllen die Anforderungen zur sicheren Reduktion des Frakturrisikos:

### Knochenabbauhemmende (antiresorptive) Medikamente

Osteoporose ist unter anderem durch einen fortschreitenden Verlust der Knochendichte gekennzeichnet. Antiresorptive Medikamente bremsen diesen kontinuierlichen Knochenabbau. Da der Prozess des Knochenaufbaus und Knochenabbaus ständig und zeitgleich stattfindet, führt die Hemmung des Knochenabbaus auch zu einer gewissen Zunahme der

Knochendichte. Alle nachfolgend genannten Medikamente haben in großen Studien gezeigt, dass sie die Widerstandsfähigkeit des Knochens verbessern und dadurch Knochenbrüche sowie deren Folgen verhindern können.

## Bisphosphonate

Diese Wirkstoffe hemmen die knochenabbauenden Zellen (Osteoklasten) und verringern so den Abbau des Knochens. Sie können in Form von Tabletten oder durch Infusionen oder Spritzen verabreicht werden. Beispiele sind:

- Alendronat
- Ibandronat
- Risedronat
- Zoledronat

## Östrogenrezeptor-bindende Medikamente

- Denosumab
- Östrogene
- Bazedoxifen (nur in der Schweiz verfügbar)
- Raloxifen

Das Hormon Östrogen hat einen positiven Einfluss auf die Knochendichte. Bei Frauen ist der Abfall des Östrogenspiegels eine wichtige Ursache der postmenopausalen Osteoporose. Eine Hormonersatztherapie in den Wechseljahren kann daher vor Osteoporose schützen. Vor- und Nachteile dieser Therapie sollten von Ihrem Arzt abgewogen und mit Ihnen besprochen werden.

Neben dem natürlichen Östrogen wurden Substanzen entwickelt, die die Wirkung von Östrogen am Östrogenrezeptor nachahmen – sogenannte Selektive Estrogenrezeptor-Modulatoren (SERMS). Diese fördern die Knochengesundheit, indem sie die Wirkung der weiblichen Östrogene im Knochen nachahmen. An Brustdrüsenzellen wirken sie jedoch hemmend, sodass sie das Brustkrebsrisiko nicht erhöhen, sondern eher senken. In Deutschland ist Raloxifen verfügbar.

Monoklonale Antikörper gegen RANKL sind immunologisch aktive Proteine, die sich gezielt gegen das knochenaktive Protein RANKL richten. RANKL spielt eine zentrale Rolle im Knochenstoffwechsel: Es unterstützt die Bildung und Aktivität der Knochenfresszellen (Osteoklasten) – also der Zellen, die für den Knochenabbau verantwortlich sind. Der monoklonale Antikörper Denosumab hemmt RANKL und verhindert damit Knochenbrüche. Das Medikament wird alle sechs Monate als Spritze unter die Haut verabreicht.

## Knochenaufbauende (osteoanabole) Medikamente

Osteoanabole (knochenaufbauende) Medikamente fördern die Bildung von neuem Knochengewebe, indem sie die knochenaufbauenden Zellen, die sogenannten Osteoblasten, aktivieren. Zu dieser Gruppe zählen:

- Parathormonrezeptor-bindende Proteine: Parathormon (PTH) ist ein natürliches Hormon der Nebenschilddrüse, das den Kalziumstoffwechsel reguliert. Da der Knochen der größte Kalziumspeicher im Körper ist, kann durch die tägliche kurzzeitige Aktivierung des Rezeptors Kalzium im Knochen gespeichert und somit die Knochendichte erhöht werden. Teriparatid ist ein verkürztes Protein des natürlichen PTH, während Abaloparatid ein Teil des Parathormon-ähnlichen Proteins (PTH-rP) ist. Abaloparatid ist in der Osteoporose-Leitlinie von 2023 nicht erwähnt, da es zur Zeit der Leitlinienerstellung nur in den USA zugelassen war. Seit 2024 ist es als Medikament auch in Deutschland verfügbar. Beide Medikamente werden täglich unter die Haut gespritzt.

- Monoklonale Antikörper gegen Sklerostin: Das Molekül Sklerostin hemmt die Knochenneubildung. Romosozumab ist ein humaner monoklonaler Antikörper, der sich gegen Sklerostin richtet. Die Substanz stimuliert die knochenaufbauenden Zellen (Osteoblasten) und hemmt gleichzeitig die knochenabbauenden Zellen (Osteoklasten). Man spricht von einem doppelten Wirkmechanismus. Pro Monat sind zwei Injektionen unter die Haut erforderlich.

Osteoanabole Medikamente können nur über einen begrenzten Zeitraum eingesetzt werden und benötigen danach immer eine Anschlusstherapie.

Was empfiehlt die Leitlinie?

Um zu berechnen, ob und welche Therapie angebracht ist, nutzen Ärzte sogenannte Therapieschwellenwerte, die sich auf das Dreijahresfrakturrisiko beziehen. Es wurden zwei Therapieschwellen festgelegt:

- Liegt das Risiko für Knochenbrüche innerhalb der nächsten drei Jahre bei über fünf Prozent, aber unter zehn Prozent, soll zur Basistherapie eine zusätzliche Behandlung eingesetzt werden, die den Knochenabbau hemmt (antiresorptive Therapie).

- Liegt das Dreijahresfrakturrisiko über zehn Prozent, soll/sollte ein knochenaufbauendes Medikament verwendet werden.

Darüber hinaus gilt:

Die Basistherapie mit ausreichend Kalzium (mindestens 1000 Milligramm) und Vitamin D (800 bis 1000 IE) muss stets fortgesetzt werden. Dies bedeutet jedoch nicht zwangsläufig, dass Kalzium- oder Vitamin-D-Präparate eingenommen werden müssen, wenn eine ausreichende Versorgung über die Ernährung (Kalzium) und Bildung in der Haut (Vitamin D) gewährleistet ist.

Welches Medikament sich für wen und in welcher Dosierung eignet, wird ärztlicherseits anhand der individuellen Situation eingeschätzt und gemeinsam mit den Betroffenen besprochen.

Grundlage für diese Entscheidungen sind die aktuellen Fachinformationen zu den zugelassenen Wirkstoffen – diese sind nicht zu verwechseln mit den weniger detaillierten Gebrauchsinformationen (also der Packungsbeilage) zum jeweiligen Medikament.

Es gibt spezielle Therapiesituationen, in denen besondere Zulassungsregelungen gelten. Dies betrifft Personen,

- ✔ die länger als drei Monate mit Kortison behandelt werden,
- ✔ die an Brustkrebs erkrankt sind und eine antihormonelle Therapie erhalten,
- ✔ die an Prostatakrebs erkrankt sind und eine antihormonelle Therapie erhalten.

In diesen Fällen sind einige der genannten Medikamente zugelassen, um den zu erwartenden Knochenverlust zu verhindern. Hierbei sollten ärztliche Spezialisten hinzugezogen werden.

## Neben- und Wechselwirkungen: Was wichtig ist

Medikamente können nicht nur die gewünschten Wirkungen haben, sondern auch unerwünschte oder sogar positive Nebenwirkungen. Sie können sich auch gegenseitig beeinflussen, indem sie sich in ihrer Wirkung abschwächen oder verstärken. Um solche Wechselwirkungen zu vermeiden, wird bei der Erhebung der Krankengeschichte genau geklärt, welche weiteren Medikamente zum Einsatz kommen. Diese Informationen werden in die Entscheidung einbezogen, welches Medikament zur Behandlung der Osteoporose gewählt wird.

Im Folgenden gebe ich Ihnen einige Beispiele, wie die zugelassenen Medikamente sich auswirken können, aber nicht müssen.

### Untypische Brüche des Oberschenkelhalses

Die sogenannten atypischen Femurfrakturen sind eine sehr seltene Nebenwirkung. Sie können bei sehr langer Behandlungsdauer und/oder sehr hoher Dosierung von Bisphosphonaten und Denosumab auftreten.

Nebenwirkungen müssen eingeschätzt und abgewogen werden. Bei einer sorgfältig getroffenen ärztlichen Therapieentscheidung, die andere Ursachen ausgeschlossen hat, ist das Risiko für eine typische osteoporotische Fraktur stets um ein Vielfaches höher als das für eine atypische Fraktur. Zudem verringert sich das Risiko bei Absetzen des Medikaments wieder.

Dies verdeutlicht, warum es so wichtig ist, den Nutzen und die Risiken einer Therapie sowie die Effekte unterschiedlicher Behandlungsansätze immer wieder sorgfältig abzuwägen. Es zeigt auch, dass der Wechsel zu einem anderen Therapieansatz als Option in Betracht gezogen werden soll.

## Kiefernekrosen

Diese sehr seltene und substanzspezifische Nebenwirkung bei der Behandlung mit antiresorptiven Medikamenten betrifft den Kieferknochen. Bei einer sogenannten Antiresorptiva-assoziierten Kiefernekrose (Antiresorptiva Associated Osteonecrosis of the Jaw, AR-ONJ) sterben Teile des Kieferknochens ab, weil sie nicht ausreichend mit Blut und Sauerstoff versorgt werden. Offiziell spricht man von AR-ONJ, wenn bei einer Behandlung mit Antiresorptiva der Kieferknochen länger als acht Wochen freiliegt. Sie zeigt sich durch eine in der Regel schmerzlose offene Stelle im Mund.

Um diese mögliche Nebenwirkung frühzeitig zu erkennen, soll der behandelnde Zahnarzt über die Einnahme von Antiresorptiva informiert werden. Außerdem sind vorbeugende Maßnahmen wichtig. Deshalb werden eine ausführliche zahnärztliche Kontrolle und gegebenenfalls Behandlung mit Beginn einer Therapie mit Osteoporose-Medikamenten empfohlen.

Die zahnärztlichen Maßnahmen umfassen vor allem:

✔ Das Aufspüren von möglichen Entzündungen

✔ Die Behandlung aller Erkrankungen der Zähne und des Zahnfleisches

✔ Die Anpassung von Zahnersatz, um Druckstellen zu vermeiden

✔ Ein schonendes Vorgehen bei operativen Eingriffen

Natürlich sind diese Maßnahmen auch ohne Osteoporose-Diagnose sinnvoll, aber sie sind besonders wichtig, um das Risiko einer AR-ONJ zu verringern.

Während einer Osteoporose-Behandlung sind eine sorgfältige Mundhygiene und regelmäßige zahnärztliche Kontrollen in Form von risikoadaptierten »Recall«-Programmen von Bedeutung – also regelmäßige Termine, an die automatisch erinnert wird.

Was empfiehlt die Leitlinie?

Der Beginn einer Osteoporose-Therapie soll wegen zahnärztlicher Maßnahmen zur Prophylaxe von Kiefernekrosen nicht hinausgezögert werden.

## Hypokalzämie

Eine sehr seltene, aber mögliche Nebenwirkung von Denosumab und Bisphosphonaten kann ein zu niedriger Kalziumspiegel im Blut sein, auch Hypokalzämie genannt. Typische Anzeichen sind Muskelkrämpfe oder -schmerzen sowie Taubheitsgefühle in Fingern und Füßen. Auch Herz-Rhythmus-Störungen oder depressive Verstimmungen können auftreten. Oft wird eine Hypokalzämie jedoch nur zufällig entdeckt.

Wenn bereits eine Hypokalzämie aus anderen Gründen vorliegt und weiterhin besteht, sind Osteoporose-Behandlungen mit antiresorptiven Wirkstoffen nicht angezeigt.

Kalzium kann nur dann über den Darm aufgenommen werden, wenn ausreichend Vitamin D im Körper vorhanden ist.

Was empfiehlt die Leitlinie?

Bei einer Behandlung mit resorptiven Medikamenten sollen täglich zusätzlich zur Nahrung mindestens 1000 Milligramm Kalzium und 800 bis 1000 IE Vitamin D aufgenommen werden (siehe Kapitel 3).

## Auswirkungen auf Gefäße

Bei Raloxifen und Bazedoxifen besteht ein erhöhtes Risiko für Komplikationen durch Blutgerinnsel (sogenannte Thromben). Deshalb dürfen diese Medikamente bei Patienten mit vorhandenen Beinvenenthrombosen oder Lungenarterienembolien nicht eingesetzt werden.

Bei Romosozumab gibt es Hinweise auf Risiken für Herz- und Hirngefäße. Dieses Medikament darf daher bei einem bereits erlittenen Herzinfarkt oder Schlaganfall nicht angewendet werden.

## Positive Effekte

Medikamente zur Behandlung von Osteoporose können auch vorteilhafte Nebenwirkungen haben. Studien weisen darauf hin, dass diese Wirkstoffe neben der schon erwähnten Risikoreduktion für Knochenbrüche bei Osteoporose auch andere Gesundheitsaspekte positiv beeinflussen:

- ✔ Raloxifen senkt für Frauen nach der Menopause das Risiko, einen hormonsensiblen Brustkrebs zu entwickeln. Dies wurde im Vergleich zu einem Placebo, also zur Gabe eines Scheinmedikaments, untersucht.
- ✔ Bisphosphonate können die Lebensdauer von künstlichen Gelenken (Totalendoprothesen, kurz TEP) an Hüfte und Knie verlängern.
- ✔ Aktuelle Daten deuten darauf hin, dass Denosumab das Risiko von Stürzen verringern kann.

# Was bei einer medikamentösen Therapie zu beachten ist

In den Behandlungsleitlinien ist konkret festgelegt, wann eine medikamentöse Osteoporose-Therapie angezeigt ist. Wie eine solche Therapie nach den Vorgaben der Wissenschaft ablaufen sollte, erfahren Sie hier.

## Wie Medikamente ausgewählt werden

 Sie sind gefragt!

Besprechen Sie Ihre persönlichen Ziele mit dem Behandlungsteam und legen Sie gemeinsam mit Ihrem Arzt eine Therapiestrategie fest, die sowohl Ihre Ziele als auch die ärztliche Einschätzung berücksichtigt (»shared decision«).

Ihre aktive Beteiligung an diesem Entscheidungsprozess ist für den Erfolg der Behandlung entscheidend. Denn diese sogenannte Therapieadhärenz beeinflusst direkt die Wirksamkeit der Behandlung – und damit Ihre Gesundheit.

Also: Sprechen Sie über Ihre Ziele, wägen Sie die Optionen gemeinsam ab – und stehen Sie hinter der Entscheidung Ihrer Osteoporose-Therapie.

Bei der Auswahl des geeigneten Medikaments werden ärztlicherseits verschiedene Kriterien beachtet und mit Ihnen besprochen, darunter:

✔ Ihre individuellen Therapieziele (beispielsweise eine Folgefraktur verhindern, die täglichen Aktivitäten aufrechterhalten, Schmerzen reduzieren)

✔ Kontraindikationen (etwa andere bestehende Erkrankungen)

✔ Die zum Teil unterschiedliche frakturensenkende Wirksamkeit (Osteoanabolika sind bei Hochrisiko-Osteoporose effektiver als Antiresorptiva)

✔ Mögliche Nebenwirkungen und zusätzliche positive Effekte

✔ Formen der Anwendung (Tabletten, intravenöse Infusionen, subkutane Injektionen)

✔ Behandlungskosten

✔ Erforderliche Behandlungsabfolgen (beispielsweise muss im Anschluss an eine knochenaufbauende Therapie eine antiresorptive Therapie erfolgen)

Bei der Auswahl der geeigneten Medikamente sollten auch die möglichen positiven Effekte in Betracht gezogen und gegen die unerwünschten Nebenwirkungen abgewogen werden.

## Was während und nach der Therapie passiert

Osteoporose ist eine chronische Erkrankung, die langfristig behandelt werden muss. Dauer und Art der Therapie richten sich dabei nach dem individuellen Frakturrisiko.

Was empfiehlt die Leitlinie?

Während einer spezifischen Osteoporose-Therapie sollten regelmäßig bestimmte Faktoren überprüft werden. Dazu gehören:

✔ Das Frakturrisiko

✔ Der belegte Nutzen der Therapie

✔ Das Nebenwirkungsrisiko

✔ Die Gesamtsituation

Spätestens fünf Jahre nach Beginn einer medikamentösen Osteoporose-Therapie oder einem Wechsel der Medikation sollte eine Verlaufskontrolle zur Knochendichte erfolgen.

Bleibt das Risiko für Knochenbrüche während der Osteoporose-Behandlung anhaltend oberhalb der Therapieschwellenwerte, die der Dachverband Osteologie festgelegt hat, sollte die Behandlung entweder fortgeführt werden oder es sollte auf eine andere Therapie umgestellt werden.

Sinkt das Frakturrisiko dagegen unter die festgelegten Therapieschwellenwerte, sollte eine Therapiepause erwogen werden. Das gilt insbesondere nach einer Therapie mit Bisphosphonaten (siehe auch Kapitel 7 »Osteoporose und medikamentöse Therapie«).

Auch wenn die Osteoporose-Therapie beendet wird, gibt es wichtige Punkte zu beachten.

Was empfiehlt die Leitlinie?

Nach dem Absetzen des antiresorptiven Medikaments Denosumab kann die Knochendichte stark abnehmen – ein Phänomen, das auch als »Rebound-Effekt« bekannt ist. Um dies zu verhindern, wird als Anschlusstherapie eine Behandlung mit Bisphosphonaten empfohlen.

Nach einer Therapie mit knochenaufbauenden Medikamenten soll am Ende des jeweiligen Therapieintervalls eine Anschlusstherapie mit antiresorptiven Medikamenten erfolgen, um zu verhindern, dass die neu gewonnene Knochendichte nach der Behandlung mit knochenaufbauenden Medikamenten oder Denosumab wieder verloren geht.

Bisphosphonate wirken im Gegensatz zu anderen Osteoporose-Medikamenten auch nach dem Absetzen noch weiter, da sie lange im Knochen verbleiben.

## Bewegung und Mobilisierung: Eckpfeiler der Osteoporose-Therapie

Nach einer Fraktur spielt die Mobilisierung eine wichtige Rolle.

Was empfiehlt die Leitlinie?

Wenn ein osteoporotischer Wirbelkörper durch eine leichte Belastung bricht und dennoch stabil bleibt, soll die betroffene Person so schnell wie möglich wieder in Bewegung kommen. Denn eine möglichst rasch wiederhergestellte Bewegungsfähigkeit verringert das Risiko, dass nachfolgend Komplikationen wie Lungenentzündungen, Gefäßverschlüsse (Thromboembolien) oder weitere funktionelle Einschränkungen auftreten.

## Medikamentöse Behandlung von Frakturschmerzen

Für die Schmerztherapie bei Frakturen stehen verschiedene Medikamente zur Verfügung:

✔ Nichtsteroidale Antirheumatika (NSAR): Diese Medikamente wirken entzündungshemmend, schmerzlindernd und fiebersenkend. Beispiele für NSAR sind Ibuprofen, Diclofenac oder Naproxen.

- ✔ **Paracetamol:** Das Schmerzmittel gehört zu den Nichtopioid-Analgetika. Es wirkt auch fiebersenkend und wird eingesetzt, um leichte bis moderate Schmerzen zu lindern.

- ✔ **Metamizol, auch bekannt als Novaminsulfon:** Dieses stark wirksame Schmerz- und Fiebermittel ist ebenfalls ein Nichtopioid-Analgetikum und wirkt zusätzlich entzündungshemmend.

- ✔ **Opioide:** Diese Medikamente enthalten morphinartig wirkende Substanzen. Morphin ist ein Betäubungsmittel, das aus dem Schlafmohn gewonnen wird. Opioide wirken sehr stark schmerzlindernd. Durch ihre stark beruhigende Wirkung besteht ein erhöhtes Risiko für Stürze und weitere Frakturen.

Welche Medikamente bei Schmerzen durch osteoporotische Frakturen am besten für Sie geeignet sind, entscheiden Ihre behandelnden Ärzte. Sie folgen dabei einem bewährten dreistufigen Schmerzbehandlungsplan der Weltgesundheitsorganisation (WHO). Dabei wird stets sorgfältig abgewogen, wie nützlich ein Medikament für Sie ist und welche möglichen Risiken es birgt.

## Welche weiteren Ansätze es gibt

Krankengymnastische (physiotherapeutische) Maßnahmen unterstützen sowohl die Beweglichkeit als auch die Schmerzlinderung. Außerdem verringern sie das Risiko, erneut zu stürzen.

Nehmen Sie qualifizierte therapeutische Unterstützung in Anspruch. Wenn Sie von Osteoporose betroffen sind, werden Ihnen eventuell von qualifizierten Fachpersonen angeleitete therapeutische Übungsprogramme angeboten. Falls dies nicht der Fall ist, scheuen Sie sich nicht, aktiv danach zu fragen, und nehmen Sie diese Angebote wahr – sie dienen Ihrer Gesundheit!

Für den größtmöglichen Erfolg sollten die Übungsprogramme ausreichend intensiv und lang sein sowie verschiedene Trainingsformen, wie Krafttraining und Gleichgewichtsübungen, miteinander kombinieren.

Für einen optimalen Effekt sollte

- ✔ das Training individuell an Ihren Leistungszustand angepasst werden,

- ✔ der Trainingsreiz etwas über der Schwelle liegen, die Ihren aktuellen Leistungszustand erhält,

- ✔ das Training – individuell angepasst – kontinuierlich intensiver werden.

Mit Funktionstraining steigern Sie Ihre Lebensqualität. Funktionstraining bei Osteoporose verbessert die Beweglichkeit und unterstützt Betroffene dabei, ihren Alltag weiterhin normal zu gestalten. Zudem kann es das Risiko und die Angst vor Stürzen vermindern.

Funktionstraining ist offiziell als Rehabilitationsmaßnahme anerkannt und wird nach ärztlicher Verordnung von den gesetzlichen Krankenkassen unterstützt.

Alle Selbsthilfegruppen des BfO bieten Funktionstraining an (siehe auch Kapitel 16 »Selbsthilfegruppen für Osteoporose-Betroffene«).

Was empfiehlt die Leitlinie?

Wenn eine ambulante Behandlung nicht möglich ist oder Schmerzen und Funktionsbeeinträchtigungen nicht unter Kontrolle gebracht werden können, kann eine multimodale stationäre Behandlung in Betracht gezogen werden. Diese umfassende Herangehensweise kombiniert verschiedene Behandlungsansätze, um die Betroffenen bestmöglich zu unterstützen. Dazu gehören beispielsweise Physiotherapie, Ernährungsberatung, psychologische Unterstützung und die Anpassung der Medikation.

## Was bei der Bewältigung der Krankheit unterstützt

Selbsthilfegruppen bieten emotionale Unterstützung und Trost für Menschen, die ähnliche Herausforderungen erleben. Sie ermöglichen den Austausch persönlicher Erfahrungen und wertvoller Informationen rund um die Erkrankung. Der Kontakt mit anderen Betroffenen kann dazu ermutigen, die eigene Gesundheit aktiver in die Hand zu nehmen. All das trägt dazu bei, das Wohlbefinden und die Lebensqualität spürbar zu verbessern.

Gemeinsam geht's besser: Der Bundesselbsthilfeverband für Osteoporose e. V. unterstützt Sie dabei, Selbsthilfegruppen in Ihrer Nähe zu finden, und informiert auch zu speziellen Sportangeboten, die von diesen Gruppen organisiert werden (www.osteoporose-deutschland.de/).

Es gibt außerdem die Möglichkeit, an speziellen Schulungsprogrammen für Betroffene teilzunehmen (Patientenedukation). Diese Programme werden von qualifizierten Fachleuten wie Ärzten, Ernährungsberatern, medizinischen Fachangestellten und Physiotherapeuten geleitet. Sie informieren zu Hintergründen von Osteoporose und zum Umgang mit der Erkrankung.

# Osteoporose-Prävention: Vorsorge und Schutz

Eine der wichtigsten Maßnahmen bei Osteoporose ist eine umfassende Prävention. Sie sollte bei allen Risikogruppen erfolgen und auch dann, wenn bereits eine Osteoporose vorliegt. Denn es geht vor allem darum, das Risiko von Knochenbrüchen zu senken und (weitere) Frakturen zu verhindern. Dabei gilt es, möglichst alle beeinflussbaren Risikofaktoren zu minimieren. Im Mittelpunkt stehen dabei vor allem die folgenden Maßnahmen:

## Körperliche Aktivität und Sturzprävention

Auch die wissenschaftliche Leitlinie empfiehlt möglichst regelmäßige und zielgerichtete Bewegung, um dem Knochenabbau entgegenzuwirken. Allerdings müssen gerade

Osteoporose-Betroffene immer auch das Sturzrisiko mitberücksichtigen, denn bereits ein einziger Sturz kann fatale Folgen haben; dass Bewegung und Sturzprophylaxe sich nicht ausschließen, sondern gut miteinander kombinierbar sind, lernen Sie hier.

## Bewegung

Regelmäßige körperliche Aktivität stärkt die Knochen: Sie werden dadurch stabiler und fester. Gleichzeitig wirkt sie dem Verlust von Muskelmasse entgegen – und kann damit die Gefahr von Stürzen und Frakturen verringern. Daher sollten Sport und Bewegung regelmäßig in den Alltag integriert werden.

Wie sollte das Training aussehen? Ideal ist es, wenn Sie regelmäßig mit einem Sportprogramm trainieren, das individuell auf Ihre Bedürfnisse und Bewegungsmöglichkeiten zugeschnitten ist und unterschiedliche körperliche Aspekte möglichst ausgewogen berücksichtigt:

- ✔ Muskelkraft
- ✔ Gleichgewicht
- ✔ Reaktionsgeschwindigkeit
- ✔ Koordination

So tun Sie Ihren Knochen etwas Gutes und bleiben beweglich und aktiv!

## Stürze vermeiden

Was empfiehlt die Leitlinie?

Nach einem Sturz oder einem sturzbedingten Bruch sollten Sie gemeinsam mit Ihrem Arzt darüber sprechen, was genau zum Sturz geführt hat. Eventuell kommen dabei auch körperliche Tests wie der Einbeinstand oder Aufstehen und Hinsetzen zum Einsatz, um Ihr Risiko für Stürze und Frakturen einschätzen zu können (siehe Kapitel 12 »Sturzprophylaxe«).

Neben verminderter Muskelkraft können Stürze weitere Ursachen haben. Dazu zählen Stolperfallen in der Umgebung, ein beeinträchtigter Gleichgewichtssinn, zum Beispiel durch Schwindel, eine verlängerte Reaktionszeit, etwa durch Medikamente, oder die abnehmende Sehfähigkeit. Daher sollte regelmäßig die Sehkraft überprüft werden.

Versuchen Sie möglichst, alle Stolperfallen in Ihrer Umgebung zu beseitigen:

- ✔ Achten Sie überall auf gute Beleuchtung, vor allem an Treppen oder Kanten.
- ✔ Falls möglich, sorgen Sie für Handgriffe an Absätzen und Treppen.
- ✔ Befestigen Sie lose Teppiche oder räumen Sie sie weg.

✔ Achten Sie darauf, dass Kabel sachgemäß verlegt sind und nicht im Weg liegen.

✔ Tragen Sie geeignetes Schuhwerk mit festem Halt und flachen Absätzen.

# Ernährung und Lebensstil

Neben regelmäßiger Bewegung spielt auch die Ernährung eine entscheidende Rolle für die Gesundheit Ihrer Knochen. Eine ausgewogene Zusammensetzung aller wichtigen Bausteine ist hierbei essenziell. Bei Osteoporose stehen zusätzlich einige Punkte im Fokus.

Ernährung kann Ihre Knochen unterstützen:

✔ Ihre Ernährung soll ausreichend Kalzium enthalten – mindestens 1.000 Milligramm täglich. Der Kalziumrechner des Instituts für Qualität und Wirtschaftlichkeit im Gesundheitswesen (IQWIG) kann Ihnen dabei helfen, den Kalziumgehalt Ihrer Nahrung zu bestimmen (www.gesundheitsinformation.de/kalziumrechner/). Falls Sie diese Menge durch Ernährung nicht sicher erreichen, besprechen Sie mit Ihrem Arzt, ob zusätzliche Kalziumpräparate sinnvoll sind.

✔ Eine vitaminreiche Ernährung sorgt für den Aufbau eines stabilen Knochens. Besonders Vitamin D ist dabei wichtig. Es ist in der Regel aber nicht in ausreichender Menge über die Nahrung verfügbar, wird aber normalerweise in ausreichender Menge vom Körper selbst in der Haut durch die Einwirkung von Sonnenlicht produziert. Es wird empfohlen, sich täglich mindestens 30 Minuten mit unbedeckten Unterarmen im Freien aufzuhalten. Wird dennoch ein Vitamin-D-Mangel festgestellt, ist die Einnahme von täglich 800 bis 1000 IE (internationale Einheiten) Vitamin D in Form von Präparaten empfohlen. Sonnenlicht fördert jedenfalls die Vitamin-D-Produktion im Körper – bewegen Sie sich also möglichst viel am Tag im Freien!

✔ Falls bei Ihnen nach ärztlicher Überprüfung ein Vitamin-K-Mangel festgestellt wird, sollte er ausgeglichen werden.

✔ Eine eiweißreiche Ernährung ist besonders für ältere Menschen und Personen mit erhöhtem Frakturrisiko wichtig. Wenn Sie über 65 Jahre alt sind, sollten Sie täglich mindestens ein Gramm Eiweiß pro Kilogramm Körpergewicht über die Nahrung zu sich nehmen. Das gelingt am besten durch den Verzehr von Milchprodukten, Eiern, pflanzlichem Eiweiß (zum Beispiel in Hülsenfrüchten) und in Maßen auch von Fleisch (siehe Kapitel 3 »Osteoporose und Ernährung«).

✔ Ein zu geringes Körpergewicht kann das Risiko für Knochenbrüche erhöhen. Achten Sie daher darauf, dass Ihr Body-Mass-Index (BMI) über 20 kg/m$^2$ liegt, jedoch nicht in den Bereich von Übergewicht oder gar einer Adipositas fällt.

Die gute Nachricht lautet also: Selbst wenn bei Ihnen ein Risiko für Osteoporose besteht oder Sie bereits betroffen sind, können Sie selbst viel dazu beitragen, Ihre Knochen zu stärken und Ihre Lebensqualität zu steigern. Regelmäßige Bewegung, eine ausgewogene Ernährung und Ihre engagierte Mitarbeit beim ärztlichen Behandlungsplan sind entscheidende Faktoren für ein erfülltes und aktives Leben. Bleiben Sie am Ball – es lohnt sich!

# Teil IV
# Hilfe finden

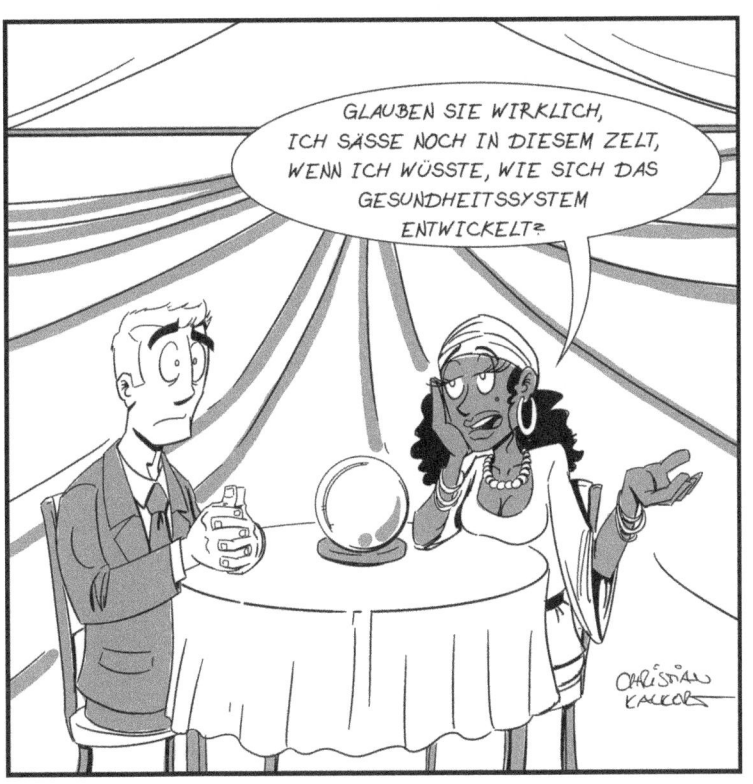

> **IN DIESEM TEIL ...**
>
> ✔ Lernen Sie, wer Sie bei der Bewältigung Ihrer Osteoporose-Erkrankung unterstützen kann und dass Hausarzt und Facharzt gleichermaßen dabei eine große Rolle spielen
>
> ✔ Erfahren Sie, wie ehrenamtliche Selbsthilfeangebote einen wirksamen Beitrag zur positiven Krankheitsbewältigung leisten können

> **IN DIESEM KAPITEL**
>
> Welchem Arzt vertraue ich mich an
>
> Warum der Hausarzt auch bei der Behandlung der Osteoporose eine zentrale Rolle spielt
>
> Wann Sie einen Facharzt hinzuziehen sollten und wer das sein könnte
>
> Finden Sie mit geeigneten Tools den richtigen Arzt

# Kapitel 15
# Professionelle Hilfe

Wenn eine Person die Diagnose Osteoporose erhält, fällt sie zunächst in ein »schwarzes Loch« und weiß nicht, wie es weitergehen soll.

Daher ist es besonders in dieser Lebenssituation sehr wichtig, dass die Betroffenen wissen, dass sie mit ihrer Erkrankung nicht alleine sind – und das nicht nur, weil es in Deutschland bis zu acht Millionen Menschen gibt, die dasselbe Schicksal ereilt hat.

Entscheidend ist vielmehr, dass die Osteoporose-Patienten wissen, wohin sie sich mit ihrer Erkrankung wenden können, welche Ärzte sich mit Osteoporose auskennen und welche weiteren Angebote es gibt, die Hilfe zur Bewältigung der Erkrankung anbieten.

## Mein erster Ansprechpartner – der Hausarzt

Wir alle haben meist einen Hausarzt in unmittelbarer Nähe zu unserem Wohnort. Den suchen wir immer auf, wenn wir krank sind und davon ausgehen, dass wir eine Behandlung benötigen, um wieder gesund zu werden. Er ist regelmäßig unser erster Ansprechpartner und sichert mit seinem breiten Wissensspektrum die gesundheitliche Grundversorgung.

Unser Hausarzt kennt uns persönlich – meist schon über viele Jahre – und ist deshalb mit unserer Krankheitsgeschichte und unserem persönlichen Umfeld bestens vertraut. Er betreut uns unabhängig von unserem Alter, unserem Geschlecht oder der Art der Beschwerden.

Meist ist der Hausarzt auch Facharzt für Allgemeinmedizin, das heißt, neben einem umfangreichen Wissensgebiet übernimmt er auch Vorsorgemaßnahmen wie Gesundheitschecks oder Impfungen und unterstützt uns in der Rehabilitationsphase nach schweren Erkrankungen.

Deshalb macht es Sinn, sich mit jeder gesundheitlichen Frage und allen auftretenden Beschwerden zunächst an ihn zu wenden.

Aber: Gilt das auch für Personen, die mehr über ihr individuelles Osteoporose-Risiko erfahren möchten oder bereits an Osteoporose erkrankt sind und diese Erkrankung nun behandeln lassen wollen?

Ja, denn wie erwähnt, kennt der Hausarzt Ihre persönliche Krankheitsgeschichte und kann daher schon aus einem Anamnesegespräch erste Rückschlüsse auf mögliche Osteoporose-Risikofaktoren ziehen.

Außerdem wird durch die Einführung des DMP Osteoporose (siehe dazu auch Kapitel 13) die Position der Hausärzte bei der Behandlung der Osteoporose deutlich gestärkt. Sie sollen grundsätzlich die Koordinierung der Behandlung übernehmen. Man spricht hier auch von »hausarztzentrierter Versorgung«, die übrigens regelmäßig für alle DMP gilt.

Bedenkt man, dass Osteoporose-Betroffene derzeit unterversorgt sind und es eher die Hausärzte sind, die auch in der Fläche verfügbar sind, dann scheint diese Verteilung der Verantwortlichkeiten durchaus nachvollziehbar.

Allerdings ist die Hausarztzentrierung« bei der Behandlung der Osteoporose nicht in allen Fällen umsetzbar. Zwar kann der Hausarzt die koordinierende Funktion übernehmen. Wenn es allerdings im Rahmen der Diagnostik erforderlich wird, beispielsweise eine DEXA-Messung durchzuführen; wird eine Überweisung zu einem Facharzt erforderlich.

Andererseits hört man von vielen Patienten die Sorge, der Hausarzt kenne sich vielleicht nicht so gut mit Osteoporose aus. Dies führt dann dazu, dass der unmittelbare Weg zum Facharzt vorgezogen wird. Diese Sorge ist nicht zwingend berechtigt; auch die Hausärzte sind mit der Behandlung der Osteoporose vertraut und können gerade bei der Risikoermittlung und der Durchführung der Behandlung nach erfolgter Diagnose sowie der Verlaufskontrolle tätig werden.

Dazu wurden ihnen verschiedene Tools an die Hand gegeben, mit denen bei ordnungsgemäßer Anwendung eine fachlich fundierte Versorgung der Osteoporose-Betroffenen gesichert ist.

Zudem wird im Rahmen der DMP-Versorgung besonderer Wert auf die leitliniengerechte Behandlung durch die Hausärzte gelegt, die sich in speziellen Dokumentationsauflagen und Maßnahmen zur Patientenschulung niederschlägt.

Allerdings gibt es Sachverhalte, in denen eine Überweisung zu einem Facharzt geboten ist.

 Bei den folgenden Ereignissen im Rahmen einer Osteoporose-Behandlung sollte der Hausarzt den Patienten an einen Facharzt überweisen:

✔ Fortschreiten der Osteoporose bei laufender Therapie

✔ Verdacht auf sekundäre Osteoporose

✔ Verdacht auf akute Wirbelkörperfraktur

✔ Erneute DEXA-Messung

✔ Ambulante Schmerztherapie bei chronischen Schmerzen

# Der Osteoporose-Spezialist

In den zuvor genannten Fällen, oder auch wenn Sie die Meinung eines auf die Behandlung der Osteoporose spezialisierten Mediziners zu ihrer individuellen Osteoporose-Problematik einholen wollen, können Sie sich an einen Facharzt wenden.

Welcher Facharzt für eine Osteoporose-Behandlung in Ihrer Region in Frage kommt, können Sie in einem Gespräch mit Ihrem Hausarzt klären. Er kennt regelmäßig die in Frage kommenden Mediziner oder verweist Sie an besonders spezialisierte Osteoporose-Versorgungszentren.

Fundierte Hilfe erhalten Sie auch vom Dachverband Osteologie e. V. (DVO). Der DVO ist ein Zusammenschluss von wissenschaftlichen Fachgesellschaften aus Deutschland, Österreich und der Schweiz, die sich mit der Erkrankung des Knochens beschäftigen. Der Dachverband Osteologie tritt für die Weiterentwicklung der Osteologie und des Wissens über das Muskel- und Skelettsystem und dessen Wechselbeziehungen zu anderen Organen in Gesundheit und Krankheit ein.

Die fächerübergreifende Vernetzung ärztlicher und wissenschaftlicher Kompetenz und die Umsetzung wissenschaftlich fundierter Erkenntnisse in die ärztliche Versorgung der Patienten soll eine allgemeine Verfügbarkeit bestmöglicher Prävention und Therapie osteologischer Erkrankungen gewährleisten.

Eine seiner Hauptaufgaben sieht der Dachverband Osteologie daher darin, Ärzte im Bereich der Erkrankung des Knochens weiter zu qualifizieren.

Dazu wurde eine dreistufige Fortbildung entwickelt, die vom DVO durchgeführt wird. Ärzte, die diese dreistufige Fortbildung, die sich an einem speziellen Curriculum orientiert, durchlaufen haben, werden entsprechend zertifiziert und dürfen die Zusatzbezeichnung »Osteologe – DVO« führen.

Einen zertifizierten Osteologen in Ihrer Nähe können Sie über die Suchfunktion auf der Webseite des Dachverbandes Osteologie finden. Der Link dazu lautet:

https://dv-osteologie.org/osteologe-dvo

In gleicher Weise finden Sie auch osteologische Versorgungszentren, die in besonderer Weise über Erfahrungen in der Prävention und Versorgung osteologischer Patienten verfügen:

https://dv-osteologie.org/zentrum-dvo

So können Sie sicher sein, dass Sie einen Arzt finden, der sich in besonderer Weise mit der Behandlung von Osteoporose-Betroffenen auskennt.

> **IN DIESEM KAPITEL**
>
> Welche Angebote Osteoporose-Selbsthilfegruppen machen
>
> Warum der gegenseitige Austausch mit anderen Betroffenen wichtig ist
>
> Wie Sie von der starken Gemeinschaft eines großen Osteoporose-Verbandes persönlich profitieren können
>
> Wie Sie sich für andere Betroffene ehrenamtlich engagieren können

# Kapitel 16
# Selbsthilfegruppen für Osteoporose-Betroffene

## Was ein Selbsthilfeverband und Selbsthilfegruppen für Osteoporose machen

Im August 1987 haben Betroffene und Ärzte den Bundesselbsthilfeverband für Osteoporose e. V. (BfO) in Düsseldorf gegründet. Der BfO ist die älteste und zudem größte Patientenorganisation zum Krankheitsbild Osteoporose weltweit und ist bundesweit tätig. Ihm gehören zurzeit circa 13.000 Mitglieder an, die in 250 regionalen Selbsthilfegruppen organisiert sind. Aufgrund seiner Kompetenz und seiner bundesweiten Organisation ist der BfO ein gesuchter Ansprechpartner für die von der Krankheit Betroffenen, für behandelnde Ärzte, Therapeuten, Wissenschaftler und die Gesundheitspolitik.

Der BfO ist ein eingetragener Verein und als gemeinnützig anerkannt. Herzstück des Bundesselbsthilfeverbandes für Osteoporose e. V. sind über 1.000 aktive Ehrenamtler, die durch vier hauptamtliche Kräfte der Bundesgeschäftsstelle in Düsseldorf unterstützt werden.

Der BfO verfügt auf allen Ebenen über eine demokratische Struktur. Höchstes Vereinsorgan ist die jährlich stattfindende Delegiertenversammlung. Die Delegierten, die von den örtlichen Selbsthilfegruppen entsandt werden, entscheiden in allen Satzungsangelegenheiten. Darüber hinaus genehmigen sie zum Beispiel den Jahresabschluss, beschließen den Haushaltsplan, wählen und entlasten den Vorstand.

Gesetzlicher Vertreter des Bundesselbsthilfeverbandes für Osteoporose im Sinne des § 26 BGB sind der Präsident, der Vizepräsident und der Schatzmeister. Komplettiert wird der Bundesvorstand durch mindestens zwei Beisitzer. Die Vorstandsmitglieder werden von den Delegierten des Bundesselbsthilfeverbandes für Osteoporose e. V. für die Dauer von zwei Jahren gewählt. Unterstützt wird der ehrenamtliche Vorstand durch einen hauptamtlich tätigen Geschäftsführer, der auch besonderer Vertreter gemäß § 30 BGB ist.

Auf der Ebene der Bundesländer gibt es derzeit zwölf Landesverbände, die als rechtlich nicht selbstständige Untergliederungen von der Gemeinnützigkeit des e. V. profitieren und ebenfalls rein ehrenamtlich geführt werden.

Gleiches gilt auch für die circa 250 örtlichen Selbsthilfegruppen, die über das gesamte Bundesgebiet verstreut sind.

## Zweck und Aufgaben des Vereins

Zweck und Aufgaben des BfO ergeben sich unmittelbar aus der Satzung und bestehen zusammengefasst in der Förderung der öffentlichen Gesundheitspflege.

Dieser Satzungszweck wird durch folgende Maßnahmen konkret verwirklicht:

- ✔ Vertretung der Anliegen der Osteoporose-Betroffenen und Verbreitung der Kenntnis über diese Krankheit in der Öffentlichkeit als Dachverband der Osteoporose-Selbsthilfegruppen

- ✔ Aufbau von örtlichen Selbsthilfegruppen, Erfahrungsaustausch, Koordinierung, physiotherapeutische Maßnahmen sowie die Förderung und Durchführung des Funktionstrainings/Rehabilitationssports, wobei die Durchführung den Selbsthilfegruppen obliegt

- ✔ Förderung von Osteoporose-Prävention

- ✔ Förderung von Osteoporose-Selbsthilfegruppen

- ✔ Förderung der Vorhaben, die der wissenschaftlichen Erforschung des Knochenstoffwechsels und seiner Erkrankung dienen

- ✔ Aufklärung der Öffentlichkeit über die Erkrankung und deren Vorbeugung

- ✔ Zusammenarbeit mit öffentlichen und privaten, kirchlichen und wissenschaftlichen Organisationen mit vergleichbarer Zielsetzung

- ✔ Zusammenarbeit mit vergleichbaren Vereinigungen im Ausland

## Vertretung der Anliegen der Osteoporose-Betroffenen in der Öffentlichkeit

Die gesundheitspolitische Interessenvertretung ist für den Bundesselbsthilfeverband für Osteoporose e. V. seit vielen Jahren ein zentrales Aufgabenfeld. Deshalb ist der BfO schon seit seiner Gründung in wichtigen gesundheitspolitischen Gremien auf Bundesebene aktiv.

Oberstes Gebot für den Einsatz ist die Verbesserung der Lebensverhältnisse der Osteoporose-Patienten im Allgemeinen und die Verbesserung der ambulanten Versorgungssituation im Besonderen. Dieses Engagement ist auch bitter nötig, denn noch immer werden nur etwas mehr als 20 Prozent der Osteoporose-Betroffenen richtig und rechtzeitig diagnostiziert.

Das gesundheitspolitische Engagement des Bundesselbsthilfeverbandes für Osteoporose e. V. begann allerdings schon sehr viel früher. So war es auch der BfO, der bereits im Jahr 2005 den Antrag auf Ausweitung der Erstattungsfähigkeit der Knochendichtemessung beim GBA gestellt hatte, der schließlich durch Beschluss im Jahr 2013 – also ganze acht Jahre später! – zum Teil umgesetzt wurde.

## Zusammenarbeit mit anderen Organisationen

Der BfO möchte durch Zusammenarbeit mit anderen Organisationen und die aktive Ausübung eigener Mitgliedschaften Synergieeffekte nutzen.

So ist der Verband Mitglied in der Bundesarbeitsgemeinschaft Selbsthilfe, der Bundesarbeitsgemeinschaft der Seniorenorganisationen (BAGSO), in der IOF, der International Osteoporosis Foundation mit Sitz in der Schweiz und dem House of Pharma and Healthcare an der Johann Wolfgang von Goethe-Universität in Frankfurt.

Neben diesen Aktivitäten zur Verbesserung der Situation der Osteoporose-Patienten ist dem BfO aber besonders wichtig, als das wahrgenommen zu werden, was er – insbesondere verkörpert durch die 250 verbandlichen Selbsthilfegruppen vor Ort – originär ist: eine Patientenorganisation, die Betroffene mit gleicher Erkrankung zusammenbringt!

# Welche Angebote Selbsthilfegruppen bieten

Selbsthilfegruppen unterstützen Betroffene in vielerlei Hinsicht. In den folgenden Abschnitten erfahren Sie mehr darüber.

## Das Prinzip der Selbsthilfegruppen

Das Wesen der Selbsthilfe ist die gegenseitige Unterstützung auf der Basis gleicher Betroffenheit. Entsprechend dem Motto des Bundesselbsthilfeverbandes für Osteoporose e. V. »Gemeinsam sind wir stark!« treffen sich Osteoporose-Patienten mit Gleichgesinnten und tauschen sich aus. Dabei erfahren sie, dass es notwendig ist, seine

Eigenverantwortung für die Erkrankung zu erkennen. Erst durch den Rückhalt der Gruppe können individuelle Bewältigungsstrategien gefunden werden. Dies ist besonders dann relevant, wenn sich ein erster osteoporotisch bedingter Bruch ereignet hat. Viele Einzelschicksale haben nämlich bereits gezeigt, dass ein solcher Knochenbruch oftmals einen radikalen Wendepunkt im Leben eines Patienten markiert. Denn er führt dazu, dass man bewusst Risiken vermeiden möchte. Man bewegt sich wenig, weil man meint, damit einem weiteren Knochenbruch vorbeugen zu können. Man bleibt in den eigenen vier Wänden anstatt weiter aktiv am gesellschaftlichen Leben teilzuhaben, verliert soziale Kontakte und findet sich schließlich völlig allein gelassen mit seiner Krankheit in tiefer Isolation.

Das muss nicht sein! Wichtig ist dabei zunächst die Erkenntnis, dass man mit der Erkrankung nicht alleine dasteht und durch psychosoziale Unterstützung anderer Gruppenmitglieder vor der Vereinsamung bewahrt wird. Denn auch wenn die Selbsthilfegruppen in ihrer Organisationsform, ihrem Auftreten und ihrer Gruppenstruktur sehr individuell sind, sind einige Merkmale charakteristisch und treffen auf alle zu: Es kommen dort Menschen zusammen, die ein gleiches oder ähnliches Schicksal erlitten haben und in der Gruppe Rückhalt, Information, gesellschaftliche Teilhabe und nicht zuletzt auch Spaß und Lebensfreude durch gemeinsame Aktivitäten erleben möchten.

Natürlich sind Selbsthilfegruppen keine Alternative zur medizinischen Behandlung und Beratung des Arztes, aber sie können die Therapie in Abstimmung mit dem Behandler wirkungsvoll ergänzen und unterstützen. Insbesondere das vom Arzt auf dem Vordruck Nr. 56 verordnete und von den gesetzlichen Krankenkassen geförderte Funktionstraining in den Selbsthilfegruppen des BfO wird mittlerweile als Teil der Basistherapie bei Osteoporose verstanden. Aber auch dem Bedürfnis vieler Patienten, selbstständig zu sein und sich bewusst und eigenverantwortlich mit seiner Krankheit auseinanderzusetzen, wird in der Selbsthilfegruppe Rechnung getragen. Bereits mehrere Studien haben gezeigt, dass die Mitgliedschaft in einer Selbsthilfegruppe viele positive Wirkungen entfaltet: Die Teilnehmer lernen mit ihrer Betroffenheit besser umzugehen, sind informierter über ihre Krankheit und deren Behandlungsmöglichkeiten und erleben sich daher allgemein selbstbewusster.

## Aufgaben und Ziele einer Selbsthilfegruppe

Selbsthilfegruppen übernehmen wichtige Aufgaben und verfügen über ein breites Unterstützungsangebot.

### Regelmäßiges Funktionstraining in den Selbsthilfegruppen des BfO

Dies wird mindestens einmal pro Woche als eine spezielle Form der Osteoporose-Gymnastik unter Anleitung eines im Bereich Osteoporose fortgebildeten Physiotherapeuten/Übungsleiter angeboten. Das Funktionstraining ist eine ergänzende Maßnahme der Rehabilitation gemäß § 64 Abs. 1 Ziffer 4 SGB IX und wird von den gesetzlichen Krankenversicherungen über einen Zeitraum von 24 Monaten (Richtwert) unterstützt. Funktionstraining wird in Form von Trocken- oder Wassergymnastik ausgeübt. Ärzte verordnen das Funktionstraining bei bestehender Indikation auf dem Verordnungsblatt Nr. 56.

## Erfahrungsaustausch

Der Patient lernt über den Erfahrungsaustausch in der Osteoporose-Selbsthilfegruppe den Umgang mit seiner chronischen Erkrankung und hat im Gespräch mit ebenfalls Betroffenen und Gleichgesinnten die Möglichkeit, sich aktiv mit der Krankheitsbewältigung auseinanderzusetzen.

## Psychosoziale Unterstützung und praktische Lebenshilfe

Über den Erfahrungsaustausch hinaus geben sich die Mitglieder der Selbsthilfegruppe auch gegenseitig psychosoziale Unterstützung. Im ideellen Bereich – dort wo die Leistungen der Krankenkassen ihre Grenzen finden – versuchen die Ehrenamtler in den Selbsthilfegruppen, den Mitgliedern nach dem Motto »Du stehst nicht alleine da mit Deiner Erkrankung« praktische Unterstützung zu bieten – angefangen vom zwischenmenschlichen Austausch über Hilfe bei Alltagsbesorgungen bis hin zur wertvollen Hilfe bei Behördengängen.

## Regelmäßige Gruppentreffen und Fortbildungen

Die Mitglieder der Selbsthilfegruppen des BfO treffen sich jedoch nicht nur zum wöchentlichen Funktionstraining. Darüber hinaus finden regelmäßig interne Gesprächsrunden und Fortbildungsveranstaltungen statt. Dabei werden interessante Themen rund um das Krankheitsbild Osteoporose behandelt. Die Referenten (Ärzte, Physiotherapeuten, Ernährungswissenschaftler etc.) kommen oftmals aus dem örtlichen Umfeld der Selbsthilfegruppe.

# Funktionstraining als Maßnahme der Rehabilitation gemäß § 64 Abs. 1 Ziffer 4 SGB IX

Bewegung gehört zur Basistherapie bei Osteoporose! In jedem Alter ist regelmäßige Bewegung zum Erhalt der Körperfunktionen von großer Bedeutung. Aber gerade dann, wenn Knochen und Gelenke schmerzen, ist ein gezieltes Training besonders wichtig. Ein solches Training bietet der Bundesselbsthilfeverband für Osteoporose e. V. in seinen circa 250 Selbsthilfegruppen bundesweit an. Wie der Name bereits verrät, ist das Ziel des Funktionstrainings unter anderem der Erhalt und die Verbesserung von Funktionen sowie das Hinauszögern von Funktionsverlusten einzelner Organsysteme beziehungsweise Körperteile. Das Funktionstraining des Bundesselbsthilfeverbandes für Osteoporose e. V. wird nach dem Motto »Bewegung für alle« durchgeführt und orientiert sich an der individuellen Leistungsfähigkeit der Teilnehmer. Dabei wird niemand überfordert; der Spaß an der Bewegung steht im Vordergrund! Der BfO veranstaltet das Funktionstraining als Trocken- oder Wassergymnastik (in jeweils geeigneten Übungsräumen oder Warmwasserbädern). Die Übungsstunden werden von speziell geschulten Therapeuten geleitet, die eine Zusatzausbildung zum Osteoporose-Trainer absolviert haben.

Dadurch ist gewährleistet, dass die besonderen Bedürfnisse der Teilnehmer bestmöglich berücksichtigt werden können und die Therapien stets entsprechend dem neuesten wissenschaftlichen Stand qualitätsgesichert durchgeführt werden. In den Übungsgruppen treffen

Sie Gleichgesinnte und Personen, die von ähnlichen Beschwerden oder Erkrankungen betroffen sind. Dadurch steigt Ihre Motivation.

Für die Teilnahme am Funktionstraining des Bundesselbsthilfeverbandes für Osteoporose e. V. ist eine ärztliche Verordnung notwendig. Diese wird von Ihrem behandelnden Arzt auf dem Formular Nr. 56 budgetneutral verordnet. Alternativ können Sie selbstverständlich auch als Selbstzahler an unserem Angebot teilnehmen.

## Mitgliedschaft in einer Selbsthilfegruppe – positive Auswirkungen?

Um herauszufinden, wie die Mitgliedschaft in einer Osteoporose-Selbsthilfegruppe von den Mitgliedern gesehen wird und ob die Teilnahme am Funktionstraining der Selbsthilfegruppe positive Effekte nach sich zieht, führte der BfO im Jahr 2012 in Zusammenarbeit mit dem Institut für Qualitätssicherung in Prävention und Rehabilitation der Sporthochschule Köln unter Leitung von Professor Dr. Schüle eine Studie durch.

Dabei stellte sich heraus, dass die Teilnahme am Funktionstraining der Selbsthilfegruppe von den Teilnehmern sehr positiv bewertet wurde. Außerdem stellten die Wissenschaftler fest, dass Selbsthilfe in diesem Bereich nachhaltig wirkt. Die durchschnittliche Verweildauer der Befragten in einer Selbsthilfegruppe des BfO betrug mehr als acht Jahre. Circa ein Drittel der Befragten waren bereits länger als elf Jahre Mitglied der Selbsthilfegruppe. Nachfolgend dazu interessante Diagramme.

Die genannten Studienergebnisse stimmen im Übrigen auch mit Untersuchungen überein, die das zwischenzeitlich verstorbene Mitglied des Wissenschaftlichen Beirats des BfO, Professor Dr. Harald Seelbach, ehemals Professor für Gesundheitsökonomie und Gesundheitswissenschaften an der Universität Osnabrück, in den Jahren 2004 und 2005 durchführte. Bei einer Gegenüberstellung von nicht organisierten Patienten und Mitgliedern aus Selbsthilfegruppen des BfO konnte nachgewiesen werden, dass die Mitglieder einer Selbsthilfegruppe bei gleicher Therapie eine bessere Compliance aufwiesen als Nichtmitglieder. Professor Seelbach führte dieses Ergebnis darauf zurück, dass Mitglieder einer Selbsthilfegruppe besser über das Krankheitsbild informiert sind und sich untereinander eher psychosoziale Unterstützung geben. Im Übrigen wird durch die Mitgliedschaft in einer Selbsthilfegruppe die Akzeptanz für die Erkrankung und die Eigenverantwortung gestärkt.

77,3 Prozent der Teilnehmer am Funktionstraining bewerten die Qualität des Trainings auf einer Skala von 0 = sehr schlecht bis 10 = sehr gut mit mindestens 7 (siehe Abbildung 16.1).

Auf einer Skala von 1 (= geringer Effekt) bis 6 (= starker Effekt) beurteilen die Teilnehmer am Funktionstraining die positiven Auswirkungen der Gymnastik auf Beweglichkeit, Kraft, Koordination und Ausdauer mit durchschnittlich 4,64 (siehe Abbildung 16.2).

Auf einer Skala von 1 (= geringer Effekt) bis 6 (= starker Effekt) beurteilen die Teilnehmer am Funktionstraining die positiven Auswirkungen der Gymnastik auf ihre motorischen

# KAPITEL 16 Selbsthilfegruppen für Osteoporose-Betroffene

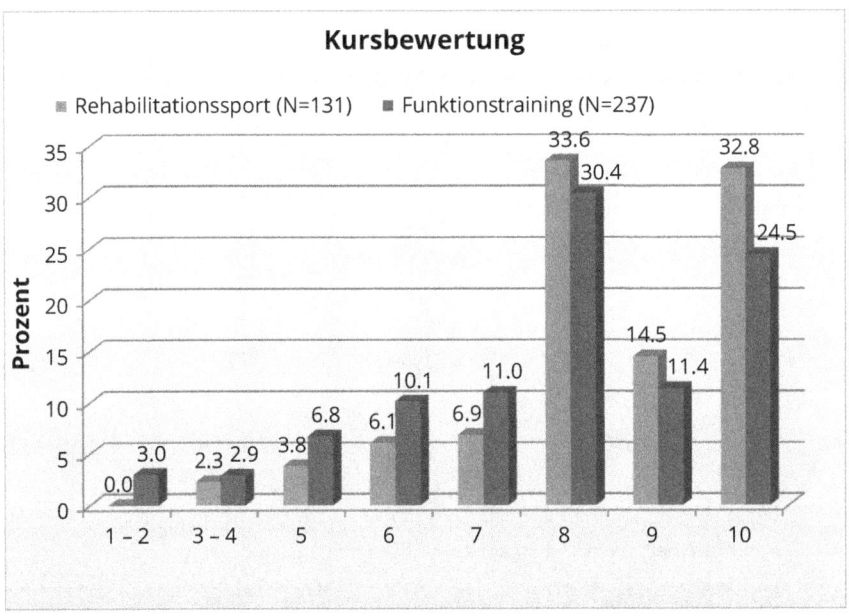

**Abbildung 16.1:** Kursbewertung von Teilnehmern am Funktionstraining auf einer Skala von 1 bis 10

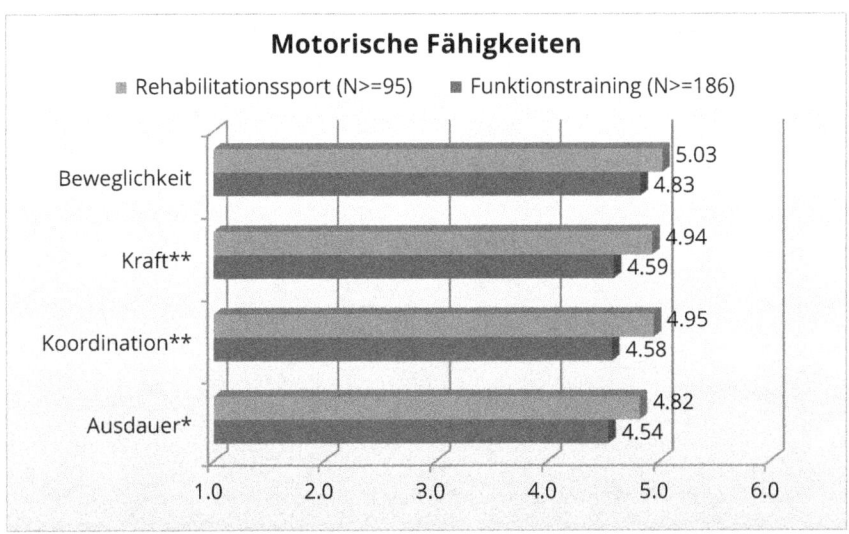

**Abbildung 16.2:** Bewertung des Funktionstrainings im Hinblick auf Beweglichkeit, Kraft, Koordination und Ausdauer auf einer Skala von 1 bis 6

Fähigkeiten, den allgemeinen Selbsthilfegedanken und ihre Krankheitsbewältigung mit durchschnittlich 4,47 (siehe Abbildung 16.3).

79,7 Prozent der Teilnehmer am Funktionstraining fühlen sich durch die Gymnastik in ihrer Leistungsfähigkeit optimal beansprucht (Abbildung 16.4).

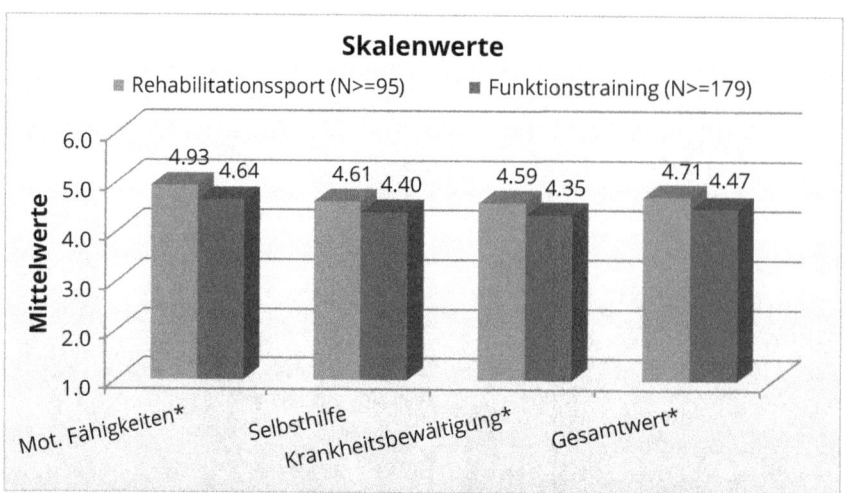

**Abbildung 16.3:** Bewertung des Funktionstrainings im Hinblick auf motorische Fähigkeiten, Selbsthilfegedanken und Krankheitsbewältigung auf einer Skala von 1 bis 6

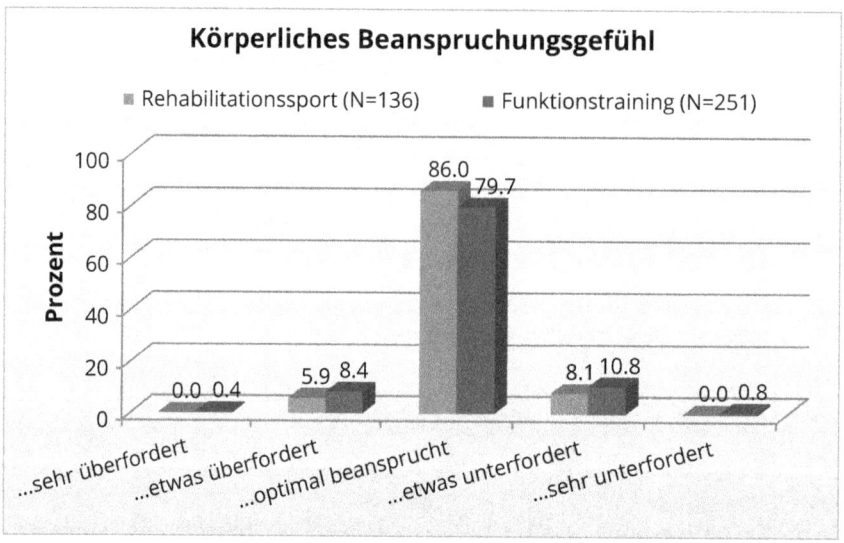

**Abbildung 16.4:** Bewertung des Funktionstrainings im Hinblick auf die optimale Beanspruchung in Prozent

80,4 Prozent der Teilnehmer am Funktionstraining sind mit den Rahmenbedingungen bei der Durchführung der Gymnastik ziemlich beziehungsweise sehr zufrieden (siehe Abbildung 16.5).

Die durchschnittliche Verweildauer in einer Funktionstrainingsgruppe beträgt circa acht Jahre und vier Monate; mehr als ein Drittel der Befragten nimmt bereits länger als elf Jahre am Funktionstraining ihrer Selbsthilfegruppe teil! Das Angebot ist also auch sehr nachhaltig (siehe Abbildung 16.6).

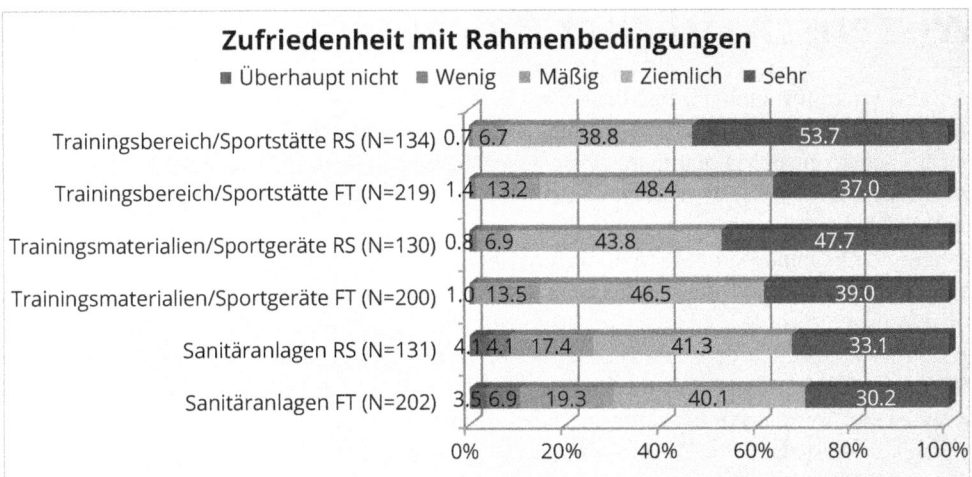

**Abbildung 16.5:** Bewertung des Funktionstrainings im Hinblick auf die Zufriedenheit mit den Rahmenbedingungen in Prozent

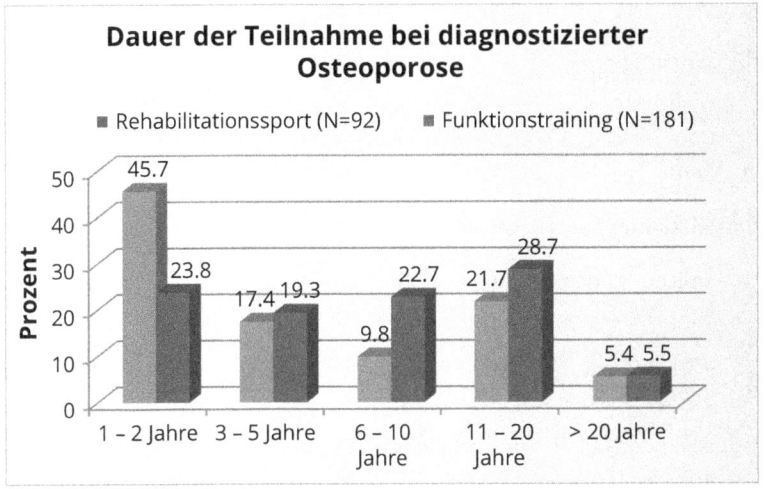

**Abbildung 16.6:** Durchschnittliche Verweildauer der Teilnehmer in Funktionstrainingsgruppen in Jahren

# Weitere Unterstützungsmöglichkeiten des Verbandes

Auf den Internetseiten www.osteoporose-deutschland.de finden Sie Wissenswertes rund um das Thema Osteoporose und Selbsthilfe sowie auch viele hilfreiche Kontaktdaten zum Beispiel sämtlicher BfO-Osteoporose-Selbsthilfegruppen in Deutschland. Quartalsweise erscheint die vom BfO herausgegebene Zeitschrift »Osteoporose – Das Gesundheitsmagazin« mit vielfältigen Informationen zum Krankheitsbild, einem ausführlich behandelten Titelthema zu unterschiedlichen Aspekten der Osteoporose, Reiseberichten, verbandlichen Themen und vielem mehr.

# Wissenschaftlicher Beirat

Dem BfO steht für medizinische Fragen ein Wissenschaftlicher Beirat zur Seite. Da Osteoporose eine Krankheit mit unterschiedlichen Ursachen ist, umfasst ihre Behandlung ein umfangreiches Spektrum an Maßnahmen, die in verschiedene medizinische Fachgebiete fallen. In den Wissenschaftlichen Beirat wurden deshalb neben den führenden Osteologen Deutschlands auch Persönlichkeiten aus unterschiedlichen weiteren Fachrichtungen (unter anderem Endokrinologie, Orthopädie, Innere Medizin, Gynäkologie, Schmerztherapie, Sportmedizin, Radiologie und Ernährungswissenschaften) berufen. Die Mitglieder des Wissenschaftlichen Beirats unterstützen Sie gerne bei Fragen zu Diagnostik, Prävention und Therapie. Dazu wenden Sie sich bitte an die Verbandsgeschäftsstelle. Der BfO gibt mit wissenschaftlicher Begleitung seiner Beiratsmitglieder Broschüren zu wichtigen Themen rund um das Krankheitsbild Osteoporose heraus. Diese werden ständig aktualisiert, bei Bedarf erweitert und liegen teils auch als fremdsprachliche Ausgaben vor. Die Broschüren eignen sich sowohl für die Auslage im Wartezimmer als auch zur Begleitung des Patientengesprächs.

Derzeit sind folgende Broschüren bei der BfO-Geschäftsstelle erhältlich:

- ✔ Manifeste Osteoporose
- ✔ Osteoporose und Ernährung
- ✔ Osteoporose und Schmerz
- ✔ Osteoporose beim Mann
- ✔ Osteoporose und medikamentöse Therapie
- ✔ Medikamente, die den Knochen schaden
- ✔ Osteoporose und Bewegung
- ✔ Osteoporose und Wechseljahre

Die aktuelle Mitgliederliste des Wissenschaftlichen Beirats finden Sie unter www.osteoporose-deutschland.de.

Bei Fragen zu individuellen Unterstützungsmöglichkeiten durch die Osteoporose-Selbsthilfe wenden Sie sich bitte ebenfalls an die Verbandsgeschäftsstelle in Düsseldorf:

Bundesselbsthilfeverband für Osteoporose e. V., Kirchfeldstr. 149, 40215 Düsseldorf, Telefon 0211 301314-0, Telefax 0211 301314-10, www.osteoporose-deutschland.de, info@osteoporose-deutschland.de

Einen Imagefilm über den Bundesselbsthilfeverband für Osteoporose e. V. finden Sie ebenfalls auf der genannten Website.

# Teil V
# Meine Rechte

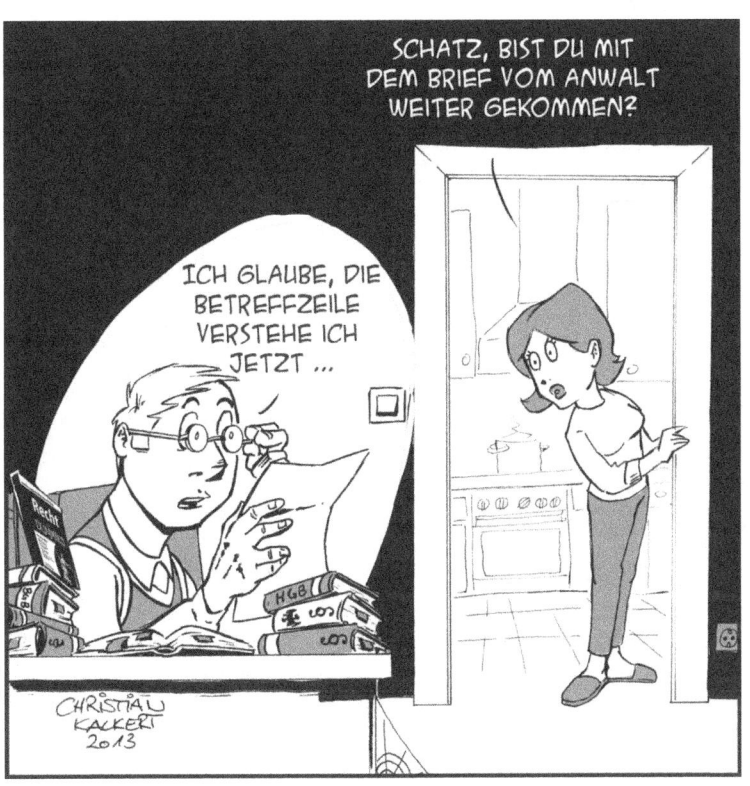

**IN DIESEM TEIL ...**

✔ Erhalten Sie nützliche Informationen, die Sie in verschiedenen Lebensphasen benötigen, um Ihre Rechte durchzusetzen

✔ Lernen Sie, wie behördliche Anträge gestellt werden und wie der Verfahrensgang ausgestaltet ist

✔ Erfahren Sie, welche Möglichkeiten Sie im Einzelfall haben, um sich gegen Behördenentscheidungen mit Rechtsmitteln zur Wehr zu setzen

> **IN DIESEM KAPITEL**
>
> Ihre Rechte als Osteoporose-Betroffener am Arbeitsplatz kennenlernen
>
> Näheres über Leistungen zur Teilhabe am Arbeitsleben erfahren
>
> Checkliste für die Antragstellung finden
>
> Wann die Voraussetzungen für eine Erwerbsminderungsrente vorliegen

# Kapitel 17
# Osteoporose am Arbeitsplatz

Vielfach sind Osteoporose-Betroffene bereits aus dem Erwerbsleben ausgeschieden, weil sie schon das Rentenalter erreicht haben. Allerdings gibt es auch immer wieder Menschen, die noch einer Berufstätigkeit nachgehen, wenn sie an Osteoporose erkranken.

Für diesen Personenkreis ist es von Bedeutung zu erfahren, welche Rechte ihnen als chronisch Kranker im Berufsalltag zustehen.

## Relevanz der Osteoporose in der Arbeitswelt

Osteoporose gilt allgemein als Erkrankung, von der in erster Linie ältere Menschen betroffen sind. Von daher sollte man davon ausgehen, dass das Thema Osteoporose in der Arbeitswelt nur geringe Relevanz hat.

Diese Aussage trifft es jedoch nur zum Teil, denn circa 20 Prozent der osteoporotisch bedingten Knochenbrüche ereignen sich bei Personen, die im erwerbsfähigen Alter sind. Außerdem wurde festgestellt, dass solche Knochenbrüche jährlich 28 Krankheitstage auf 1.000 Personen verursachen.

Eine Untersuchung der Deutschen Rentenversicherung hat ergeben, dass im Jahr 2016 für 1061 Osteoporose-Betroffene Leistungen zur Teilhabe am Arbeitsleben gewährt wurden; in 333 Fällen wurden Erwerbsminderungsrenten gewährt.

Damit macht sich die Osteoporose durchaus auch ökonomisch bemerkbar und wenn man nun bedenkt, dass wir aufgrund des demografischen Wandels immer älter werden und auch immer länger arbeiten, wird sich dieses Problem tendenziell eher verstärken. Daher möchte ich dieses Thema auf den nächsten Seiten gerne näher beleuchten.

# Unterstützungsmöglichkeiten im Arbeitsleben

Wenn Sie unter einer Osteoporose leiden, dennoch aber jeden Tag auch beruflich gefordert sind, gibt es Unterstützungsangebote, die Ihren Arbeitsalltag erleichtern sollen. Welche das sind, erfahren Sie hier.

## Leistungen zur Teilhabe am Arbeitsleben

Wenn man an einer Osteoporose erkrankt ist und dennoch weiter im Arbeitsleben stehen möchte, hat man die Möglichkeit, von Maßnahmen zu profitieren, die den Arbeitsalltag erleichtern. Gemeinsames Ziel aller Maßnahmen ist es, dass Sie dauerhaft in Arbeit bleiben oder einen neuen Arbeitsplatz erlangen, den Sie mit Ihren persönlichen Einschränkungen ausüben können.

Man spricht in diesem Fall von Maßnahmen der beruflichen Rehabilitation. Der sozialrechtliche Begriff ist »Leistungen zur Teilhabe am Arbeitsleben« (abgekürzt LTA).

Die Unterstützungsmöglichkeiten, mit denen Sie dauerhaft Ihren Arbeitsplatz erhalten können, sind vielfältig und werden von verschiedenen Reha-Trägern angeboten.

Für den Fall, dass Sie bereits in einem sozialversicherungspflichtigen Arbeitsverhältnis stehen, ist üblicherweise die Deutsche Rentenversicherung für die Maßnahmen zuständig.

Die wichtigsten Maßnahmen sind:

✔ Kosten für Hilfsmittel (zum Beispiel spezieller Bürostuhl)

✔ Kosten für technische Arbeitshilfen (zum Beispiel spezielle Bürotische, Computer oder Ähnliches)

✔ Umschulungsmaßnahmen

✔ Psychosoziale Beratungsangebote zur Krankheitsbewältigung

- Je nach persönlicher Situation der betroffenen Person kommen auch andere Reha-Träger in Betracht (zum Beispiel die gesetzliche Unfallversicherung im Anschluss an ein Unfallereignis oder die Bundesanstalt für Arbeit bei bestehender Arbeitslosigkeit).

- Im Internet finden Sie weitere Informationen auf den jeweiligen Webseiten der entsprechenden Rehabilitationsträger:

- ✓ https://www.deutsche-rentenversicherung.de/DRV/DE/Reha/Berufliche-Reha/berufliche-reha.html

- ✓ https://www.arbeitsagentur.de/menschen-mit-behinderungen/berufliche-rehabilitation

- ✓ https://www.dguv.de/de/reha_leistung/index.jsp

## Anspruchsvoraussetzungen für Osteoporose-Betroffene

Um Leistungen zur Teilhabe am Arbeitsleben zu erhalten, müssen Betroffene grundsätzlich zwei Voraussetzungen erfüllen:

- ✓ Der Betroffene ist behindert oder schwerbehindert oder konkret von einer Behinderung bedroht (Merke: Auch Osteoporose fällt als chronische Erkrankung unter diesen weit auszulegenden Behindertenbegriff).

- ✓ Aufgabe der Leistungen zur Teilhabe ist immer, krankheits- oder behinderungsbedingten Einschränkungen der Erwerbsfähigkeit entgegenzuwirken und eine möglichst dauerhafte Wiedereingliederung in das Erwerbsleben zu erreichen.

Um also als Osteoporose-Patient von Leistungen zur Teilhabe am Arbeitsleben profitieren zu können, ist es zunächst erforderlich, dass eine sogenannte »Reha-Bedürftigkeit« gegeben ist.

Dazu hat die Deutsche Rentenversicherung Leitlinien für die sozialmedizinische Begutachtung herausgegeben. Darin heißt es zur Reha-Bedürftigkeit von Osteoporose-Betroffenen wie folgt:

*Die Osteoporose (primär, sekundär) muss hinreichend gesichert und differenzialdiagnostisch von anderen Knochenerkrankungen abgegrenzt sein. Durch verminderte Belastbarkeit aufgrund der eingeschränkten Stützfunktion des Knochens, Fehlstatik und Schmerzen ergeben sich unterschiedliche Einschränkungen für Tätigkeiten im Erwerbsleben und bei den Aktivitäten des täglichen Lebens. Reha-Bedürftigkeit kann zum Beispiel nach Frakturen, oder wenn entsprechende Funktionsstörungen vorliegen, bestehen. Inhalte der Rehabilitation sind beispielsweise eine gezielte Bewegungstherapie mit Gleichgewichtsschulung (Sturzprophylaxe) und Ernährungsberatung sowie edukative Interventionen.*

*Bei sekundärer Osteoporose kann sich die Reha-Indikation auch aus der Grunderkrankung ergeben. Dann ist die Auswahl der Reha-Einrichtung an der Grunderkrankung auszurichten. Vermehrte Strahlentransparenz in Röntgenaufnahmen und diffuse Rückenbeschwerden allein führen nicht zur Reha-Bedürftigkeit.*

Auch andere Reha-Träger verfahren in Anlehnung an diese Leitlinien.

## Antragstellung

Grundsätzlich können Sie Ihren Antrag auf Leistungen zur Teilhabe am Arbeitsleben (LTA) formlos stellen. Wenn Sie den LTA-Antrag vollständig einreichen, steigen Ihre Chancen, dass er bewilligt wird. Sollten Sie einige Dokumente noch nicht zur Hand haben, empfehle ich Ihnen dennoch, den LTA-Antrag zu stellen und die fehlenden Unterlagen gegebenenfalls nachzureichen.

Hier ist eine Checkliste für Ihren LTA-Antrag:

✔ Vollständig ausgefüllter Antrag auf Leistungen zur Teilhabe (Rehabilitationsantrag) inklusive der erforderlichen Anlagen (die Formulare variieren je nach Reha-Träger, bei der Deutschen Rentenversicherung sind es zum Beispiel Antrags-Formular G0100 und Anlage G0130)

✔ Name und Adresse Ihrer behandelnden Ärzte

✔ Einwilligung zur Entbindung der Schweigepflicht Ihrer Ärzte

Falls Sie nicht wissen, wer in Ihrem Fall der richtige Reha-Träger ist, erhalten Sie Hilfe auf der Webseite der Bundesarbeitsgemeinschaft Rehabilitation (BAR) unter folgendem Link:

`https://www.reha-zustaendigkeitsnavigator.de`

Ansonsten nutzen Sie die Antragsformulare, die zum Download auf den Webseiten der ausgewählten Reha-Träger zur Verfügung gestellt werden.

# Erwerbsminderungsrente

Sofern die Grenze für den regulären Renteneintritt noch nicht erreicht ist, dennoch jedoch die Erwerbsfähigkeit stark beeinträchtigt ist, prüft der Rentenversicherungsträger zunächst, ob die Erwerbsfähigkeit durch eine Rehabilitationsmaßnahme wieder herbeigeführt werden kann.

Wurden jedoch die in Frage kommenden Rehabilitationsmaßnahmen bereits ohne Erfolg durchgeführt, prüft der Reha-Träger (also in der Regel die Deutsche Rentenversicherung), ob die medizinischen und versicherungsrechtlichen Voraussetzungen für eine teilweise oder volle Erwerbsminderungsrente im konkreten Fall gegeben sind.

## Wann eine Erwerbsminderung vorliegt

Wenn die Erwerbsfähigkeit auf dem allgemeinen Arbeitsmarkt auf unter drei Stunden täglich absinkt, spricht man von sogenannter voller Erwerbsminderung.

Liegt diese Erwerbsfähigkeit bei mindestens drei aber nicht mehr als sechs Stunden täglich, spricht man von einer teilweisen Erwerbsminderung.

Allerdings liegt eine Erwerbsminderung nach der genannten Definition erst dann vor, wenn die Leistungseinschränkung voraussichtlich noch mindestens sechs Monate bestehen wird.

Dabei bezieht sich die Erwerbsminderung regelmäßig auf alle möglichen Erwerbstätigkeiten, die man auf dem allgemeinen Arbeitsmarkt finden kann, das heißt nur dann, wenn auch eine körperlich und geistig leichte Arbeit nicht oder nur noch zeitlich deutlich eingeschränkt möglich ist, ist auch eine Erwerbsminderung gegeben.

Erwerbsgemindert ist nach der gesetzlichen Definition auch, wer zwar noch über sechs Stunden täglich arbeiten kann, jedoch seine Arbeitsleistung nicht unter den Bedingungen erbringen kann, die auf dem allgemeinen Arbeitsmarkt gefordert sind (zum Beispiel wenn nach 60 Minuten Arbeit eine Pause von 20 Minuten erforderlich ist).

## Wann Osteoporose-Betroffene erwerbsgemindert sind

Menschen mit Osteoporose sind erwerbsgemindert, wenn ihnen wegen ihrer allgemeinen Leistungseinschränkungen nur eine zeitlich eingeschränkte Erwerbstätigkeit oder die Arbeit auf dem staatlich geförderten besonderen Arbeitsmarkt (zum Beispiel in einer Werkstatt für Menschen mit Behinderungen) möglich ist.

## Wie Osteoporose-Betroffene von einer Erwerbsminderungsrente profitieren

Die Erwerbsminderungsrente soll Menschen mit Osteoporose helfen, ihren Lebensunterhalt zu sichern, wenn ihre Erwerbsfähigkeit eingeschränkt ist. Die Erwerbsminderungsrente ist in der Regel befristet. Sie kann jedoch verlängert werden. Sofern eine Aussicht auf Besserung endgültig nicht besteht, kann von einer Befristung abgesehen werden.

Das Vorliegen der Voraussetzungen für die Gewährung einer Erwerbsminderungsrente wird folgendermaßen beurteilt:

- ✔ Die medizinischen Voraussetzungen für eine Erwerbsminderungsrente erfüllt, wer voll oder teilweise erwerbsgemindert ist

- ✔ Die Beurteilung der Erwerbsfähigkeit wird anhand ärztlicher Unterlagen geprüft, gegebenenfalls werden ein oder mehrere ärztliche Sachverständigengutachten eingeholt.

- ✔ Die versicherungsrechtlichen Voraussetzungen für eine Erwerbsminderungsrente sind erfüllt, wenn der Antragsteller vor Eintritt der Erwerbsminderung mindestens fünf Jahre in der Rentenversicherung versichert war (= allgemeine Wartezeit) und in den letzten fünf Jahren vor der Erwerbsminderung mindestens drei Jahre Pflichtbeiträge eingezahlt hat.

## Antragstellung

Das Formularpaket finden Sie unter folgendem Link: https://www.deutsche-rentenversicherung.de/SharedDocs/Formulare/DE/Formularpakete/01_versicherte/02_rente/_DRV_Paket_Rente_Erwerbsminderung.html.

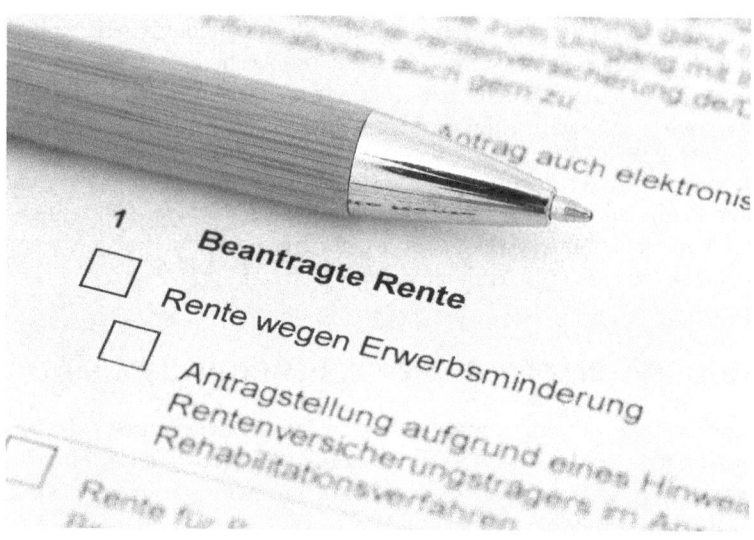

**Abbildung 17.1:** Antrag auf Rente wegen Erwerbsminderung © blende11.photo - stock.adobe.com

Üblicherweise ist dies frühestens sieben Monate nach Eintritt des Grundes für die Erwerbsminderung möglich, da ein Arbeitnehmer in den ersten sechs Monaten Anspruch auf Lohnfortzahlung und anschließend auf Zahlung von Krankengeld durch seine Krankenkasse hat.

 Der Antrag auf Zahlung einer Erwerbsminderungsrente sollte schon drei bis vier Monate nach dem Eintritt des Grundes für die Erwerbsminderung gestellt werden, da die Deutsche Rentenversicherung üblicherweise für die Bearbeitung des Antrags mehrere Monate benötigt.

# Rechtsschutzmöglichkeiten

Falls Sie mit einer Entscheidung der DRV über Ihren Antrag auf Gewährung einer Erwerbsminderungsrente nicht einverstanden sind, müssen Sie diese Entscheidung nicht akzeptieren.

Die Ablehnung einer beantragten Erwerbsminderungsrente ist rechtlich ein belastender Verwaltungsakt, der zunächst mit Widerspruch und anschließend gegebenenfalls mit einer Klage vor dem Sozialgericht angefochten werden kann. Bitte beachten Sie dabei unbedingt die Widerspruchs- und Klagefrist, die regelmäßig einen Monat beträgt und Ihnen am Ende des Bescheides mitgeteilt wird.

Gerichtskosten fallen in diesen Verfahren grundsätzlich nicht an. Anwaltszwang besteht bei den Sozialgerichten nicht. Möchten Sie in der Sache allerdings einen Rechtsanwalt beauftragen, kommen hier Kosten auf Sie zu, die jedoch über eine eventuell bestehende private Rechtsschutzversicherung abgedeckt werden können.

Sollten Sie im sozialgerichtlichen Verfahren mit Ihrem Antrag durchdringen, besteht auch ein Kostenerstattungsanspruch gegenüber der beklagten Partei.

> **IN DIESEM KAPITEL**
>
> Lernen, wie sich Osteoporose auf den GdB auswirkt
>
> Wie wird der persönliche GdB bestimmt
>
> Rechtliches zu Antragstellung und Widerspruch

# Kapitel 18
# Osteoporose und Grad der Behinderung (GdB)

Menschen, die an einer chronischen Erkrankung oder einer Behinderung leiden, sind in ihrem privaten und beruflichen Alltag einer Vielzahl von Herausforderungen ausgesetzt, die sie nur mit individuellen Unterstützungsleistungen meistern können. Diese Unterstützungsleistungen erhalten Betroffene je nach ihrem Grad der Behinderung.

## Was der Grad der Behinderung ist

Der Grad der Behinderung (GdB) beschreibt den Schweregrad einer Behinderung oder chronischen Erkrankung. Dazu gehören alle körperlichen, psychischen oder kognitiven Beeinträchtigungen, die über einen Zeitraum von mehr als sechs Monaten zu Einschränkungen führen. Gleiches gilt für Sinnesbeeinträchtigungen.

Der Grad der Behinderung bemisst sich nach einer Skala von 20 bis 100. In Zehnerschritten wird die Stärke der Beeinträchtigung angegeben, wobei 100 den schwersten Grad der Behinderung bedeutet.

Welcher Grad einer betroffenen Person im Einzelfall zuerkannt wird, ist abhängig von der Art der Behinderung und insbesondere von deren konkreten Auswirkungen auf den Alltag und die Teilhabe am gesellschaftlichen Leben.

Der Grad der Behinderung wird häufig bei Anträgen auf bestimmte Sozialleistungen herangezogen (zum Beispiel Schwerbehindertenausweis, Rente).

# Den Grad der Behinderung bestimmen

Die Behinderung wird auf Antrag durch versorgungsärztliche Sachverständigengutachter bestimmt (Abbildung 18.1). Dabei werden regelmäßig verschiedene Faktoren berücksichtigt, die auch die körperlichen, geistigen, sozialen und seelischen Beeinträchtigungen der antragstellenden Person einschließen. Der Antrag auf Feststellung eines Grades der Behinderung ist an das örtliche Versorgungsamt zu richten.

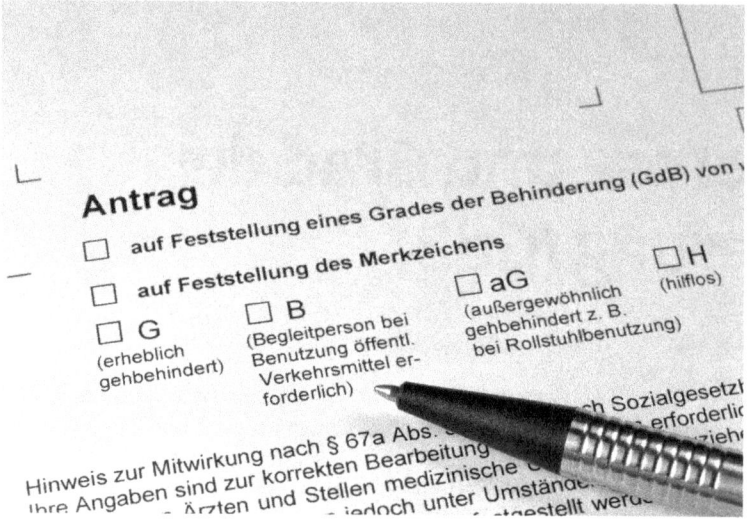

**Abbildung 18.1:** Antrag auf Feststellung eines Grades der Behinderung © nmann77 – stock.adobe.com

In dem Gutachten werden sämtliche medizinischen Diagnosen ausgewertet und anhand der sogenannten »versorgungsmedizinischen Grundsätze« in eine Entscheidung umgesetzt. Diese versorgungsmedizinischen Grundsätze sollte Sie im Rahmen der Antragstellung kennen. Sie finden diese unter www.versorgungsmedizinische-grundsaetze.de.

Liegen im konkreten Fall mehrere Behinderungen oder Erkrankungen vor, werden die für eine Einzelerkrankung ausgewiesenen GdBs nicht einfach zusammengerechnet; vielmehr wird in einem komplexen Verfahren ermittelt, welche Wechselwirkungen unter den verschiedenen Krankheitsbildern gegeben sind. Mit diesem Verfahren soll gewährleistet werden, dass der persönliche Unterstützungsbedarf einer behinderten Person möglichst genau und gerecht ermittelt wird.

Im Ergebnis ist die Ermittlung eines Gesamt-GdB eines Menschen immer eine Einzelfallentscheidung, die im Ermessen der sachverständigen Person liegt.

## GdB bei Osteoporose

Bei Osteoporose liegt der GdB regelmäßig zwischen 20 und 40. Allerdings ist zu beachten, dass Osteoporose-Betroffene oftmals unter mehreren Erkrankungen leiden (dann spricht man von multimorbiden Patienten). Dies kann dann im Ergebnis zu einem höheren Gesamt-GdB führen.

## Rechtsschutzmöglichkeiten

Falls Sie mit einer Entscheidung des Versorgungsamtes über Ihren Antrag auf Gewährung eines GdB nicht einverstanden sind, müssen Sie diese Entscheidung nicht akzeptieren.

Die Ablehnung eines beantragten GdB (sowohl dem Grunde als auch der Höhe nach) ist rechtlich ein belastender Verwaltungsakt, der zunächst mit Widerspruch und anschließend gegebenenfalls mit einer Klage vor dem Sozialgericht angefochten werden kann.

Im Übrigen gilt das in Kapitel 17 Gesagte auch für den Rechtsschutz im Fall der Ablehnung eines beantragten GdB.

> **IN DIESEM KAPITEL**
>
> Erkennen, wann ich mit Osteoporose pflegebedürftig bin
>
> Wann kann ich Leistungen aus der Pflegeversicherung erhalten
>
> Lernen, wohin ich mich wenden kann

# Kapitel 19
# Osteoporose und Pflege

Das Wort »Pflege« klingt im Zusammenhang mit der Erkrankung Osteoporose zunächst einmal fremd; auf den folgenden Seiten lernen Sie, dass dies nicht in jedem Fall so sein muss.

## Osteoporose = Pflegebedürftigkeit?

Es stellt sich die Frage, ob die Erkrankung Osteoporose gleichzusetzen ist mit dem Vorliegen einer Pflegebedürftigkeit.

Vorweggenommen kann man diese Frage mit einem deutlichen Nein beantworten. Denn wie oft im Leben hilft auch hier eine abstrakte Beurteilung nicht weiter; vielmehr wird die Antwort wohl heißen: Es kommt darauf an …

Aber auf was kommt es an? Es kommt auf den Einzelfall an, also die individuellen Gegebenheiten der betroffenen Person.

Die Pflegekasse vergibt einen Pflegegrad nicht in Abhängigkeit von einer bestimmten Erkrankung, das heißt, es gibt keinen bestimmten Pflegegrad für Osteoporose.

Vielmehr ist das entscheidungserhebliche Kriterium, ob und inwieweit die individuell betroffene Person in Bezug auf die alltagsbezogenen Tätigkeiten und Aktivitäten in ihrer Selbstständigkeit eingeschränkt ist.

Diese Einschränkungen können im Anfangsstadium eher gering ausfallen, sich im weiteren Verlauf aber deutlich ausweiten. Es kann schließlich zu Bewegungsunfähigkeit im Bereich des Oberkörpers und/oder der Beine kommen; spätestens dann reden wir auch über Pflegebedürftigkeit.

# Pflegebedürftigkeit im fortgeschrittenen Stadium der Erkrankung

Es ist also davon auszugehen, dass bei Erreichen einer bestimmten Schwere der Erkrankung gleichzeitig auch die Schwelle zur Pflegebedürftigkeit überschritten ist.

Dabei hat sich eine Unterteilung so wie in Kapitel 1 vorgenommen, auch bei Beantwortung dieser Frage bewährt.

Während bei einer Osteopenie und einer nicht durch Frakturen gekennzeichneten Osteoporose meist eine Pflegebedürftigkeit zu verneinen ist, sieht dies bei einer manifesten beziehungsweise fortgeschrittenen Osteoporose wohl anders aus.

Aber auch diese Unterteilung ist nur ein Anhaltspunkt, der durch die persönlichen Verhältnisse der betroffenen Person weiter zu konkretisieren ist.

Folgende Kriterien deuten bei Osteoporose-Betroffenen auf eine Pflegebedürftigkeit hin:

- ✔ Die Betroffenen sind in ihrer Bewegung eingeschränkt; Anziehen, Aufstehen oder Treppensteigen fällt schwer.
- ✔ Die Betroffenen können die Körperpflege (Waschen, Zähneputzen) nicht mehr allein bewältigen.
- ✔ Die Betroffenen brauchen Hilfe bei der Nahrungszubereitung oder beim Essen selbst.
- ✔ Die Betroffenen sind auf die Unterstützung Dritter angewiesen, um soziale Kontakte zu pflegen oder Unternehmungen zu machen.
- ✔ Die Betroffenen können ihre Medikamente nicht mehr alleine einnehmen.

# Antrag auf Leistungen der Pflegeversicherung

Im Folgenden möchte ich Ihnen zeigen, wie Sie einen Antrag auf Leistungen der Pflegeversicherung stellen können.

## Antragstellung

Die Antragstellung erfolgt auf dem Formular »Antrag auf Leistungen der Pflegeversicherung« (Abbildung 19.1). Dieses Formular erhalten Sie direkt bei der Pflegekasse; Sie können es aber auch auf der Webseite Ihrer Krankenversicherung herunterladen und direkt ausfüllen oder ausdrucken.

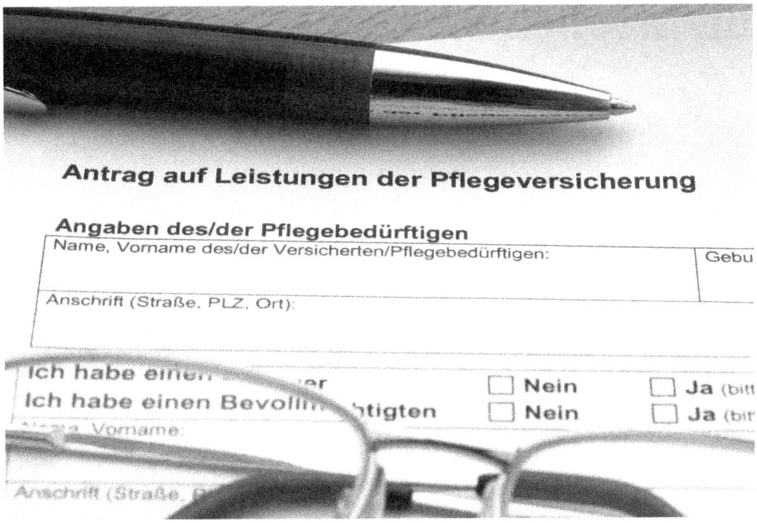

**Abbildung 19.1:** Der Antrag auf Leistungen der Pflegeversicherung ist an die Pflegekasse der jeweiligen Krankenkasse zu richten. © Joachim Lechner – stock.adobe.com

Nur mit Absenden dieses Antrages können Sie in Zukunft von Leistungen der Pflegeversicherung profitieren.

Im Antragsformular werden einige persönliche Informationen abgefragt. Füllen Sie das Formular sorgfältig aus und unterschreiben Sie es. Holen Sie sich gegebenenfalls Unterstützung von Ihren Angehörigen. Das vollständig ausgefüllte und unterschriebene Antragsformular senden Sie dann an die Pflegekasse.

## Begutachtung

Nachdem die Pflegekasse Ihren Antrag erhalten hat, beauftragt sie den medizinischen Dienst der Krankenkassen (MDK) mit der Erstellung eines Pflegegutachtens. Dazu setzt sich ein Sachverständiger mit Ihnen zur Terminabstimmung in Verbindung und führt bei Ihnen zu Hause die Pflegebegutachtung durch.

## Entscheidung der Pflegekasse

Nach Durchführung der Begutachtung hat die Pflegekasse bis zu 25 Tage Zeit, um über Ihren Antrag zu entscheiden.

Sie erhalten danach einen schriftlichen Bescheid der Pflegekasse, in dem niedergelegt ist, ob für Sie ein Pflegegrad ermittelt wurde und wenn ja, welcher.

# Rechtsschutzmöglichkeiten

Die Pflegekasse prüft in einem formalen Verwaltungsverfahren, ob und wenn ja welcher Pflegegrad für Sie infrage kommt.

Dies bedeutet auf der einen Seite, dass Sie davon ausgehen können, dass die Entscheidung der Pflegekasse auf nachvollziehbaren Kriterien beruht und rechtlich fundiert ist. Auf der anderen Seite haben Sie jedoch auch die Möglichkeit, die Entscheidung der Pflegekasse anzufechten, wenn Sie der Auffassung sind, dass der gewährte Pflegegrad Ihrer persönlichen Pflegesituation nicht gerecht wird.

In diesem Fall haben Sie die Möglichkeit, den Bescheid der Pflegekasse zunächst mit Widerspruch und anschließend gegebenenfalls mit einer Klage vor dem Sozialgericht anzufechten. Im Übrigen gilt das in Kapitel 17 Gesagte auch für den Rechtsschutz im Fall der Ablehnung eines beantragten Pflegegrades.

# Teil VI
# Der Top-Ten-Teil

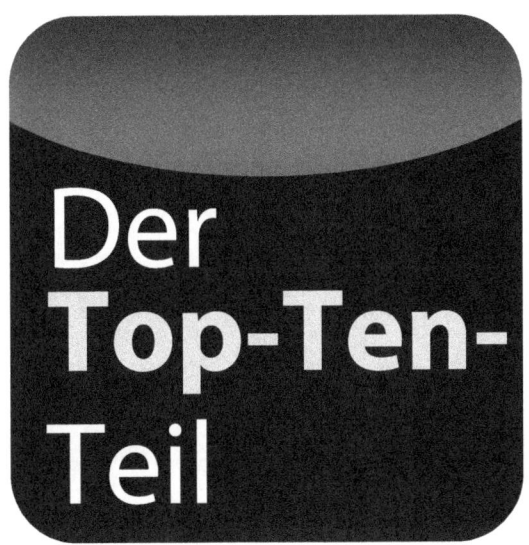

**IN DIESEM TEIL ...**

✔ Lernen Sie Maßnahmen kennen, mit denen Sie im Alltag einer Osteoporose-Erkrankung vorbeugen und eine Verschlimmerung aufhalten können

✔ Entdecken Sie hilfreiche weiterführende Informationen im World Wide Web

✔ Finden Sie knochengesunde Kochrezepte, die detailliert beschrieben und fotografiert zum Nachkochen anregen

> **IN DIESEM KAPITEL**
>
> Warum ich mich gut über die Erkrankung informieren sollte
>
> Was ich an meinem Lebensstil ändern kann
>
> Wie ich die Knochendichte im Blick behalte

Kapitel 20

# Zehn Dinge, die jeder sofort tun kann, um sein Osteoporose-Risiko zu senken oder eine Verschlimmerung zu vermeiden

Osteoporose kann mich in meiner Beweglichkeit erheblich einschränken, mir starke Schmerzen bereiten und die Lebensfreude nehmen.

Dennoch sollten Sie den Kopf nicht in den Sand stecken, denn Sie haben im Alltag einfache Möglichkeiten, einer Erkrankung vorzubeugen oder aktiv eine Verschlimmerung zu verhindern.

## Achten Sie auf kalziumreiche Ernährung

Mit kalziumreicher Ernährung legen Sie den Grundstein für Ihre Knochengesundheit. Milchprodukte und kalziumreiche Mineralwässer machen es Ihnen leicht, die empfohlene tägliche Menge an Kalzium zu sich zu nehmen.

## Schauen Sie auf Ihren Vitamin-D-Spiegel

Ein ausgewogener Vitamin-D-Spiegel ist notwendig, damit das Kalzium seine Aufgabe erfüllen kann. Denn erst dann ist gewährleistet, dass Kalzium aus dem Magen-Darm-Trakt in das Blut aufgenommen wird und in den Knochen eingebaut werden kann.

Der Vitamin-D-Status lässt sich durch eine Blutprobe im Labor feststellen. Mittlerweile gibt es auch Alternativen, die Ihnen die einfache Bestimmung mit einem Selbsttest zu Hause ermöglichen.

## Gehen Sie Sonne tanken

Wir wissen, dass Ihre Knochen nur dann von dem aufgenommenen Kalzium profitieren, wenn Sie gleichzeitig gut mit Vitamin D versorgt sind. Daher hat es die Natur für uns extra bequem eingerichtet, denn unser Körper kann dieses wichtige Vitamin selbst herstellen. Dazu werden lediglich die UVB-Strahlen der Sonne benötigt. Verbringen Sie deshalb täglich mindestens 30 Minuten draußen und halten Sie Gesicht, Arme und Beine in die Sonne.

## Bleiben Sie in Bewegung

Bewegung stärkt Ihre Knochen. Daher sollten Sport und regelmäßige Bewegung in jedem Lebensalter zum Tagesablauf gehören. Denn durch Belastung erhöht sich die Festigkeit und Stabilität der Knochen. Schon regelmäßiges Spazierengehen stärkt die Knochen. Ergänzen Sie Ihre Aktivitäten je nach Möglichkeit gerne durch muskelaufbauendes Training.

Außerdem führen regelmäßige Bewegungsübungen gerade bei älteren Menschen zu einer Verbesserung der motorischen Fähigkeiten. Dadurch vermeiden Sie Stürze und minimieren so Ihr Knochenbruchrisiko deutlich.

## Achten Sie auf Ihr Gewicht

Schauen Sie auf Ihr Gewicht. Sowohl Unter- als auch Übergewicht können negativen Einfluss auf Ihre Knochenstabilität haben. Gerade im Alter ist es von besonderer Bedeutung, Untergewicht zu vermeiden, da der Körper in diesem Fall nicht mehr ausreichend mit Nährstoffen versorgt werden kann.

## Verzichten Sie aufs Rauchen und trinken Sie Alkohol nur in Maßen

Rauchen erhöht das Risiko, an einer Osteoporose zu erkranken. Durch die Verengung kleinerer Blutgefäße wird der Knochen nicht ausreichend mit Nährstoffen versorgt, das Risiko für Hüftfrakturen steigt. Auch das Rauchen in der Jugend kann im Alter zu einer reduzierten Knochendichte führen. Deshalb: Verzichten Sie auf Zigaretten!

Regelmäßiger erhöhter Alkoholgenuss kann zu einer Hemmung des Knochenaufbaus und zur Störung des Vitamin-D-Haushaltes führen. Außerdem begünstigt Alkohol eine verstärkte Ausscheidung von Kalzium mit dem Urin. Insbesondere ältere Menschen sind unter Alkoholeinfluss sturzgefährdet. Deshalb: Genießen Sie Alkohol in Maßen; ein Verzicht schadet nie!

## Sorgen Sie für ausreichenden Schlaf

Während des Schlafs regeneriert sich Ihr ganzer Körper. Es ist davon auszugehen, dass der menschliche Organismus täglich mindestens sieben Stunden Schlaf benötigt, um die Aufrechterhaltung aller Körperfunktionen zu gewährleisten.

Mittlerweile konnte auch nachgewiesen werden, dass Frauen, die höchstens fünf Stunden oder noch weniger Zeit schlafen, ein erhöhtes Risiko haben, an Osteoporose zu erkranken. Es wurde auch gezeigt, dass bei diesen Frauen die Knochendichte deutlich niedriger war.

Deshalb gilt: In jedem Fall sollten Sie in der Nacht mindestens sieben Stunden schlafen, um das Risiko, eine Osteoporose zu entwickeln, zu minimieren. Es gilt aber auch: Viel hilft nicht viel! Denn es hat sich auch herausgestellt, dass zusätzlicher Schlaf den Knochen nicht zusätzlich schützt.

## Knochendichte regelmäßig überprüfen

Mit ausgewogener Ernährung und regelmäßiger körperlicher Aktivität legen Sie selber den Grundstein für hoffentlich lebenslang gesunde Knochen. Trotzdem sollten Sie in regelmäßigen Abständen überprüfen lassen, »wo Sie stehen«. Eine Knochendichtemessung zeigt den aktuellen Status und die Veränderung zur letzten Messung. Je nach Ergebnis der Messung wird es notwendig sein, weitere Maßnahmen zu ergreifen, um ein weiteres Voranschreiten der Erkrankung zu vermeiden. Sprechen Sie unbedingt mit Ihrem Arzt darüber!

## Osteoporose ist nicht heilbar

Osteoporose ist eine chronische Erkrankung und nicht heilbar. Da es also nicht möglich ist, die einmal verlorene Knochenmasse wieder vollständig aufzubauen und den gesunden Knochenzustand wiederherzustellen, liegt das Hauptaugenvermerk für Betroffene darauf, ein weiteres Abfallen der Knochendichte zu vermeiden. Außerdem muss es das Ziel jeder Osteoporose-Therapie sein, (weitere) Frakturen zu vermeiden. Dabei steht die Sturzprophylaxe an oberster Stelle, da Stürze eine Hauptursache für Knochenbrüche sind.

## Bleiben Sie informiert

Weil Osteoporose nicht heilbar ist, werden Sie sich Ihr ganzes Leben über mit dieser Erkrankung auseinandersetzen müssen. Daher sollten Sie nicht nur regelmäßig Ihren behandelnden Arzt aufsuchen und Medikamente entsprechend der Verschreibung einnehmen, Sie sollten ständig auf dem Laufenden bleiben und sich stets über die neuesten Entwicklungen bei der Behandlung der Osteoporose informieren. Dies erfordert keinen großen Aufwand, wenn man weiß, wie man aufgeklärt wird und bleibt.

> **IN DIESEM KAPITEL**
>
> Interessante Internetseiten finden
>
> Hilfreiche Webanwendungen kennenlernen
>
> Gezielt ein informierter und therapietreuer Patient werden und bleiben

# Kapitel 21
# Zehn gute Informationsquellen

Das Internet ist mit interessanten und informativen Webseiten ein wichtiges Medium, um sich als Betroffener umfassend und neutral über alle Aspekte der Erkrankung Osteoporose aufzuklären. Hinzukommen nützliche App-Anwendungen, die Ihnen das Leben mit Osteoporose erleichtern können. Nutzen Sie diese Hilfsmittel, um am Ende gut informiert und therapietreu Ihre Erkrankung bestmöglich und mit einer positiven Einstellung zu meistern. Hier ein Überblick:

## www.bioeg.de

… ist die Webseite des Bundesinstituts für Öffentliche Gesundheit (BIÖG). Dabei handelt es sich um eine Fachbehörde im Geschäftsbereich des Bundesministeriums für Gesundheit. Hier finden Sie neutrale und verlässliche Informationen zum Krankheitsbild. Ergänzt wird diese Webseite durch Erklärvideos und Hinweise auf aktuelle Studienergebnisse. Der Inhalt ist in leichter Sprache sowie in Gebärdensprache verfügbar.

## www.frauengesundheitsportal.de

… ist ebenfalls eine Webseite des Bundesinstituts für Öffentliche Gesundheit (BIÖG). Erkrankungen werden hier speziell aus dem Blickwinkel der Frau behandelt. Osteoporose als eine Erkrankung, die zu circa 80 Prozent Frauen betrifft, ist dabei ein Schwerpunktthema. Um auf dem Laufenden zu bleiben, kann man sich für einen Newsletter anmelden. Außerdem finden Sie Links zu vielen Organisationen, die krankheitsspezifisch oder indikationsübergreifend unterstützen.

## www.gesundheitsinformation.de

… ist eine Webseite des Instituts für Qualität und Wirtschaftlichkeit im Gesundheitswesen (IQWIG). Das IQWIG verfolgt den gesetzlichen Auftrag, allgemeinverständliche Gesundheitsinformationen für alle Bürger zur Verfügung zu stellen. Insbesondere werden Nutzen und Schaden von medizinischen Maßnahmen für Patienten untersucht. Auf dieser Seite finden Sie stets aktuelle Erkenntnisse zum Krankheitsbild.

## www.dv-osteolgie.org

… ist die Webseite des Dachverbandes Osteologie (DVO). Dieser Verein ist ein Zusammenschluss aller wissenschaftlichen Fachgesellschaften in Deutschland, Österreich und der Schweiz, die sich mit den Erkrankungen des Knochens befassen. Der DVO gibt Leitlinien für die Behandlung der Osteoporose heraus und organisiert Qualifizierungskurse, die besondere Kenntnisse zum Krankheitsbild Osteoporose vermitteln. Die so erworbene Zusatzbezeichnung »Osteologe in DVO« gibt Ihnen als Patient die Gewissheit, dass der entsprechende Arzt auf dem Gebiet der Behandlung der Osteoporose besonders fortgebildet ist. Als besonderen Service bietet die Webseite des DVO eine nach Postleitzahlen zu filternde Arztsuche an. Auch entsprechend zertifizierte Kliniken und Praxen können gefunden werden.

## www.osteoporose-deutschland.de

… ist die Webseite des Bundesselbsthilfeverbandes für Osteoporose e. V. (BfO). Der BfO bietet als größte Selbsthilfeorganisation für Osteoporose-Betroffene wertvolle Informationen zum Krankheitsbild. Er kann Ihnen zudem Kontakte zu Selbsthilfegruppen in Ihrer Nähe herstellen, in denen Sie Gleichgesinnte treffen und sich über die Erkrankung austauschen können. Außerdem wird eine spezielle Osteoporose-Gymnastik, das sogenannte Funktionstraining, angeboten. Selbsthilfe bedeutet praktische Unterstützung, aber auch Lebensfreude. Gemeinsame Aktivtäten stärken Ihr Wohlbefinden; auch mit Osteoporose bleibt das Leben lebenswert.

## www.osteoporosis.foundation

… ist die Webseite der International Osteoporosis Foundation (IOF) mit Sitz in Nyon (Schweiz). Die weltweit agierende Organisation informiert über Neuigkeiten auch auf anderen Kontinenten, führt Kampagnen und Schulungen durch und setzt sich so für die Osteoporose-Betroffenen ein. Sie vereint dabei Ärzte, Wissenschaftler, Politiker und Patienten und fördert deren Austausch untereinander. Auf der Webseite erfahren Sie Näheres über den jährlich am 20. Oktober stattfindenden Welt-Osteoporose-Tag. Außerdem stehen viele Materialien zum Download bereit.

## www.dge.de

... ist die Webseite der Deutschen Gesellschaft für Ernährung (DGE). Osteoporose gilt als sogenannte diätetisch beeinflussbare Erkrankung. Dies bedeutet, dass die Frage der Ernährung eine besondere Rolle spielt und Teil der Basistherapie ist. Daher widmet sich die DGE als die für Deutschland offiziell zuständige wissenschaftliche Fachgesellschaft für Ernährung mit ausführlichen Tipps und weiterführenden Links dem Krankheitsbild aus dem Blickwinkel eines knochengesunden Speiseplans. Neben fundierten und neutralen Informationen finden Sie viele weiterführende Links.

## www.aktionsbuendnis-osteoporose.de

... ist die Webseite von Medizinern, Wissenschaftlern, Betroffenen und Vertretern aus Politik und Wirtschaft, die sich zu einem Aktionsbündnis Osteoporose zusammengeschlossen haben. Ihr gemeinsames Ziel ist es, den Osteoporose-Patienten in Deutschland eine öffentliche Stimme zu geben und für ihre Belange einzutreten. Auf dieser Webseite finden Sie viele Materialien rund um das Krankheitsbild, die Sie einfach downloaden können. Zudem gibt es Rezepte, Ernährungstipps und Videos mit Bewegungsübungen für Osteoporose-Betroffene. Auch eine umfangreiche Linksammlung mit weiterführenden Informationen steht zur Verfügung.

## Osteoporose-Risiko-Wissen-App

... ist eine webbasierte Anwendung des Berufsverbandes für Orthopädie und Unfallchirurgie (www.bvou.net). Es handelt sich dabei um einen Osteoporose-Risikorechner als App, der es Ihnen ermöglicht, durch die Eingabe nur weniger Informationen Ihr individuelles Risiko, in den nächsten drei Jahren eine osteoporotisch bedingte Fraktur zu erleiden, zu ermitteln. Dabei basiert diese im App-Store verfügbare Anwendung auf den Empfehlungen der neuen DVO-Leitlinie und ist daher auf dem neuesten Stand der Wissenschaft.

## MyTherapy-App

... ist eine webbasierte Anwendung, die Ihnen die tägliche Medikamenteneinnahme erleichtern soll und Sie zuverlässig daran erinnert, wann welche Arzneimittel einzunehmen sind. Auch auf anstehende Messungen oder Arzttermine werden Sie hingewiesen. Die App ist Ihr Medikationsmanager und unterstützt Sie in Ihrer täglichen Therapietreue, die gerade für Osteoporose-Betroffene von besonderer Bedeutung ist. Die MyTherapy-App finden Sie im App-Store von Android und Apple.

> **IN DIESEM KAPITEL**
>
> Knochengesunde Speisen zum einfachen Nachkochen kennenlernen
>
> Natürlich selbst zubereitet, fotografiert ... und gegessen
>
> Gezielt kalziumreiche Produkte in Ihren Speiseplan aufnehmen

# Kapitel 22
# Zehn plus vier Knochengesunde Rezepte

Die folgenden Rezepte zeigen, wie einfach und lecker es sein kann, sich knochengesund zu ernähren.

# Frikadellen aus Blumenkohl mit Minzjoghurt-Dressing

## Zutaten für 4 Personen

600 g kleiner Blumenkohl

75 g Schafskäse, 9 % Fett

1 Thymianzweig

1 Ei

100 g Magerquark

Salz

Pfeffer

Muskat

45 g zarte Haferflocken (3 EL)

60 g Vollkorn-Semmelbrösel (6 EL)

3 TL Olivenöl

1 Salatgurke

4 Stiele Minze

2 Frühlingszwiebeln

1 Zitrone (Saft)

200 g Joghurt, 1,5 % Fett

1 Bio-Zitrone

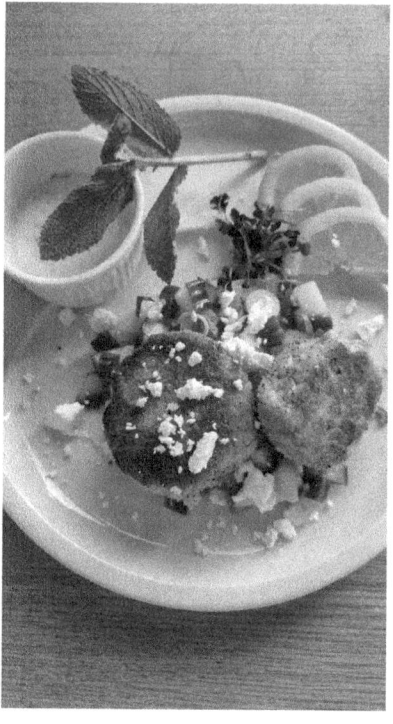

**Abbildung 22.1:** Frikadellen aus Blumenkohl mit Minzjoghurt-Dressing

## Zubereitungsschritte

✔ Blumenkohl putzen, waschen, in Röschen schneiden und in kochendem Salzwasser circa acht Minuten bei mittlerer Hitze weich garen. Anschließend gut abtropfen lassen, mit einer Gabel zerdrücken und fünf Minuten abkühlen lassen

✔ Inzwischen Schafskäse zerbröseln. Thymian waschen, trocken schütteln und Blättchen abzupfen. Blumenkohl mit Ei, 50 g Schafskäse, Thymian, Quark, Salz, Pfeffer, etwas frisch abgeriebenem Muskat, Haferflocken und 4 EL Semmelbrösel mischen; sollte die Masse zu weich sein, noch etwas Semmelbrösel hinzufügen. Restliche Semmelbrösel auf einen flachen Teller geben. Masse zu zwölf Frikadellen formen und in die Bröselmischung drücken

- ✔ 1 TL Öl in einer Pfanne erhitzen. 4 Frikadellen darin von beiden Seiten in je drei bis vier Minuten goldbraun braten. Gebratene Frikadellen im vorgeheizten Backofen bei 100 °C (Umluft 80 °C; Gas Stufe 1) warmhalten. Restliche Frikadellen genauso zubereiten

- ✔ Inzwischen Gurke putzen, waschen und in kleine Würfel schneiden. Minze waschen, trocken schütteln und Blättchen abzupfen; einige Blätter beiseitelegen, den Rest hacken. Frühlingszwiebeln putzen, waschen und in feine Ringe schneiden. Gurke mit Frühlingszwiebeln, Salz, Pfeffer und Zitronensaft mischen und fünf Minuten ziehen lassen

- ✔ Inzwischen Joghurt mit restlichem Öl, Pfeffer, Salz und gehackter Minze verrühren. Zitrone abspülen, trockenreiben und in Spalten schneiden. Blumenkohlfrikadellen auf dem Gurkensalat anrichten, mit restlichem Schafskäse und Minzblättchen bestreuen. Minzjoghurt und Zitronenspalten extra dazureichen

# Burrata auf Salat aus Rucola-Risotto mit Balsamico-Senf-Dressing

## Zutaten für 4 Personen

5 EL Olivenöl

250 g Risottoreis Carnaroli

750 ml Gemüsebrühe

125 g Rucola

250 g gelbe und rote Kirschtomaten

1 Zweig Thymian

3 EL Balsamessig

1 EL Senf

2 TL Honig

Salz

Pfeffer

30 g Pinienkerne (2 EL)

200 g Burrata (oder Büffelmozzarella)

2 EL Zitronensaft

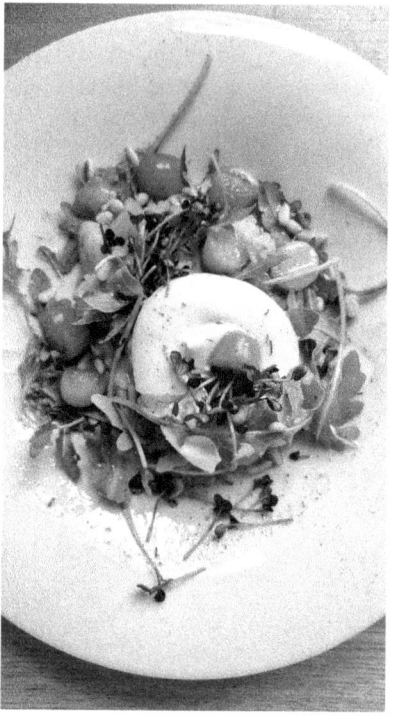

**Abbildung 22.2:** Burrata auf Salat aus Rucola-Risotto mit Balsamico-Senf-Dressing

## Zubereitungsschritte

✔ 1 EL Öl in einem Topf erhitzen, Reis zugeben und zwei Minuten unter Rühren bei mittlerer Hitze andünsten, mit 50 ml Brühe ablöschen und unter Rühren einkochen lassen. Dann restliche Brühe zugeben, zum Kochen bringen, bei kleiner Hitze 16 bis 18 Minuten köcheln lassen und gelegentlich umrühren. Anschließend in eine Schüssel geben, zehn Minuten abkühlen lassen und mit einer Gabel auflockern

✔ Inzwischen Rucola putzen, waschen, trocken schütteln und die Hälfte klein schneiden. Tomaten waschen und halbieren. Thymian waschen, trocken schütteln und Blättchen abzupfen

✔ Restliches Öl mit Essig, Senf, Honig und Thymianblättchen zu einem Dressing verquirlen, mit Salz und Pfeffer würzen

✔ Pinienkerne in einer heißen Pfanne ohne Fett bei mittlerer Hitze drei Minuten anrösten. Burrata in Stücke zerpflücken

✔ Reis mit Salz, Pfeffer sowie Zitronensaft abschmecken und mit der Hälfte vom Rucola vermengen. Reis und den restlichen Rucola auf vier Teller verteilen, Tomaten und Burrata darauf anrichten, mit dem Dressing beträufeln und mit den Pinienkernen bestreuen

# Kabeljau unter einer Pestohaube, Mangoldgemüse und Polenta

## Zutaten für 2 Personen

**Kabeljau:**

300 g Kabeljaufilet

1 EL Zitronensaft

2 bis 3 Zweige Rosmarin

Salz und Pfeffer aus der Mühle

2 EL Olivenöl

1 Bund Basilikum

40 g Mandeln

40 g Parmesan am Stück

400 g Mangold

1 unbehandelte Zitrone

1 Frühlingszwiebel

1 Knoblauchzehe

**Polenta:**

100 ml Milch

100 ml Gemüsebrühe

50 g feine Polenta

20 g Parmesan, gerieben

Salz

Muskat

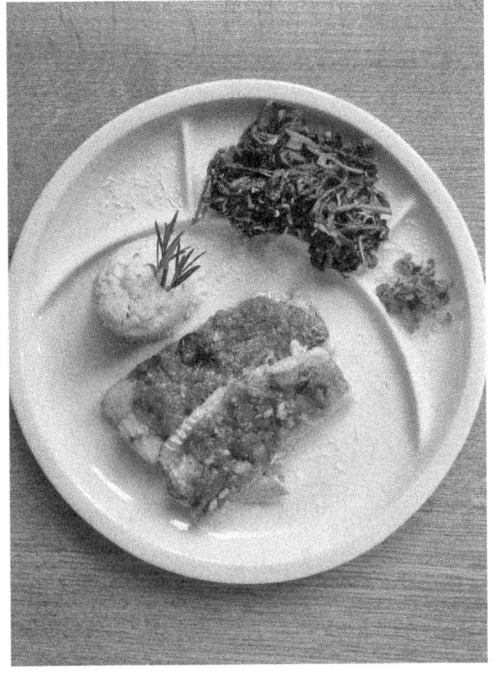

**Abbildung 22.3:** Kabeljau unter einer Pestohaube mit Mangoldgemüse und Polenta

## Zubereitungsschritte

**Kabeljau:**

✔ Zitronensaft, etwas Salz und Pfeffer mit 1 EL Olivenöl kräftig verrühren

✔ Die Kabeljaufilets rundherum mit der Marinade einstreichen und in eine feuerfeste Form legen. Den Backofen auf 200 °C (Umluft 180 °C) vorheizen, anschließend die Kabeljaufilets auf mittlerer Schiene 15 Minuten garen

- ✔ Für das Pesto das Basilikum waschen und trocken tupfen. Die Basilikumblätter mit den Mandeln und dem Parmesan im Blitzhacker fein zerkleinern. Übriges Olivenöl unterrühren und wenn nötig mit Salz abschmecken. Das Pesto auf die gegarten Fischfilets streichen

- ✔ Den Mangold waschen und putzen. Die Mangoldblätter in breiten Streifen von den Stielen schneiden, die Stiele klein würfeln

- ✔ Die Zitrone heiß waschen und trockenreiben. Eine Zitronenhälfte schälen und das Fruchtfleisch würfeln, die andere Hälfte auspressen

- ✔ Die Frühlingszwiebel in Ringe schneiden, die Knoblauchzehe fein hacken

- ✔ In einem Topf das Olivenöl erhitzen und die Zwiebelringe, den Knoblauch und die Mangoldstiele darin unter gelegentlichem Rühren drei Minuten dünsten

- ✔ Die Zitronenwürfel unter das Mangoldgemüse mischen und mit etwas Zitronensaft abschmecken

- ✔ Die Kabeljaufilets mit dem Gemüse und der Polenta auf vorgewärmten Tellern anrichten

**Polenta:**

- ✔ Milch und Brühe aufkochen lassen

- ✔ Die Polenta einrühren, für circa zwei Minuten bei leichter Hitze köcheln lassen

- ✔ Anschließend vier weitere Minuten quellen lassen

- ✔ Mit Salz, Muskat und Parmesan abschmecken

# Asiatische Nudelpfanne mit Hühnchen in Sojamarinade

## Zutaten für 2 Personen

300 g Hähnchenfilet oder Hähnchenbrust

Marinade für Hähnchenfilet:

1 EL Sesamöl, 2 EL Sojasoße, Salz, Pfeffer, 1 EL Speisestärke

1 EL Rapsöl zum Anbraten

1 Zwiebel (50 g)

1 Stange Frühlingslauch (150 g)

1 TL Sesamöl zum Parfümieren

100 g Champignons

75 g Zuckerschoten

1 Möhre (100 g)

50 g Sojabohnenkeimlinge

50 ml Gemüsebrühe

100 g Vollkorn-Rigatoni

Salz

Pfeffer aus der Mühle

1 Chilischote

1 TL Madras Currypulver

2 EL Sojasauce

½ Bund Koriander

15 g gerösteter Sesam

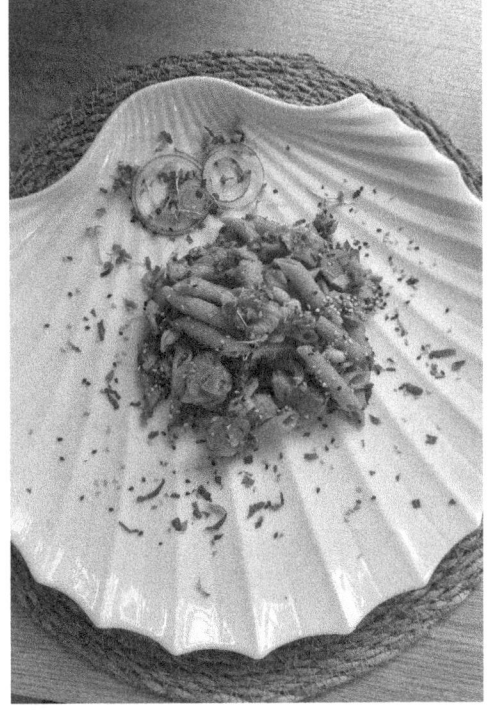

**Abbildung 22.4:** Asiatische Nudelpfanne in Sojamarinade

## Zubereitungsschritte

✔ Hähnchenfilet oder Hähnchenbrust mit der Marinade vermischen und für die Dauer der weiteren Vorbereitung ziehen lassen

✔ Die Zwiebel abziehen und in feine Scheiben schneiden

- ✔ Den Frühlingslauch, die Champignons, die Zuckerschoten putzen, waschen und feine Ringe beziehungsweise Scheiben schneiden

- ✔ Möhre schälen und in feine Scheiben schneiden

- ✔ Die Chilischote halbieren, Kerne entfernen und das Fruchtfleisch in längliche Streifen schneiden

- ✔ Rapsöl in einem Wok (oder einer großen Pfanne) erhitzen, die Zwiebel darin glasig schwitzen. Mariniertes Hähnchenfilet oder Hähnchenbrust anbraten. Möhren, Champignons und Chili hinzugeben und leicht angehen lassen. Dann das restliche Gemüse bis auf die Sprossen dazufügen

- ✔ Madras Currypulver hinzugeben und leicht anrösten. Mit der Sojasauce ablöschen und die Brühe angießen

- ✔ Bei geringer Hitze circa fünf bis sechs Minuten dünsten

- ✔ Die Vollkornnudeln in kochendem Salzwasser nach Packungsanweisung in neun bis zehn Minuten al dente kochen

- ✔ Die Kräuter waschen, klein hacken und unter das Gemüse mischen

Die Nudeln abgießen und in die Wokpfanne geben. Mit Sesam bestreuen.

# Avocado-Käse-Omelett

## Zutaten für 2 Personen

4 kleine Tomaten

1 Avocado

1 kleine Zwiebel

1 TL Zitronensaft

Salz

Pfeffer

2 Eier

2 EL Sahne

50 g geriebenen Bergkäse

1 EL Rapsöl zum Braten

2 EL frische Kresse

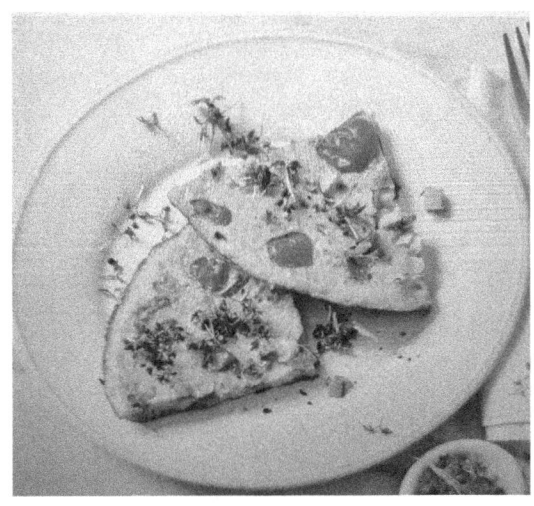

**Abbildung 22.5:** Avocado-Käse-Omelett

## Zubereitungsschritte

✔ Tomaten waschen, abtrocknen und vierteln

✔ Avocado schälen und das Fruchtfleisch in kleine Würfel schneiden

✔ Zwiebel schälen und in kleine Würfel schneiden

✔ Tomaten mit Avocado und Zwiebel in eine Schüssel geben, mischen und mit Zitronensaft, Salz und Pfeffer würzen

✔ Eier in eine weitere Schüssel geben, kurz aufschlagen und mit Sahne verquirlen. Geriebenen Bergkäse dazugeben und unterheben. Zu der Tomaten-Avocado-Zwiebel-Masse geben und vorsichtig unterheben

✔ Rapsöl in die Pfanne geben und erhitzen. Masse hineingeben und stocken lassen. Ist die Oberfläche trocken, das Omelett wenden

✔ Vor dem Servieren das Omelett mit Kresse bestreuen

# Rinderfilet mit einem Auflauf aus Champignon-Gnocchi mit Basilikum

## Zutaten für 2 Personen

250 g Gnocchi aus dem Kühlregal

200 g Champignons

1 Stück Zwiebeln (100 g)

20 g frischer Basilikum

100 ml Sahne

100 ml Vollmilch

2 Eier

100 g Cherrytomaten

100 g geriebener Mozzarella-Käse

2 EL Rapsöl

250 g Rinderfilet

Salz, Pfeffer

Rapsöl für die Auflaufform

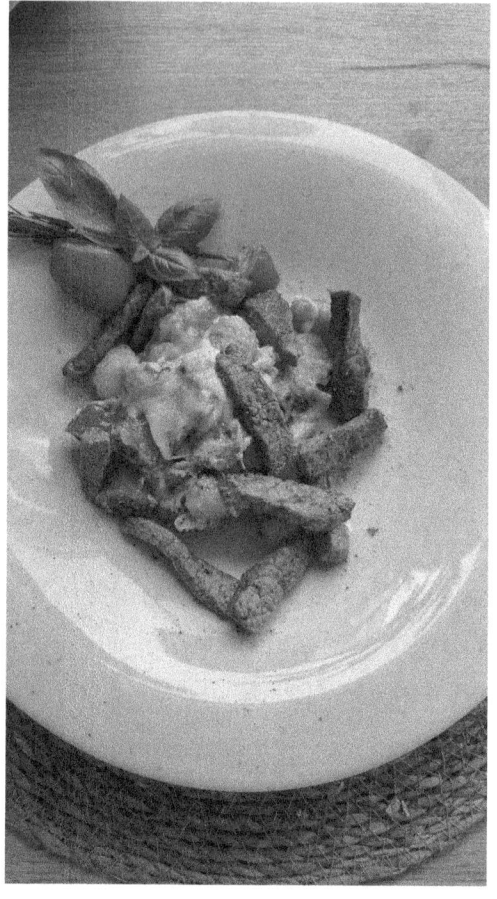

Abbildung 22.6: Rinderfilet mit einem Auflauf aus Champignon-Gnocchi mit Basilikum

## Zubereitungsschritte

✔ Gnocchi nach Packungsanleitung kochen und zur Seite stellen

✔ Champignons putzen und vierteln. Zwiebel schälen und hacken

✔ 1 EL Rapsöl in der Pfanne erhitzen. Zwiebeln dazugeben und glasig dünsten. Champignons dazugeben und circa fünf bis zehn Minuten mit anbraten. Mit Salz und Pfeffer würzen

✔ Basilikumblätter waschen, trocknen und klein hacken

✔ Sahne, Vollmilch und Ei in einen Mixer geben und verrühren. Mit Salz und Pfeffer würzen. Basilikum dazugeben und unterheben

✔ Tomaten waschen, trocknen und halbieren

✔ Gnocchi in eine gefettete Auflaufform füllen, Champignons, Zwiebeln und Tomaten darüber verteilen. Sahne-Soße darüber geben und vorsichtig untermischen.

- ✔ Auflauf in den Backofen (vorgeheizt, 180 °C Ober-/Unterhitze) schieben. Nach 15 Minuten den geriebenen Mozzarella darüber streuen. Weitere circa 25 Minuten garen, bis der Käse goldbraun ist

- ✔ Circa zehn Minuten vor Ende der Garzeit des Gnocchi-Auflaufs das Rinderfilet zubereiten. Dies in circa 1 cm dicke Scheiben schneiden. Von beiden Seiten mit Salz und Pfeffer würzen. 1 EL Rapsöl in einer beschichteten Pfanne erhitzen und das Fleisch von beiden Seiten kurz anbraten.

# Erfrischender Käsesalat mit selbstgebackenen Quark-Brötchen

## Zutaten für 2 Personen

100 g Emmentaler

1 roter Apfel (125 g)

½ gelbe Paprika (100 g)

100 g blaue Trauben, halbiert, entkernt

½ kleine rote Zwiebel (25 g)

½ Becher saure Sahne, 10 % Fett

2–3 EL Zitronensaft

Kräutersalz, Pfeffer

½ Bund gehackte Petersilie

Gehackte Walnüsse (optional)

Quark-Brötchen (8 Stück)

250 g Magerquark

2 Eier

100 g Hafergrieß

250 g Dinkelvollkornmehl

1 TL Backpulver

1 Prise Salz

1 Ei zum Bestreichen

2 EL Sesamsamen

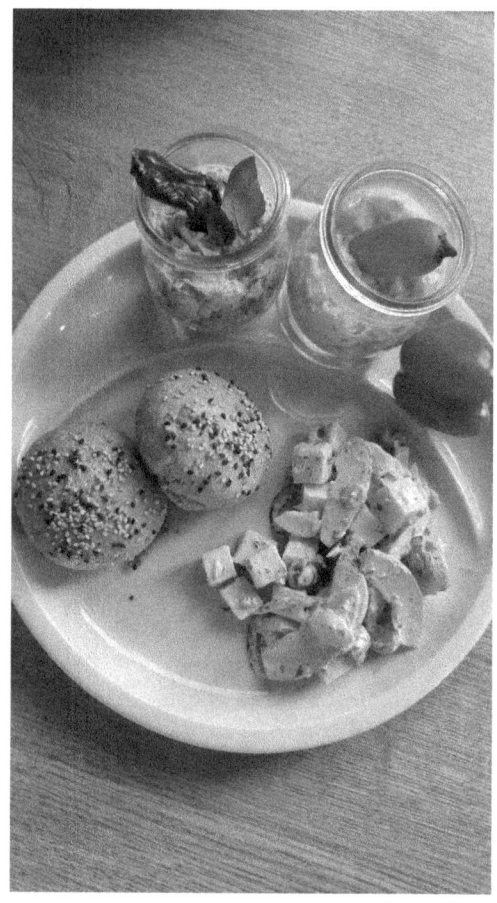

**Abbildung 22.7:** Erfrischender Käsesalat mit selbstgebackenen Quark-Brötchen

## Zubereitungsschritte

✔ Den Käse würfeln und die gewaschene Paprika in Rauten schneiden. Trauben waschen und trocknen, dann halbieren und entkernen. Zwiebel abziehen und in feine Ringe schneiden. Apfel waschen, trocken reiben, halbieren, vierteln, das Kerngehäuse entfernen und den Apfel in Scheiben schneiden. Petersilie waschen, trocken tupfen und fein hacken. Alle Zutaten in einer Schüssel vermischen und mit der sauren Sahne, Zitronensaft, Kräutersalz und Pfeffer würzen.

- ✔ Quark, Eier, Hafergrieß, Dinkelvollkornmehl, Backpulver und Salz zu einem glatten Teig verrühren
- ✔ Circa acht etwa gleich große Brötchen formen
- ✔ Ei verquirlen und die Brötchen damit bestreichen. Brötchen mit Sesamsamen bestreuen

Brötchen auf einem Backblech im Ofen bei 180 °C (Ober-/Unterhitze) circa 20 Minuten backen.

# Brotaufstrich Tomate-Basilikum

## Zutaten für 2 Personen

25 g getrocknete Tomaten

10 g frischer Basilikum

100 g Frischkäse

Pfeffer

## Zubereitungsschritte

✔ Getrocknete Tomaten in kleine Würfel schneiden

✔ Basilikum waschen und grob hacken

✔ Tomaten und Basilikum in einen Mixer geben und pürieren

✔ Frischkäse dazugeben und noch einmal kurz durchmixen

✔ Den Aufstrich mit Pfeffer abschmecken.

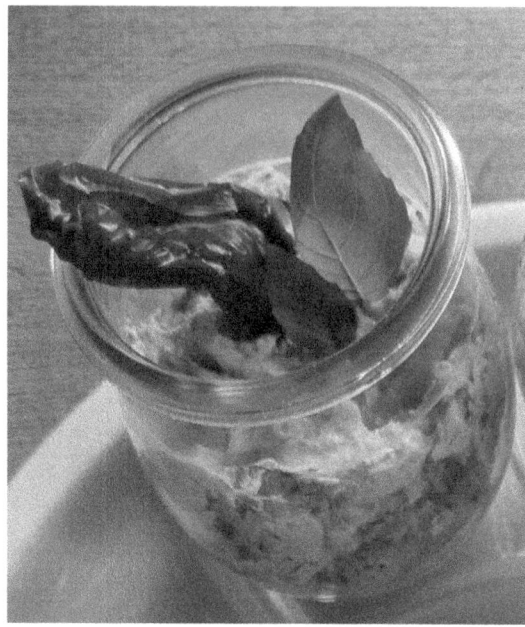

**Abbildung 22.8:** Brotaufstrich Tomate-Basilikum

## Camembert-Dip als Brotaufstrich

### Zutaten für 2 Personen

100 g Camembert, mind. 45 % Fett i. Tr.

50 g Crème fraîche mit Kräutern

2 Minipaprika (2 g), rot oder gelb

Cayennepfeffer nach Belieben

### Zubereitungsschritte

✔ Den Camembert (gerne schon etwas reifer) in kleine Stücke schneiden

✔ Crème fraîche dazugeben und zu einer möglichst glatten Masse zerdrücken

✔ Nach Belieben mit Cayennepfeffer würzen

✔ Paprika waschen, trocknen und in kleine Würfel schneiden

✔ Unter den Käse heben

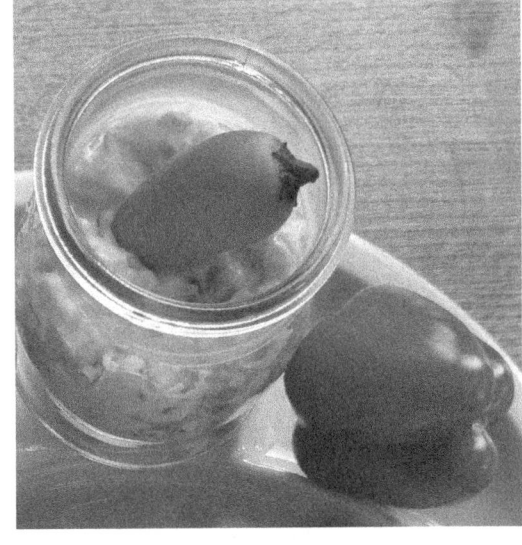

**Abbildung 22.9:** Camembert-Dip als Brotaufstrich

# Mango-Milchshake

## Zutaten für 2 Personen

300 ml Milch, 1,5 % Fett

1 EL Mandelmus

150 g reife Mango

2 Zweige Zitronenmelisse

## Zubereitung

- ✔ Die Mango schälen, den Kern entfernen und das Fruchtfleisch in einen Standmixer geben
- ✔ Mandelmus und Milch hinzugeben und auf niedrigster Stufe kurz mixen
- ✔ Für eine etwas flüssigere Konsistenz einfach noch etwas Milch zugeben
- ✔ Den Milchshake in zwei hohe Gläser füllen
- ✔ Jedes Glas mit einem Melissenzweig garnieren

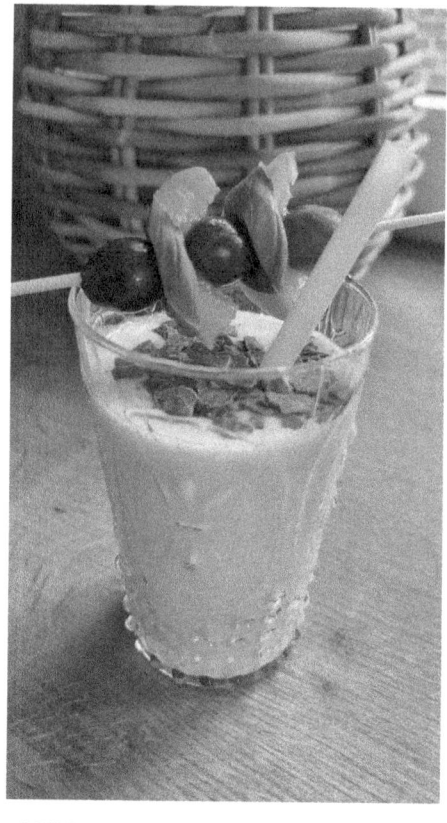

**Abbildung 22.10:** Mango-Milchshake

# Fernöstlicher Lachs-Avocado-Reis-Stapel

## Zutaten für 2 Personen

450 g frisches, hochwertiges Lachsfilet

60 ml Teriyakisauce

¼ TL Knoblauchpulver

¼ TL Ingwerpulver

1 Tasse Sushi-Reis

375 ml Wasser

1 Avocado, in Scheiben geschnitten

¼ Tasse gehackte Frühlingszwiebeln

¼ Tasse Sesamsamen

¼ Tasse eingelegter Ingwer

## Zubereitung

✔ Das Lachsfilet in eine flache Schale legen und mit der Teriyakisauce übergießen

✔ Anschließend das Knoblauchpulver und das Ingwerpulver gleichmäßig über den Lachs streuen

✔ Den Lachs mindestens 30 Minuten im Kühlschrank marinieren lassen

✔ In der Zwischenzeit Sushi-Reis gründlich in kaltem Wasser spülen und anschließend den Reis mit 375 ml Wasser in einen Topf geben und zum Kochen bringen

✔ Die Hitze reduzieren und den Reis bei niedriger Temperatur etwa 18 bis 20 Minuten köcheln lassen, bis das gesamte Wasser aufgenommen wurde

✔ Danach den Topf vom Herd nehmen und den Reis für weitere fünf Minuten ruhen lassen.

✔ Nachdem der Lachs ausreichend mariniert wurde, eine Pfanne bei mittlerer Temperatur erhitzen und eine kleine Menge Öl hinzugeben

✔ Den marinierten Lachs in die heiße Pfanne legen und etwa vier bis fünf Minuten pro Seite braten

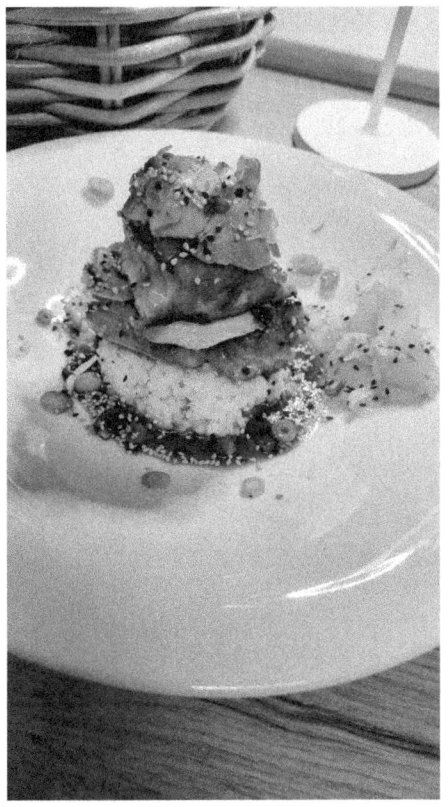

**Abbildung 22.11:** Fernöstlicher Lachs-Avocado-Reis-Stapel

**Anrichten:**

- Den gekochten Sushi-Reis auf zwei Teller verteilen und mit einem Löffel leicht andrücken, sodass eine flache Basis entsteht
- Auf diesen Reisstapel die in feine Scheiben geschnittene Avocado drapieren
- Den frisch gebratenen Lachs auf die Avocado legen
- Gehackte Frühlingszwiebeln gleichmäßig über den Lachs streuen
- Sesamsamen in einer kleinen, trockenen Pfanne leicht anrösten, bis sie goldbraun sind, und anschließend ebenfalls über den Lachs streuen
- Eingelegten Ingwer hinzufügen

# Kartoffelauflauf mit Blumenkohl, Schinken und Curry-Hollandaise

## Zutaten für 4 Personen

1 TL Salz

Warmes Wasser

800 g Kartoffeln, in Stücken

800 g Blumenkohl, in Streifen

200 g Kochschinken, in Streifen geschnitten

230 g Butter

50 g Gemüsefond

2 TL Zitronensaft

3 Eigelb (M)

1 TL Currypulver

15 g Mehl

200 g Kochsahne, 15 % Fett

100 g Crème fraîche

¼ TL Salz

1 Prise geriebene Muskatnuss

1 Prise Pfeffer

100 g Mozzarella, gerieben

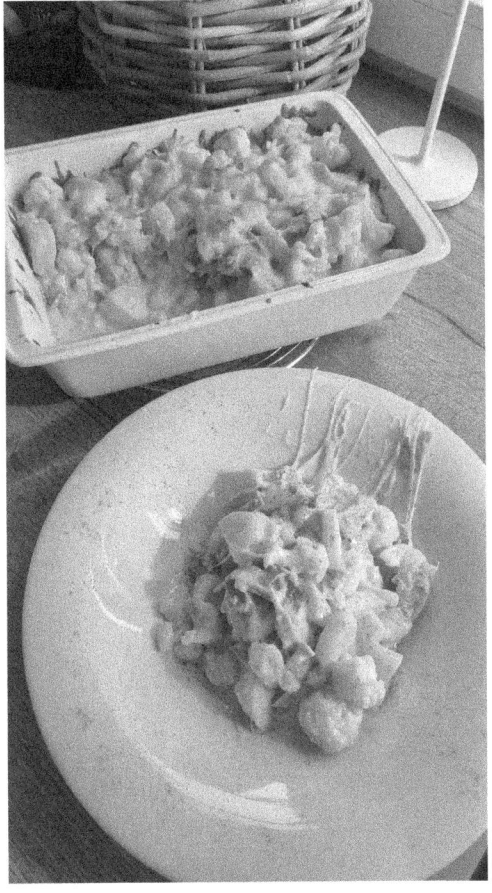

**Abbildung 22.12:** Kartoffelauflauf mit Blumenkohl, Schinken und Curry-Hollandaise

## Zubereitung

✔ Backofen auf 180 °C Ober-/Unterhitze vorheizen. Eine Auflaufform fetten

✔ Kartoffeln und Blumenkohl in einen ausreichend großen Topf geben und mit kaltem Wasser auffüllen, bis alles gerade bedeckt ist. Wasser salzen und bei mittlerer Temperatur zum Kochen bringen und circa 15 bis 20 Minuten vorkochen

✔ Kartoffeln und Blumenkohl abgießen und zusammen mit Schinken in der vorbereiteten Auflaufform verteilen

✔ Teil der Butter in einem Topf schmelzen und vom Herd nehmen

- ✔ Wasser in einem Topf erhitzen. Nicht kochen lassen

- ✔ Gemüsefond, Zitronensaft, Eigelb, Pfeffer und Curry in einen hohen Rührbecher geben. Den Pürierstab auf den Boden des Rührbechers drücken und auf die höchste Stufe stellen. Gleichzeitig etwas Butter in den Rührbecher gießen. Wenn die Zutaten emulgieren – also eine cremige, helle Masse ergeben – nach und nach Butter hinzugeben und dabei weiter pürieren

- ✔ Restliche Butter in einem Topf bei mittlerer Stufe schmelzen. Mehl hinzufügen und mit der Butter verrühren. Mischung unter konstantem Rühren eindicken lassen

- ✔ Sahne, Crème fraîche, Salz, Pfeffer und Muskat zugeben, verrühren und vier Minuten köcheln lassen

- ✔ Hollandaise hinzufügen und unterrühren

- ✔ Sauce über die Blumenkohl-Kartoffel-Schinken-Mischung geben und mit Mozzarella bestreuen

- ✔ Im heißen Ofen circa 20 Minuten überbacken, bis der Käse geschmolzen und goldbraun ist. Die Garzeit richtet sich nach der Größe der Kartoffelstücke und Blumenkohlröschen.

# Bulgursalat mit geröstetem Kürbis

## Zutaten für 2 Personen

150 g Bulgur

Wasser nach Belieben

½ Butternusskürbis

1 El Olivenöl

Salz und Pfeffer nach Belieben

1 Zwiebel

1 Bund Rucola

1 Handvoll Cranberrys

20 ml Zitronensaft

60 ml Olivenöl

1 TL Honig

Kerne (Salatkerne) nach Belieben

## Zubereitung

✔ Bulgur mit Wasser in einen Kochtopf geben. Nach Belieben salzen. Herd auf die höchste Hitzestufe stellen und Bulgur aufkochen lassen

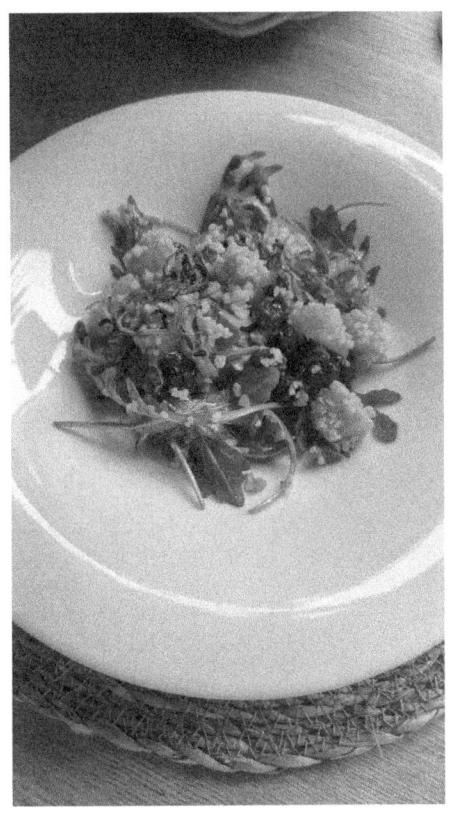

**Abbildung 22.13:** Bulgursalat mit geröstetem Kürbis

✔ Sobald das Wasser kocht, den Herd auf die niedrigste Hitzestufe stellen und den Bulgur circa 20 Minuten quellen lassen. Nach Belieben mit einem Schuss Öl beträufeln

✔ Butternusskürbis halbieren, die Kerne herauslöffeln und in Würfel schneiden. Die Kürbiswürfel in eine Schüssel geben und mit Olivenöl und Salz durchschwenken.

✔ Die Würfel auf ein Backblech verteilen und bei 200 °C zehn Minuten auf der mittleren Schiene rösten, die letzten fünf Minuten auf der obersten Schiene bräunen

✔ Die Zwiebel halbieren und in Ringe schneiden, diese dann für die gesamte Garzeit des Kürbisses in einer Pfanne bei mittlerer Hitze anbraten, bis die Zwiebel glasig und süß ist

✔ Rucola waschen, trocken schleudern und mit den Cranberrys in die Schüssel geben

✔ Für das Dressing den Zitronensaft mit dem Pfeffer, Honig und dem Olivenöl vermengen und beiseitestellen

✔ Alles mit dem Rucola, dem Dressing und den Cranberrys vermischen

✔ Gegebenenfalls alles noch mit einem Salatkerntopping versehen

# Quarkspeise mit Feigen und Paranüssen

## Zutaten für 2 Personen

4 Feigen, getrocknet

1 Banane, klein

250 g Magerquark

75 ml kalziumreiches Wasser

2 TL Honig

2 TL Paranüsse, grob gehackt

## Zubereitung

✔ Feigen in kleine Stücke schneiden

✔ Banane schälen und in Scheiben schneiden

✔ Quark mit kalziumreichem Mineralwasser in eine Schüssel geben und zu einer glatten Masse verrühren. Honig dazugeben und gut unterrühren

✔ Zwei Drittel der Masse auf zwei Dessertschälchen aufteilen. Feigenstücke sowie Bananenscheiben darauf verteilen. Danach die restliche Quarkmasse daraufgeben

✔ Paranüsse grob hacken und auf die Quarkmasse geben

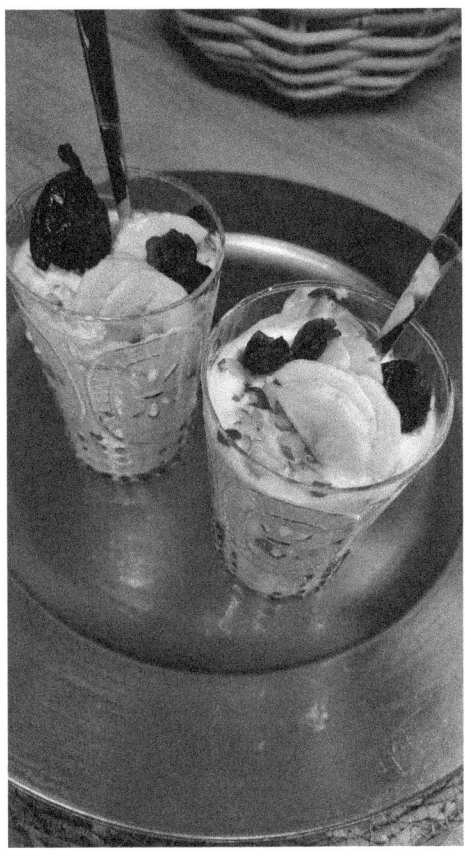

**Abbildung 22.14:** Quarkspeise mit Feigen und Paranüssen

# Anhang

## Osteoporose-Lexikon

**Alendronat:** Alendronat gehört zur Arzneistoffgruppe der Bisphosphonate und wird zur Therapie der postmenopausalen Osteoporose und bei Knochenaufbaustörungen von Männern eingesetzt. Alendronat wird in Tablettenform einmal wöchentlich eingenommen. Die empfohlene Dosis liegt bei 70 mg pro Woche.

**Antiresorptive Therapie:** Bei einer antiresorptiven Therapie werden Medikamente verabreicht, die über eine Hemmung der Osteoklasten dazu führen, dass der Knochenabbau reduziert wird. Die antiresorptive Therapie wird häufig zur Behandlung einer primären Osteoporose eingesetzt.

**Aromatase-Hemmer:** Aromatase-Hemmer sind Arzneistoffe, die die Produktion des Enzyms Aromatase hemmen. Sie werden zur Behandlung von Brustkrebs in der Postmenopause verwendet.

**BfO:** BfO ist die Abkürzung für Bundesselbsthilfeverband für Osteoporose e. V., der größte Zusammenschluss von Osteoporose-Patienten weltweit. Mit circa 13.000 Mitgliedern vertritt dieser gemeinnützige Verein die Interessen der Betroffenen gegenüber anderen Institutionen des Gesundheitswesens in Deutschland, fördert die Gründung von Osteoporose-Selbsthilfegruppen zur Ermöglichung des Austausches der Erkrankten untereinander und organisiert die Durchführung spezieller Osteoporose-Gymnastik, die von der gesetzlichen Krankenversicherung unterstützt wird.

**Bisphosphonate:** Bisphosphonate sind heute die gebräuchlichsten Wirkstoffe zur Behandlung einer Osteoporose. Sie reichern sich auf der Oberfläche des Knochens an und hemmen die knochenabbauenden Zellen (Osteoklasten). Die verschiedenen Arzneistoffe beziehungsweise Wirkstoffgruppen (Alendronat, Risedronat, Ibandronat, Zoledronat) werden als Tablette täglich, wöchentlich oder monatlich eingenommen oder in Form von Spritzen oder Infusionen verabreicht. Der Knochen speichert Bisphosphonate. Vermutlich wirken sie auch dann noch, wenn das Medikament abgesetzt wurde. Daher kann es sinnvoll sein, eine Therapiepause zu machen. So lassen sich mögliche Nebenwirkungen wie Magen-Darm-Unverträglichkeiten und Reizungen der Schleimhäute reduzieren. Zudem verursachen intravenös verabreichte Bisphosphonate bei zehn bis 15 Prozent der Patienten grippeähnliche Symptome, die jedoch mit schmerzstillenden und fiebersenkenden Präparaten wie Paracetamol gut behandelbar sind. Damit der Körper die Bisphosphonate optimal aufnehmen kann und Speiseröhre, Magen und Darm geschont werden, sollten drei Regeln unbedingt beachtet werden:

1. Die Tablette morgens auf nüchternen Magen einnehmen

2. Bei der Einnahme reichlich Leitungswasser trinken – mindestens ein großes Glas (kein Mineralwasser!)

Mehrwertige Kationen können Komplexe mit Bisphosphonaten bilden und so die Resorption zusätzlich vermindern.

Mehrwertige Kationen finden sich vor allem in Milch und Milchprodukten, mineralstoffreichen Mineralwässern, Antazida und Mineralstoffpräparaten. In Berlin zum Beispiel sind auch im Leitungswasser 116 Milligramm Kalzium je Liter enthalten, während andere Wässer nur sehr geringe Kalziummengen enthalten.

3. Nach der Einnahme eine Stunde weder essen noch trinken und sich eine halbe Stunde nicht hinlegen

**BMI:** Der BMI, Abkürzung für BodyMass-Index, ist eine weit verbreitete Formel zur Bewertung des Körpergewichts. Er ergibt sich aus dem Verhältnis des Körpergewichts in Kilogramm und der Körpergröße in Metern zum Quadrat. Je nach Höhe des errechneten Werts unterscheidet die World Health Organization (WHO) folgende Kategorien: kritisches Untergewicht, Untergewicht, Normalgewicht, leichtes Übergewicht und Übergewicht. Ein BMI < 17 gilt als Risikofaktor bei Osteoporose. (https://www.tk.de/service/app/2002866/bmirechner/bmirechner.app?tkcm=ab)

**Cortisolspiegel:** Durch körperlichen oder seelischen Stress aber auch durch Medikamenteneinnahme produziert der Körper vermehrt das Hormon Cortisol. Ein erhöhter Cortisolspiegel hat negativen Einfluss auf die Wundheilung und beeinträchtigt den Einbau von Nährstoffen in die Knochen. Er kann zu einem Abbau von Knochensubstanz führen und begünstigt die Entstehung einer Osteoporose.

**Denosumab:** Denosumab gehört zur Wirkstoffgruppe der Biologika. Es bremst den Knochenabbau, indem es ein Eiweiß blockiert, das für die Bildung von knochenfressenden Zellen (Osteoklasten) notwendig ist. Denosumab wird halbjährlich unter die Haut gespritzt. Mögliche Nebenwirkung ist eine leichte vorübergehende Abnahme des Kalziumspiegels im Blut. Wird der Wirkstoff abgesetzt, sollte umgehend eine andere medikamentöse Therapie erfolgen. Andernfalls setzt sehr schnell der gegenteilige Effekt ein und die Knochendichte verringert sich.

**DMP Osteoporose:** Disease-Management-Programme (DMP) sind strukturierte Behandlungsprogramme für chronisch kranke Menschen basierend auf nachgewiesenen wissenschaftlichen Erkenntnissen. Die Anforderungen an strukturierte Behandlungsprogramme (DMP) werden vom Gemeinsamen Bundesausschuss (G-BA) als Richtlinie erlassen. Seit dem 1. Juli 2020 ist das DMP Osteoporose in Kraft getreten; leider hat sich die Umsetzung auf der Ebene der Bundesländer verzögert. Noch im Jahr 2025 gibt es nicht in ganz Deutschland entsprechende Vereinbarungen zwischen den gesetzlichen Krankenkassen und den kassenärztlichen Vereinigungen. Patienten können sich in diese Programme einschreiben, sofern ihr Hausarzt oder Facharzt für Orthopädie daran teilnimmt. Durch das DMP ist eine Verbesserung der ambulanten Versorgungssituation zu erwarten, da eine leitliniengerechte Behandlung der Osteoporose-Betroffenen erfolgen soll.

**DVO:** Der Dachverband Osteologie e. V. (DVO) ist der interdisziplinäre Zusammenschluss aller wissenschaftlichen Fachgesellschaften in Deutschland, Österreich und der Schweiz, die sich mit den Erkrankungen des Knochens befassen. Dieser gemeinnützige Verein setzt sich für die Weiterentwicklung der Osteologie und des Wissens über das Muskel- und

Skelettsystem und dessen Wechselbeziehungen zu anderen Organen in Gesundheit und Krankheit ein. Er zeichnet sich durch eine fächerübergreifende Vernetzung ärztlicher und wissenschaftlicher Kompetenz und die Umsetzung wissenschaftlich fundierter Erkenntnisse in die ärztliche Versorgung von Patienten. Ziel ist die allgemeine Verfügbarkeit bestmöglicher Prävention und Therapie osteologischer Erkrankungen (Quelle: https://dv-osteologie.org/dvo-ev).

**DEXA:** Die DEXA-Messung (Abkürzung für Dual Energy X-ray Absorptiometry) ist das am weitesten verbreitete Verfahren zur Bestimmung der Knochendichte und gilt derzeit als Goldstandard, da diese Methode die zuverlässigsten Ergebnisse liefert. Die DEXA-Messung kann am ganzen Körper durchgeführt werden; die Messung erfolgt meist am Oberschenkelhals oder an der Wirbelsäule.

**Funktionstraining:** Funktionstraining umfasst krankengymnastische Übungen in der Gruppe. Das Training berücksichtigt die individuellen körperlichen und gesundheitlichen Bedürfnisse der Teilnehmer und wird von erfahrenen Therapeuten geleitet. Funktionstraining wird als Trocken- und Wassergymnastik angeboten und als Maßnahme der Rehabilitation gemäß § 64 Abs. 1 Nr. 4 SGB IX von den gesetzlichen Krankenkassen unterstützt.

**G-BA:** Der G-BA, Abkürzung für Gemeinsamer Bundesausschuss, ist das höchste Gremium der Selbstverwaltung im Gesundheitswesen. Dabei konkretisiert der G-BA unter anderem, welche ambulanten oder stationären Leistungen ausreichend, zweckmäßig und wirtschaftlich sind, das heißt letztlich: Der G-BA bestimmt, welche Leistungen von den Krankenkassen bezahlt werden. Wichtigstes Produkt der G-BA-Arbeit sind die Richtlinien. Sie gelten verbindlich für die Krankenkassen, deren Versicherte, die behandelnden Ärzte und alle anderen Leistungserbringer, die mit den Krankenkassen abrechnen wollen. Darüber hinaus beschließt der G-BA Qualitätssicherungsmaßnahmen für das Gesundheitswesen.

**Generikum:** Als Generikum (Plural Generika) bezeichnet man ein Arzneimittel, das eine wirkstoffgleiche Kopie eines bereits unter einem Markennamen auf dem Markt befindlichen Medikaments ist. Von diesem Originalpräparat kann sich das Generikum bezüglich enthaltenen Hilfsstoffen und Herstellungstechnologien unterscheiden.

**Glukokortikoid:** Glukokortikoide sind körpereigene Stoffe und werden den Steroidhormonen zugeordnet. Sie finden beispielsweise Anwendung bei verschiedenen entzündlichen oder allergischen Erkrankungen. Unerwünschte Nebenwirkungen sind unter anderem Bluthochdruck, Störungen des Salzhaushalts oder Hormonstörungen. Glukokortikoide haben negativen Einfluss auf die Beschaffenheit des Knochens. Umgangssprachlich spricht man von Kortison.

**Gonadotropin-Releasing-Hormon(GnRH):** Das Gonadotropin-Releasing-Hormon wird im Zwischenhirn gebildet und stimuliert die Freisetzung der Fruchtbarkeitshormone LH und FSH. Beide Hormone regen in den Eierstöcken die Produktion von Östrogen und Progesteron an.

**Hypogonadismus:** Hypogonadismus bezeichnet eine Funktionsstörung der Keimdrüsen. Sie zeigt sich meist in einer gestörten Testosteron-Produktion. Auch eine Störung der Spermienproduktion ist möglich.

**Hypophyse:** Die Hypophyse oder Hirnanhangdrüse ist ein etwa haselnussgroßes Organ im Gehirn. Sie steuert viele Körperfunktionen und die Produktion mehrerer Hormone im Körper. Die von der Hypophyse gebildeten Hormone wirken auf die Hormondrüsen im Körper oder unmittelbar auf die Organe. Außerdem steuert sie das vegetative Nervensystem. Dadurch wird der Energie-, Wasser- und Wärmehaushalt im Körper reguliert und damit werden direkt der Herzschlag, die Körpertemperatur und die Urinausscheidung beeinflusst. Die Hypophyse signalisiert auch die elementaren Bedürfnisse des Menschen wie zum Beispiel Schlaf, Hunger und Durst.

**Ibandronat:** Ibandronat gehört zur Arzneistoffgruppe der Bisphosphonate und wird zur Therapie der postmenopausalen Osteoporose und zur Behandlung von Knochenmetastasen bei Brustkrebs verordnet.

**Intravenöse Gabe:** Eine intravenöse Gabe ist die Injektion, Infusion oder Transfusion eines Medikaments in ein venöses Blutgefäß. Einige Osteoporose-Medikamente werden intravenös injiziert.

**Kalzium:** Kalzium ist ein für den Menschen wichtiger Mineralstoff. Es ist ein Aufbaustoff für Knochen und Zähne, notwendig für die Blutgerinnung, die Muskelerregung und Nervenreizung. Kalzium ist von besonderer Bedeutung für die Festigkeit von Knochen (Knochendichte) und Zähnen. Das Knochensystem ist der größte Kalziumspeicher im Körper. Eine ausreichende Kalziumaufnahme ist für Osteoporose-Betroffene sehr wichtig; es empfiehlt sich, den Tagesbedarf, der für Erwachsene bei 1000 Milligramm pro Tag liegt, über die Nahrung aufzunehmen. Kalzium ist vor allem in Milch und Milchprodukten sowie in grünem Blattgemüse enthalten. Kalziummangel durch unausgewogene Ernährung trifft insbesondere Kinder in den Wachstumsphasen, Schwangere, Frauen vor und nach der Menopause, ältere Menschen sowie Menschen mit Laktoseintoleranz.

**Kiefernekrose:** Eine Kiefernekrose oder auch Osteonekrose ist eine Erkrankung des Knochens. Im Bereich des Kopfes und Halses sind häufig der Ober- und Unterkiefer betroffen. Bei erkrankten Patienten kommt es durch die Krankheit zum Absterben des Kieferknochens. Ursache ist eine unzureichende Blutversorgung, die zu einem Mangel an Sauerstoff sowie Nähr- und Mineralstoffen führt. Der unterversorgte Knochen kann seine Funktion nicht mehr aufrechterhalten und stirbt ab.

Medikamente gegen Osteoporose wirken auf den Knochenstoffwechsel. Sie können bei regelmäßiger Einnahme aber die Entstehung einer Kiefernekrose begünstigen. Daher sollte vor einer Bisphosphonat- oder Denosumab-Behandlung der Kieferbefund kontrolliert werden und alle Risikofaktoren sollten beseitigt werden. Rein statistisch gesehen ist die Prävalenz bei Osteoporose-Betroffenen eher gering. Zwischen 0,1 Prozent und 1,0 Prozent der Patienten erleiden eine Kiefernekrose.

**Manifeste Osteoporose:** Als manifeste Osteoporose bezeichnet man die Erkrankung, wenn als sichtbare Folge der Osteoporose mindestens ein durch Osteoporose bedingter Knochenbruch aufgetreten ist.

**Mastozytose:** Mastozytose ist eine seltene Erkrankung, bei der der Anteil an sogenannten Mastzellen (körpereigene Zellen, die Krankheitserreger abwehren) krankhaft erhöht oder verändert ist. Diese können sich in der Haut, im Knochenmark oder in anderen Organen bilden.

**Multiples Myelom:** Das multiple Myelom – früher auch Plasmozytom genannt – bedeutet eine bösartige Vermehrung von antikörperproduzierenden Plasmazellen. Die Erkrankung tritt vornehmlich zunächst im Knochenmark auf und bildet dort oftmals mehrere Krankheitsherde aus (sogenanntes multiples Myelom) mit entsprechenden Komplikationen wie zum Beispiel Knochenbrüchen. Damit einhergehend kommt es zu einer Veränderung des Blutbildes.

**Orthese:** Die Orthese ist ein medizinisches Hilfsmittel, das Körperteile oder eine bestimmte Körperfunktion unterstützen soll. Osteoporose-Patienten nutzen insbesondere Rücken-Orthesen zur Wirbelsäulenaufrichtung.

**Osteoblasten:** Osteoblasten sind Zellen, die für die Bildung von Knochengewebe bei der Knochenbildung, beim Knochenwachstum und beim Knochenumbau verantwortlich sind. Sie regenerieren die Knochensubstanz, erkennen kleine Defekte im Knochengewebe und reparieren sie.

**Osteodensitometrie:** Die Osteodensitometrie bezeichnet verschiedene diagnostische Methoden, mit denen man die Knochendichte bestimmen kann. Sie dient zur Sicherung der Diagnose Osteoporose, da insbesondere frühe Stadien der Erkrankung nicht durch konventionelle Röntgenaufnahmen festgestellt werden können.

**Osteoklasten:** Osteoklasten sind Zellen, die für den Abbau und die Resorption von Knochensubstanz zuständig sind. Sie werden im Knochenmark gebildet, bei Bedarf aktiviert und in das Knochengewebe abgegeben. Die Aktivität der Osteoklasten wird hormonell gesteuert.

**Osteologe DVO:** Der Dachverband Osteologie e. V. zertifiziert Ärzte, die sich nachweislich in Klinik oder Praxis schwerpunktmäßig der Versorgung von Patienten mit osteologischen Erkrankungen widmen und in besonderer Weise Erfahrungen in der Osteologie gesammelt haben. Nach erfolgreich durchlaufenen Zertifizierungsprozess dürfen die Ärzte die Zusatzbezeichnung Osteologe DVO führen.

**Osteopenie:** Als Osteopenie bezeichnet man eine mögliche Vorstufe zur Osteoporose. Kennzeichen der Osteopenie ist eine verminderte Knochenfestigkeit, die noch nicht zu einem osteoporotisch bedingten Knochenbruch geführt hat. Sie ist durch eine Knochendichtemessung feststellbar.

**Osteoporose-Leitlinien:** Leitlinien geben Empfehlungen, wie eine Erkrankung festgestellt und behandelt werden sollte. Sie richten sich vor allem an Ärzte, aber auch an Pflegekräfte und andere Fachleute im Gesundheitswesen. Die Osteoporose-Leitlinie wird vom Dachverband Osteologie e. V. herausgegeben und ist im Jahr 2023 grundlegend überarbeitet neu erschienen. Sie ist als sogenannte S3-Leitlinie konzipiert und entspricht damit der höchsten Qualitätsstufe von medizinischen Leitlinien. Solche Leitlinien werden transparent und neutral erstellt und durch Studien begründet. Es sind darin sämtliche Elemente einer wissenschaftlich objektiven Erstellung berücksichtigt; Osteoporose-Patienten werden eingebunden.

**Ovarialinsuffizienz:** Bei der Ovarialinsuffizienz können die Eierstöcke der Frau, die in der Fachsprache Ovarien genannt werden, aus unterschiedlichen Gründen nur ungenügend oder überhaupt nicht mehr ihren Aufgaben nachkommen. Die Aufgaben der Eierstöcke bestehen aus der Ausreifung von Eizellen zur Fortpflanzung und aus der Produktion der weiblichen Sexualhormone wie des Progesterons und des Estrogens zur Fortpflanzung, zur Regelung des Menstruationszyklus und zur Beeinflussung zahlreicher anderer Prozesse im weiblichen Körper. Das Hauptsymptom der Ovarialinsuffizienz ist eine Unregelmäßigkeit des Menstruationszyklus bis zum Ausbleiben der Menstruation mit einer Verminderung der Fruchtbarkeit der betroffenen Frau bis hin zur Unfruchtbarkeit.

**Postmenopause:** Die Jahre nach der Menopause werden als Postmenopause bezeichnet. In dieser Zeit stellt der weibliche Körper praktisch kein Östrogen mehr her. Die Postmenopause beginnt mit der letzten Regelblutung und dauert circa zehn bis 15 Jahre an.

**Primäre Osteoporose Typ 1:** Darunter versteht man die sogenannte postmenopausale Osteoporose, die nach der Menopause mit dem Rückgang des knochenaufbauenden Hormons Östrogen im Körper einhergeht. Fehlen die Östrogene, kommt es zu einer Störung des Gleichgewichts zwischen Knochenaufbau und Knochenabbau. In dem Moment, in dem die Abnahme der Knochenmasse überwiegt, kann eine primäre Osteoporose Typ 1 mit Symptomen wie Rückenschmerzen oder Knochenbrüchen entstehen.

**Primäre Osteoporose Typ 2:** Darunter versteht man die sogenannte senile Osteoporose, die altersbedingt bei Patienten ab dem 70. Lebensjahr auftreten kann. Es können sowohl Männer als auch Frauen betroffen sein. Typ 2 tritt bei Männern meist erst in höherem Alter auf als bei Frauen.

**Prolaktinspiegel:** Prolaktin ist ein wichtiges Hormon im Körper und wird von der Hypophyse produziert. Ein erhöhter Prolaktinspiegel im Blut kann zu Menstruationsstörungen führen. Diese äußern sich meist in unregelmäßigen Menstruationszyklen, ab und an auch im völligen Ausbleiben der Regelblutung. In schweren Fällen kann es zu Unfruchtbarkeit kommen.

**Rachitis:** Rachitis bezeichnet eine Knochenkrankheit im jugendlichen Alter. Es kommt dabei zu einem Abbau der Knochensubstanz aufgrund von Kalzium- und Vitamin-D-Mangel. Symptome der Erkrankung sind Knochenschmerzen und verzögertes Wachstum.

**Risedronat:** Risedronat ist ein Medikament zur Behandlung von Osteoporose bei Frauen nach den Wechseljahren; es wird auch bei schwergradiger Osteoporose gegeben. Für Männer mit einem hohen Knochenbruchrisiko ist das Risedronat ebenfalls geeignet, da es das Risiko für Knochenbrüche an Wirbelsäule und Hüfte reduziert. Risedronat wird in Form einer Filmtablette einmal pro Woche eingenommen. Die empfohlene Dosis liegt bei 35 Milligramm wöchentlich.

**RKI:** Die Abkürzung RKI steht für das Robert Koch-Institut. Das RKI hat seinen Sitz in Berlin und ist die zentrale Einrichtung der Bundesregierung auf dem Gebiet der Krankheitsüberwachung und -prävention. Es bewertet, analysiert und erforscht Krankheiten von hoher Gefährlichkeit, weitem Verbreitungsgrad oder großer öffentlicher beziehungsweise gesundheitspolitischer Bedeutung.

**Romosozumab:** Romosozumab ist seit Dezember 2019 zur Behandlung von Frauen nach den Wechseljahren zugelassen, die bereits einen osteoporotisch bedingten Bruch erlitten und ein deutlich erhöhtes Risiko für eine weitere Fraktur haben. Romosozumab ist ein Antikörper, der die Bildung von Sklerostin hemmt, das seinerseits negativen Einfluss auf die

Knochenbildung hat. Dadurch wird der Knochenaufbau gestärkt und gleichzeitig der Knochenabbau gehemmt. Einmal monatlich werden 210 Milligramm des Wirkstoffs unter die Haut gespritzt. Die Behandlung dauert insgesamt ein Jahr.

**Sekundäre Osteoporose:** Im Unterschied zur primären Osteoporose ist die sogenannte sekundäre Osteoporose Folge einer anderen Erkrankung oder einer Behandlung mit bestimmten Medikamenten.

**Substitutionstherapie:** Eine Substitutionstherapie ist eine Form der medizinischen Behandlung, bei der Substanzen oder Zellen, die der Körper normalerweise selbst produziert, von außen ersetzt werden.

**Trabekuläre Knochen:** Der trabekuläre Knochen ist der innere Teil des Knochens (auch Spongiosa genannt). Er ist deutlich weicher als der äußere Knochenteil, trägt aber einen sehr wesentlichen Anteil an der Knochendichte. Nimmt der trabekuläre Knochen qualitativ oder quantitativ ab, erhöht sich das Frakturrisiko.

**Vitamin D:** Vitamin D wird zu 80 bis 90 Prozent durch den Einfluss des UVB-Lichts auf der Haut gebildet und nur geringfügig über die Nahrung aufgenommen. Damit genug Vitamin D produziert werden kann, empfiehlt das Bundesinstitut für Risikobewertung je nach Hauttyp im Sommer etwa fünf bis 15 Minuten täglich in der Sonne zu verbringen, im Frühling und Herbst etwa zehn bis 25 Minuten. Dabei reicht es, wenn Gesicht und Hände, je nach Temperatur auch Arme oder Beine teilweise unbekleidet sind. Im Winter wird der Vitamin-D-Bedarf zu einem großen Teil aus Vorräten gespeist, die der Körper gespeichert hat. Vor allem ältere Menschen ab etwa 60 Jahren leiden häufig an einem Vitamin-D-Mangel, weil die Fähigkeit der Haut, Vitamin D zu bilden, mit dem Alter abnimmt. Sie sollten durch Vitamin-D-Tabletten sicherstellen, dass sie nicht unterversorgt sind (Empfehlung des Dachverbandes Osteologie: täglich 20 bis 25 Milligramm/800 bis 1000 IE).

**Zoledronat:** Zoledronat ist ein Medikament zur Behandlung der postmenopausalen Osteoporose, der Osteoporose bei Männern und der Behandlung der Osteoporose in Zusammenhang mit einer systemischen Langzeit-Glukokortikoid-Therapie. Zoledronat ist ein Bisphosphonat und wird als intravenöse Infusion einmal jährlich verabreicht.

**Zytostatika:** Zytostatika sind pflanzliche und/oder chemisch hergestellte Substanzen, die Körperzellen vernichten und/oder deren Vermehrung verhindern beziehungsweise erheblich verzögern können, indem sie den Stoffwechsel dieser Zellen beeinflussen.

# Abbildungsverzeichnis

Abbildung 1.1: Phasen des Knochenabbaus © crevis - stock.adobe.com 32

Abbildung 1.2: Das Skelett – ein architektonisches Meisterwerk © Matthieu - stock.adobe.com 35

Abbildung 1.3: Gesunde Knochenstruktur/ osteoporotische Knochenstruktur © adimas - stock.adobe.com 36

Abbildung 1.4: Wirkungsweise von Osteoklasten und Osteoblasten 39

Abbildung 1.5: Vom gesunden zum osteoporotischen Knochen © crevis - stock.adobe.com 40

Abbildung 2.1: Osteoporose-Risiko-Fragebogen 46

Abbildung 2.2: Risikorechner Online-Tool 47

Abbildung 3.1: Kalziumreiche Lebensmittel sind besonders wichtig. © photka - stock.adobe.com 53

Abbildung 3.2: Joghurt – kalziumreiches und gesundes Lebensmittel © missmimimina - stock.adobe.com 55

Abbildung 3.3: Hülsenfrüchte und Sprossen für eine knochengesunde Ernährung © photocrew - stock.adobe.com 57

Abbildung 3.4: Vitamin-D-reiche Nahrungsmittel © bit24 - stock.adobe.com 59

Abbildung 4.1: Abhängigkeit zwischen Aktivität und Knochenentwicklung 72

Abbildung 4.2: Nordic Walking – gut für die Knochen © ARochau - stock.adobe.com 73

Abbildung 4.3: Individuelles Bewegungsprogramm für Osteoporose-Betroffene 79

Abbildung 5.1: Arme heben und senken 82

Abbildung 5.2: Brustschwimmbewegungen 82

Abbildung 5.3: Luftlochboxer 82

Abbildung 5.4: Tanzschritte in freier Natur 83

Abbildung 5.5: »Hüftpower«, Übung am Baum 84

Abbildung 5.6: »Hüftpower«, Übung am Baum mit Gymnastikband 85

Abbildung 5.7: Ballübung 1 für die Beine 85

Abbildung 5.8: Ballübung 2 für die Beine 85

Abbildung 5.9: Ballübung 3 für die Beine 85

Abbildung 5.10: Beinbeuge, Übung 1 86

Abbildung 5.11: Beinbeuge, Übung 2 86

Abbildung 5.12: Armübung 1 »am Zug«, hier am Baum 87

Abbildung 5.13: Erinnerung zu Armübung 1 »am Zug« 88

Abbildung 5.14: Armübung 2 »am Zug« 88

Abbildung 5.15: »Die Wasserflasche«, Übung 1 89

Abbildung 5.16: »Die Wasserflasche«, Übung 2 89

Abbildung 5.17: »Die Wasserflasche«, Übung 3 89

Abbildung 5.18: Stütz, Übung 1 am Baum 90

Abbildung 5.19: Stütz, Übung 2 am Baum 90

Abbildung 5.20: Stütz, Übung 3 am Baum 91

Abbildung 5.21: Stütz, Übung 4 am Baum 91

Abbildung 5.22: »Schräglage«, Übung 1 am Baum 92

Abbildung 5.23: »Schräglage«, Übung 2 am Baum 92

Abbildung 5.24: »Zum Schwitzen«, Übung 1 93

Abbildung 5.25: »Zum Schwitzen«, Übung 2 93

Abbildung 5.26: »Balance-Pfad«, Übung 1    94

Abbildung 5.27: »Balance-Pfad«, Übung 2    94

Abbildung 5.28: »Der Spiegel«, Übung 1    95

Abbildung 5.29: »Der Spiegel«, Übung 2    95

Abbildung 5.30: Dehnübung 1    96

Abbildung 5.31: Dehnübung 2    96

Abbildung 5.32: Dehnübung 3 Bild 1    96

Abbildung 5.33: Dehnübung 3 Bild 2    96

Abbildung 5.34: Dehnübung 4    97

Abbildung 5.35: Dehnübung 5    97

Abbildung 5.36: Dehnübung 6, Bild 1    98

Abbildung 5.37: Dehnübung 6, Bild 2    98

Abbildung 6.1: Schematische Darstellung einer DEXA-Messung © Pepermpron – stock.adobe.com    103

Abbildung 7.1: Medikamente bei Osteoporose © An-T – stock.adobe.com    109

Abbildung 7.2: Beachten Sie immer mögliche Nebenwirkungen der eingenommenen Medikamente. © PhotoSG – stock.adobe.com    117

Abbildung 8.1: Kortison ist der größte Feind des Knochens. © p365.de – stock.adobe.com    120

Abbildung 9.1: In den Wechseljahren ist die Gefahr, eine Osteoporose zu bekommen, deutlich erhöht. © Olivier Le Moal – stock.adobe.com    127

Abbildung 10.1: Osteoporose-Betroffenheit im Vergleich der Geschlechter    132

Abbildung 10.2: Die Alterung der männlichen Bevölkerung    133

Abbildung 10.3: Entwicklung der maximalen Knochenmasse    134

Abbildung 11.1: Verstärkte Krümmung der Wirbelsäule bei Osteoporose-Betroffenen © Judith – stock.adobe.com    149

Abbildung 11.2: Skala des Schmerzempfindens © Yanka – stock.adobe.com    153

Abbildung 11.3: Rückenorthese zur Unterstützung eines geraden Gangbilds © belahoche – stock.adobe.com    155

Abbildung 12.1: Anzahl der Stürze in Abhängigkeit vom Lebensalter    160

Abbildung 12.2: Die gravierenden Folgen von Stürzen    162

Abbildung 12.3: Beispiel eines Medikationsplans    166

Abbildung 12.4: Wiegeschritt linkes Standbein    168

Abbildung 12.5: Wiegeschritt rechtes Standbein    168

Abbildung 12.6: Liegestütz Bild 1    169

Abbildung 12.7: Liegestütz Bild 2    169

Abbildung 12.8: Aufstehübung Bild 1    170

Abbildung 12.9: Aufstehübung Bild 2    170

Abbildung 12.10: Aufstehübung Bild 3    171

Abbildung 12.11: Flatternde Beine    171

Abbildung 12.12: Fersen-Zehen-Stand    172

Abbildung 16.1: Kursbewertung von Teilnehmern am Funktionstraining auf einer Skala von 1 bis 10    213

Abbildung 16.2: Bewertung des Funktionstrainings im Hinblick auf Beweglichkeit, Kraft, Koordination und Ausdauer auf einer Skala von 1 bis 6    213

Abbildung 16.3: Bewertung des Funktionstrainings im Hinblick auf motorische Fähigkeiten, Selbsthilfegedanken und Krankheitsbewältigung auf einer Skala von 1 bis 6    214

Abbildung 16.4: Bewertung des Funktionstrainings im Hinblick auf die optimale Beanspruchung in Prozent    214

Abbildung 16.5: Bewertung des Funktionstrainings im Hinblick auf die Zufriedenheit mit den Rahmenbedingungen in Prozent    215

Abbildung 16.6: Durchschnittliche Verweildauer der Teilnehmer in Funktionstrainingsgruppen in Jahren    215

# Abbildungsverzeichnis

Abbildung 17.1: Antrag auf Rente wegen Erwerbsminderung © blende11.photo – stock.adobe.com   224

Abbildung 18.1: Antrag auf Feststellung eines Grades der Behinderung © nmann77 – stock.adobe.com   226

Abbildung 19.1: Der Antrag auf Leistungen der Pflegeversicherung ist an die Pflegekasse der jeweiligen Krankenkasse zu richten. © Joachim Lechner – stock.adobe.com   231

Abbildung 22.1: Frikadellen aus Blumenkohl mit Minzjoghurt-Dressing   244

Abbildung 22.2: Burrata auf Salat aus Rucola-Risotto mit Balsamico-Senf-Dressing   246

Abbildung 22.3: Kabeljau unter einer Pestohaube mit Mangoldgemüse und Polenta   247

Abbildung 22.4: Asiatische Nudelpfanne in Sojamarinade   249

Abbildung 22.5: Avocado-Käse-Omelett   251

Abbildung 22.6: Rinderfilet mit einem Auflauf aus Champignon-Gnocchi mit Basilikum   252

Abbildung 22.7: Erfrischender Käsesalat mit selbstgebackenen Quark-Brötchen   254

Abbildung 22.8: Brotaufstrich Tomate-Basilikum   256

Abbildung 22.9: Camembert-Dip als Brotaufstrich   257

Abbildung 22.10: Mango-Milchshake   258

Abbildung 22.11: Fernöstlicher Lachs-Avocado-Reis-Stapel   259

Abbildung 22.12: Kartoffelauflauf mit Blumenkohl, Schinken und Curry-Hollandaise   261

Abbildung 22.13: Bulgursalat mit geröstetem Kürbis   263

Abbildung 22.14: Quarkspeise mit Feigen und Paranüssen   265

# Stichwortverzeichnis

## A

Aal 59
Abaloparatid 112, 190
Aktivität 34
akute Schmerztherapie 153
Alendronat 111, 189, 195, 267
Alkohol 52, 67–68
Alpha-Linolensäure 63
Anamnese 102
Anastrozol 123
Antibiotika 111
Antidepressiva 121, 182
Antiepileptika 121, 135
Antiresorptive Medikamente 188
Antiresorptive Therapie 119
Aromatase-Hemmer 122
Arthrose 161
Arzneimittel 116
Atrophie 72

## B

BAGSO 209
Balancetraining 162
Ballonkyphoplastie 155–156
Bandscheibe 161
Basisdiagnostik 101, 184, 186
Basistherapie 34, 67, 74, 110
Bauchspeicheldrüse 120
Bazedoxifen 189, 193
Behandlung 24
Behandlungsdauer 115
Behandlungskonzept 74
Beweglichkeit 76, 79
Bewegung 44, 67
Bewusstlosigkeit 161
Bisphosphonate 110–111, 113, 123, 189, 191–193
Blutdruck 66
Blutuntersuchung 132
BMI 44, 140, 199
Bohnen 57
Broccoli 53
Brustkrebs 122, 191

Bundesarbeitsgemeinschaft Rehabilitation 222
Bundesselbsthilfeverband für Osteoporose e. V. 157, 178, 197, 207

## C

Calcitonin 52, 113
Carbamazepin 121
Chair-Rising-Test 171
Chemotherapie 122, 140
Cholesterin 111
Cholesterinspiegel 63
Chronische Darmerkrankungen 129
Chronische Erkrankung 24
Chronisch-entzündliche Darmerkrankungen 184
Codein 154
Cola 62
Colitis ulcerosa 129
Compliance 115
COPD 184
Cortisolspiegel 139

## D

Dachverband Osteologie e. V. 60, 109, 178, 205
Darm 53
Demenz 161, 182
Denosumab 110, 113, 123, 189, 191–193, 195
Depression 121, 182
Desserts 56
Deutsche Gesellschaft für Ernährung 60
Deutsche Rentenversicherung 220
DEXA-Messung 32, 103, 105, 115, 119, 126, 174, 186, 204–205
Diabetes mellitus 42, 66, 138, 183
Diagnose 23, 34
Diagnostik 45, 109
Diclofenac 154, 195
Disease-Management-Programm 173
Dreijahresfrakturrisiko 188, 190
Dünndarm 53
DVO-Osteologe 174

## E

Eier 56
Eierstockzyste 128
Eiweiß 64
Entspannungsübungen 158
Epilepsie 41, 121, 182
Erbliche Faktoren 183
Erfahrungsaustausch 211
Ernährung 51
Erstattungsfähigkeit 104
Erwerbsminderung 222
Erwerbsminderungsrente 219, 222, 224
Exemestan 123

## F

Fast-Food 66
Fettstoffwechselstörung 66
Fisch 56, 62, 66
Fleisch 56, 62, 66
Fluorid 66
Folsäure 187
Fracture Liaison Service 175
Fragebogen 47
Frakturen 37
Frakturrisiko 41, 65, 69, 181, 186, 194
 imminentes 180
Früchte 58
Fruchtsäften 54
Funktionstraining 148, 157, 196, 210–211

## G

Gabapentin 121
G-BA 174
Gehirn 150
Gemüse 69
Genetische Faktoren 44
Gesättigte Fettsäuren 66
Geschicklichkeit 79
Getreide 68
Gewicht 67
Gewürze 66
Gleichgewicht 75, 79, 162, 198
Gleichgewichtsfähigkeit 76
Gleichgewichtssinn 74
Gliederschmerzen 113
Glukokortikoide 41, 119, 121–122, 135, 184
Grad der Behinderung (GdB) 26, 225
Grünkohl 53
Gymnastik 78

## H

Harnstein 54
Hausarzt 203
Haut 59
Hautkrebs 60
Hering 59
Herz 120, 183
Herz-Kreislauf-Erkrankungen 63, 66
Herzinfarkt 161, 193
Herzkrankheiten 54
Herz-Kreislauf-System 78
Hilfe 26
Hilfsmittel 26, 220
HIV 129, 184
Hormone 52, 114, 128
Hormonersatztherapie 69
Hormonstörung 42
Hormontherapie 114
Hüfte 103
Hypertrophie 72
Hypogonadismus 122, 139
Hypokalzämie 192
Hyponatriämie 182

## I

Ibandronat 111, 189
Ibuprofen 154, 195
IgeL-Leistung 104
Inaktivität 72
Informationsbroschüren 216
Infusion 189
Intrinsische Faktoren 161
IOF 141, 209
IQWIG 199

## J

Jod 66
Joghurt 53–55, 66

## K

Kaffee 68
Kakao 69
Kalzium 26, 38, 41, 52, 54–55, 59, 64, 72, 110, 135, 187, 190, 235
Kalziumaufnahme 53
Kalziumgehalt 55
Kalziummangel 54
Kalziumpräparate 70
Kalziumstoffwechsel 55
Kalziumtabletten 54

Kalziumvorrat 36
Käse 53, 56, 66
Kiefernekrose 123–124, 192
Knochen 31, 34–35, 59
Knochenabbau 25–26, 34, 39, 52, 68, 113, 119, 133
Knochenaufbau 37–38, 62, 133
Knochenbälkchen 136
Knochenbruch 32, 37, 41
Knochenbruchrisiko 108, 116
Knochendichte 32, 40–41, 69, 75, 105–106, 109, 115, 186
Knochendichtemessung 186
Knochenfestigkeit 52
Knochengesunde Rezepte 243
Knochengesundheit 59, 69, 73
Knochengewebe 38
Knochenmasse 38–39, 51, 72–74, 77, 110, 114, 128, 132–133
Knochenräuber 68
Knochenschwund 121
Knochenstoffwechsel 36, 68, 113, 126, 128
Knochenstoffwechselstörung 108
Knochensubstanz 39, 44, 128
Kochrezepte 26
Kochsalz 68
Koffein 68
Koordination 76, 198
Koordinationsfähigkeit 59
Körpergröße 102
Körperhaltung 162
Kortison 42, 119–120, 183, 191
Kraftausdauertraining 74
Krafttraining 70, 76–77
Krankengeschichte 44–45
Krankengymnastik 148, 156
Krankheitsgeschichte 45
Kräuter 66

## L

Lachs 59
Lamotrigin 121
Langzeittherapie 116
Lebensalter 45, 108
Lebensstil 23, 44, 183, 199
Leber 68, 120
Leistungen der Pflegeversicherung 230
Leistungen zur Teilhabe am Arbeitsleben 220–221

Lendenwirbel 75
Lendenwirbelsäule 103, 126, 180
Letrozol 123
Leukämie 135
Levetiracetam 121
Linsen 57
Lunge 120
Lungenembolie 112

## M

Magnesium 62–63, 65
Magnesiumspiegel 62
Makuladegeneration 164
manifeste Osteoporose 41, 120
Medikamente 45, 109
Medikamentöse Therapie 41–42, 108, 109, 193
Medikationsplan 165–166
Menopause 42, 102, 123, 125, 137
Metamizol 196
Milch 54–55, 59, 68
Milchgetränke 55
Mineralgehalt 103
Mineralstoffe 65
Mineralwasser 54, 58
Mobilität 45
Morbus Alzheimer 182
Morbus Crohn 129, 138
Morbus Parkinson 182
Motorik 163
Multiple Sklerose 182
Muskelaktivität 72
Muskelkraft 59, 126, 198
Muskelmasse 59
Muskeln 34, 52
Muskelschwäche 161
Muskeltraining 148
Mythen 34

## N

Nahrung 59
Nahrungsergänzungsmittel 54
Nebenwirkungen 112, 116
Nerven 52, 146
Nervensystem 75, 121
Nervenzellen 150
Nieren 52–53, 59, 64, 68, 120, 183
Nierenfunktion 54
Nordic Walking 79
Nüsse 53, 58

## O

Oberschenkelhalsbruch 33, 37, 44, 175, 188
Obst 54, 69
Omega-3-Fettsäuren 63
Omega-6-Fettsäuren 63
Opioide 154, 196
Orientierungsfähigkeit 76
osteoanabole Medikamente 190
Osteoblasten 38–39, 113, 190
Osteoklasten 39, 52, 111, 113, 189–190
Osteologe – DVO 205
Osteomalazie 61, 108, 121
Osteopenie 40–41, 103
Osteoponie 230
Osteoporose-Risiko-Fragebogen 43
Östrogen 127
Östrogenbehandlung 114
Östrogene 114, 189
Östrogenmangel 42, 125, 129, 132
Östrogenspiegel 36, 189
Oxalsäure 69

## P

Paracetamol 154, 196
Parathormon 52, 110, 112, 190
Patientenleitlinie 177
peak bone mass 128, 137
Pflege 26, 229
Pflegebedürftigkeit 37
Pflegegrad 229, 231
Pflegegutachten 231
Pflegekasse 229
Phenobarbital 121
Phenytoin 121
Phosphat 62
Physiotherapie 41
Phytin 68
Phytoöstrogene 69
Postmenopause 125
Prämenopause 125
Prävention 75, 77, 197
Prednisolon 111, 181
Primidon 121
Prostatakrebs 54, 139, 191
Protein 66
Proteine 135
Psychosoziale Unterstützung 211

## R

Raloxifen 110, 112–113, 189, 193
RANKL 113, 189

Rauchen 37, 52, 68
Reaktionsfähigkeit 76
Reaktionsgeschwindigkeit 198
Rebound-Effekt 195
Rechtsschutzmöglichkeiten 224, 227, 232
Rehabilitation 77
Rheumatisch-entzündliche Erkrankungen 138
Risedronat 111, 189
Risikofaktor 44
Risikofaktoren 32, 43, 45, 68, 102, 139, 182
Risikorechner 47
Robert Koch-Institut 61
Rohkost 54
Romosozumab 110, 193
Röntgen 106
Rückenmark 147
Rückenorthese 154
Rückenschmerzen 102, 147, 150
Rundrücken 32

## S

Sahne 56
Salz 66
Samen 58
Sarkopenie 136
Säure-Basen-Haushalt 64, 69
Schenkelhalsbrüche 37
Schenkelhalsfraktur 181
Schilddrüse 102, 138–139, 183
Schlaganfall 161, 182, 193
Schmerz 145
Schmerzbehandlung 151
Schmerzdiagnose 151
Schmerzen 33
Schmerzlinderung 147
Schmerzmittel 147
Schmerzreiz 146
Schmerzskala 152–153
Schmerztherapie 146, 156, 205
Schokolade 69
Schwerbehindertenausweis 225
Schwindel 162
Screening 101
Sehen 164
Sehstörung 161
Sekundäre Osteoporose 37, 42, 106, 138, 204
Selbsthilfe 26, 108
Selbsthilfegruppen 35, 196–197, 207
SERMS 112, 189
Skelett 35, 52, 72, 103
Sklerostin 190

Soja 53
Sonnenlicht 59
Strahlentherapie 122
Sturz 159
Sturzangst 161
Sturzfolgen 159
Sturzneigung 68
Sturzprävention 197
Sturzprophylaxe 26, 74–75, 107–108, 159–160
Sturzrisiko 34, 59, 75
Sturzrisiko-Skala 166
Sturzvermeidung 76–77
Supplemente 54, 65

## T

Tamoxifen 123
Tee 68
Teriparatid 112
Testosteronmangel 132, 183
Therapiekosten 37
Therapietreue 116
Tilidin 154
Trabekulärer Knochen 136
Tramadol 154
Transplantationsosteoporose 120
T-Score 41
Tumortherapie 121

## U

Übungen zur Stärkung des Knochens 81
Übungen zur Sturzprophylaxe 168
Umschulungsmaßnahmen 220
Untergewicht 45
UVB-Strahlung 59

## V

Vegane Ernährung 70
Vertebroplastie 155–156

Vitamin B 187
Vitamin B2 66
Vitamin B6 65
Vitamin C 65
Vitamin D 26, 41, 51, 54, 59, 64, 110, 187, 190, 199
Vitamin K 65, 187, 199
Vitamin-D-Mangel 60
Vitamin-D-Spiegel 61, 135
Vitamine 65
Volkskrankheit 23
Vollkornprodukte 63
Vorbeugung 24

## W

Wasser 67
Wassergymnastik 211
Wechseljahre 114, 127–128
Wechselwirkungen 118
Weltgesundheitsorganisation 33, 37
Wiedereingliederung 221
Wirbelkörper 180
Wirbelkörperbruch 109
Wirbelkörperbrüche 147, 149
Wirbelkörperfraktur 104, 146, 181, 188, 205
Wirbelkörperfrakturen 41, 45
Wirbelsäule 106, 148
Wohnumfeld 164
Wurstwaren 62

## Z

Zähne 52
Zellen 40, 52
Zentrales Nervensystem 147
Zink 65
Zoledronat 111, 189, 195
Zöliakie 129, 184
Zucker 66
Zytostatika 122

# Für mehr Beweglichkeit und weniger Schmerzen

Sandra Krüger
**Arthrose lindern für Dummies**

2021. 368 Seiten. Broschur.
**ISBN:** 978-3-527-71741-5
€ 18,-

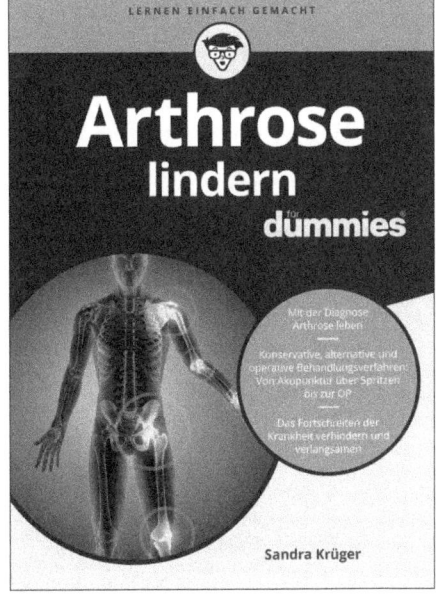

Sie leiden an Arthrose? Dieses Buch klärt Sie umfassend und verständlich über diese weit verbreitete Gelenkerkrankung auf. Sie erfahren, welche Formen von Arthrose es gibt, woran Sie und Ihr Arzt eine Arthrose erkennen und vor allem, was Sie gegen die Steifheit, die Bewegungseinschränkungen und die Schmerzen tun können. Dr. Sandra Krüger stellt Ihnen konservative, alternative und operative Behandlungsmöglichkeiten vor und zeigt Ihnen, wie Sie durch mehr Bewegung und entzündungshemmende Nahrungsmittel Ihre Beschwerden lindern können.

*Der €-Preis gilt nur für Deutschland. Preisänderungen und Irrtümer vorbehalten.

# Lernen Sie diese sanfte und ganzheitliche Behandlungsmethode kennen

Sandra Krüger

**Osteopathie für Dummies**

2024. 258 Seiten. Broschur.
**ISBN:** 978-3-527-72118-4
€ 20,-

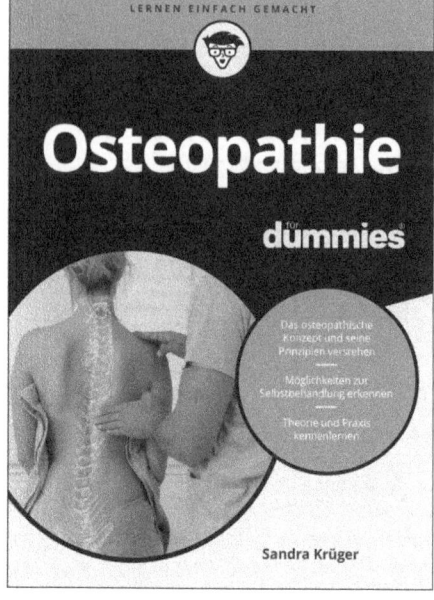

Bei vielen verschiedenen Arten von Schmerzen aber auch bei Beschwerden im Magen-Darm-Trakt kann Ihnen Osteopathie helfen. Sandra Krüger erklärt Ihnen, was Osteopathie überhaupt ist und unterstützt Sie dabei, den richtigen Osteopathen zu finden. Außerdem zeigt Ihnen die Autorin, wie Sie selbst osteopathische Übungen vornehmen können und so Ihr Wohlbefinden in die eigenen Hände nehmen. Dabei erläutert Sie auch, wie Sie mit diagnostischen Selbsttests herausfinden, was überhaupt zu tun ist. So ist dieses Buch Ihnen eine doppelte Hilfe, wenn Sie sich dazu entscheiden, auch die Osteopathie als Heilmethode zu nutzen.

\*Der €-Preis gilt nur für Deutschland. Preisänderungen und Irrtümer vorbehalten.

# Ein Buch für mehr Lebergesundheit

Elke Roeb

**Fettleber vorbeugen und behandeln für Dummies**

2024. 288 Seiten. Broschur.
**ISBN:** 978-3-527-72151-1
€ 18,-

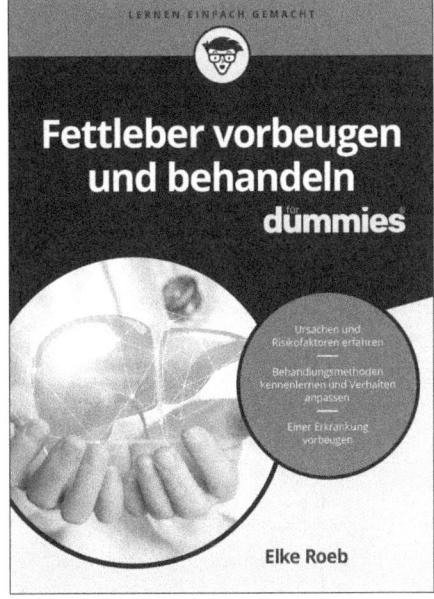

Leiden Sie an einer Fettleber oder hat Ihnen Ihr Arzt gesagt, Sie sollten Ihr Verhalten umstellen, da sich sonst eine entwickeln könnte? Da kann Ihnen dieses Buch helfen. Elke Roeb erklärt Ihnen verständlich, was eine Fettleber ausmacht und wie Sie entsteht. Unaufdringlich gibt sie Ihnen Ratschläge, was Sie gegen eine Fettleber machen können oder wie Sie deren Entwicklung vermeiden. Sie stellt Ihnen Lebensmittel vor, die Sie vermeiden sollten, und auch solche, die Ihnen helfen. Daneben erklärt sie Ihnen, welche medizinischen Behandlungsmöglichkeiten es gibt. So erfahren Sie, was Sie selbst gegen eine Fettleber tun können, und können zudem besser einschätzen, wie die vorgeschlagene Behandlung des Arztes wirken wird.

*Der €-Preis gilt nur für Deutschland. Preisänderungen und Irrtümer vorbehalten.

# Ein unverblümt praxisnahes Handbuch für mehr Verständnis für beide Seiten

Levent-Jeremie Kann und Petra Hinz

**Patientengespräche führen für Dummies**

2025. 480 Seiten. Broschur.
**ISBN:** 978-3-527-72083-5
€ 26,-

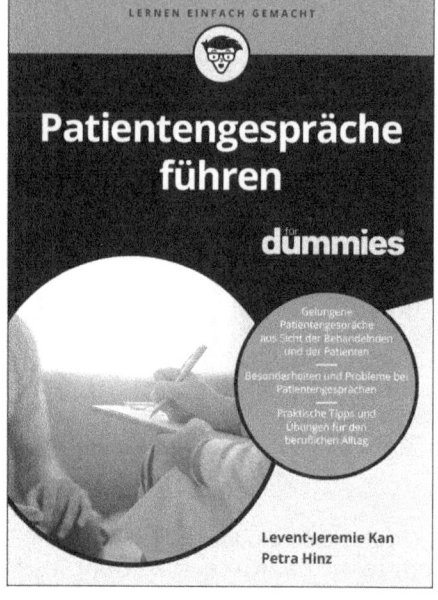

Verstehen und verstanden werden: das ist häufig ein Problem zwischen Arzt und Patient. Hier hilft Ihnen dieses Buch. Die Autoren nähern sich systematisch den Problemen, die in der Kommunikation zwischen Arzt und Patient auftreten können. Sie definieren aus Sicht sowohl des Arztes als auch der Patienten, was ein Arzt-Patienten-Verhältnis ausmacht, und klären Sie darüber auf, welche Botschaften Sie wann verbal und non-verbal senden. Außerdem geben Ihnen die Autoren Ratschläge, wie Sie Ihre Patienten besser verstehen und Erwartungshaltungen erkennen. So hilft dieses Buch Ihnen dabei, die andere Seite zu verstehen und die gewünschte Botschaft zu vermitteln.

*Der €-Preis gilt nur für Deutschland. Preisänderungen und Irrtümer vorbehalten.